外食のカロリーガイド

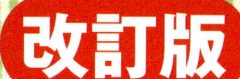改訂版

監修／女子栄養大学学長　医学博士　**香川芳子**
料理＆データ作成／カロニック・ダイエット・スタジオ　管理栄養士　**竹内冨貴子**

『五訂増補 外食のカロリーガイド』を
全面リニューアルしました！

- 外食店のラインナップを一新、**話題の人気店を集めました**。
- エネルギーだけでなく、**たんぱく質、脂質、炭水化物、食塩相当量**など、**食事管理に役立つデータを収載しました**。
- 可能な限り**カリウムの値を掲載しました**。高血圧症や腎臓病など、カリウム値が気になる人に役立ちます。
- **料理の内容がわかる材料表を収載**しました。お店によっては分量も記載しました。
- 人気店のメニュー以外にも、**外食を食べるときに役立つデータを多数収載**しました。
- **メニュー選びに役立つアドバイスも満載**です。

目次

外食のカロリーガイド
改訂版

- この本の使い方 …………………… 4
- 栄養データの算出方法と
  材料表の掲載について ………… 5
- 栄養データについて ……………… 6
- 材料表について …………………… 7
- 各データの見方 …………………… 8
- 数値の見方 ………………………… 9
- なにをどれだけ食べたらいいの？…… 10
- カリウムをじょうずに
  コントロールしましょう ………… 14

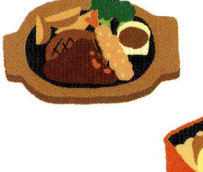

人気のお店のカロリーガイド

- **サイゼリヤ** …………………… 16
- **イタリアン・トマト カフェジュニア** … 20
- **ステーキのどん** ……………… 24
- **フォルクス** …………………… 28
- **さぼてん** ……………………… 34
- **大戸屋** ………………………… 38
- **牛たんねぎし** ………………… 42
- **南国酒家** ……………………… 48
- **リンガーハット** ……………… 52
- **コパン・コパン** ……………… 58
- **和民** …………………………… 64
- **わたみん家** …………………… 68
- **庄や** …………………………… 72
- **やるき茶屋** …………………… 76
- **銀座ライオン** ………………… 80

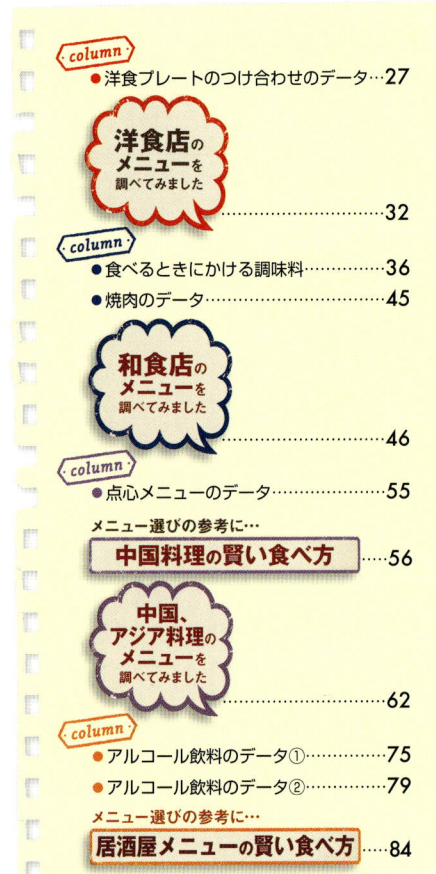

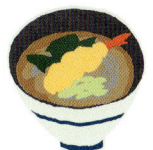
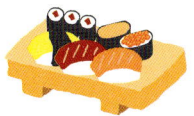
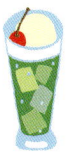
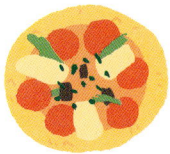
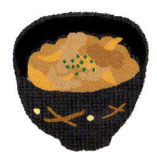

- **カレーハウス CoCo 壱番屋** … 86
- **吉野家** … 90
- **そば処吉野家** … 94
- **はなまるうどん** … 98
- **杵屋** … 102
- **元気寿司** … 106
- **魚べい** … 107
- **京樽** … 110
- **マクドナルド** … 114
- **ケンタッキーフライドチキン** … 116
- **モスバーガー** … 120
- **サブウェイ** … 124
- **珈琲館** … 128
- **ピザハット** … 132
- **ナポリの窯** … 134
- **ワタミの宅食** … 136
  （まごころ御膳、まごころ万菜）

column
- 丼のごはんの量／丼もののメニューのバリエーション … 93

column
- そば、うどんとめんつゆの量 … 97
- そば、うどんのトッピング … 101
- コンビニのめんのデータ … 105

column
- つけじょうゆとすし飯のデータ … 113

column
- ファストフードのドリンクデータ … 119
- 目的別おすすめの組み合わせ例を考えてみました … 123
- 飲み物にプラスするもの … 129

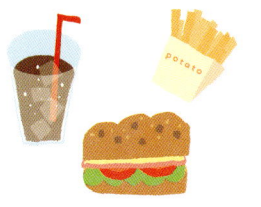

さくいん … 138

この本の使い方

　本書は、人気の外食店の協力を得て、おなじみのメニューを約450点集め、エネルギーをはじめとした栄養データを写真とともに見やすく表示しました。

　メニューの種類は、イタリアン、ステーキ、豚カツ専門店、和定食、牛たん、中国料理、ちゃんぽん専門店、韓国料理、居酒屋、ビアホール、カレー専門店、牛丼店、そば、うどん、すし、ファストフード、喫茶店、宅配ピザ、宅配弁当など。お店ごとにページを設け、メニューブックを見るように栄養データを見ることができます。お店によっては詳細な材料表もあるので、メニューの内容を確認することもできます。エネルギー、栄養価、四群点数法の特徴をつかんで、メニュー選びの目安にしてください。

　そのほか、店舗を限定しない、一般的な外食メニューの栄養データも収載しました。メニュー選びや食べ方についてのアドバイスもあります。

> **おことわり**
> 紹介するメニューはいずれも取材した時点でのデータです。随時メニューは改変されるため、現在まったく同じメニューが販売されているとは限りません。一つの目安として考えて、食事管理に活用してください。

食事制限のあるかたやダイエットにおすすめ

　生活習慣病や腎臓病など食事制限の必要な場合や、ダイエットしたい場合など、毎日の食事管理をしたいとき、自分で料理をすれば材料選びも味つけも調整できますが、外食では内容がわかりません。そういった場合に、本書のデータを参考にしておおよその量とエネルギーなどの栄養価を調べることができます。

　各食品のデータは8～9ページの説明にもあるとおり、エネルギーとたんぱく質、脂質、炭水化物、食塩相当量（塩分）、カリウム、コレステロール、食物繊維、添加糖分（糖分）の栄養素量と、女子栄養大学が提唱する食事法「四群点数法」に基づくエネルギー量点数（1点＝80kcal）を掲載しています。

「四群点数法」を活用して栄養のバランスをチェック

　「四群点数法」は食品を栄養学的な特徴から4つの食品群に分け、それぞれの群の食品を基本の点数に基づいて選んで食べるようにすれば栄養のバランスがととのう食事法です。本書には各群のエネルギー量点数も掲載してありますので、めんどうな栄養計算をしなくても簡単に栄養管理ができます。詳しい活用法は10～13ページをご覧ください。

栄養データの算出方法と材料表の掲載について

掲載メニューは2013年5～10月に外食メーカーに依頼し、提供された情報に基づくものです。
メニュー写真と栄養データ、材料表は2013年10月に最終確認を得たものです。
季節や店舗、メニュー改変により、すでにとり扱っていない場合もあります。

エネルギーやたんぱく質など、栄養データの算出について

● 栄養データは、外食メーカーから提供された場合はその数値を掲載しました。提供された栄養データは、メーカーによって「五訂日本食品標準成分表」「五訂増補日本食品標準成分表」「日本食品標準成分表2010」（以上、文部科学省）のいずれかを根拠に栄養価計算したものや、独自の資料から計算したものなどがあります。

● 外食メーカーから栄養データの提供がなかった場合、材料配合表の提供が得られた場合は「日本食品標準成分表2010」（文部科学省）に基づいて栄養価計算しました。材料配合表の提供が得られなかった場合は、こちらで商品を入手して計量したり、一般的な材料配合と作り方を参考にして栄養価計算しました。

四群別エネルギー量点数の算出について

● 四群別点数は独自に算出した値で、外食メーカーの公表のデータではありません。

● 外食メーカーから材料配合の提供があった場合はそれに基づいて算出しました。材料配合の提供がなかった場合には、一般的な配合に基づいて材料配合を推測して算出、あるいは実際にメニューを入手し、計量して算出しました。

● 点数の算出にあたっては、『食品80kcalガイドブック』（女子栄養大学出版部）のデータを使用しました。

材料表の掲載について

● 材料表については、外食メーカーごとに公開できる範囲が異なるため、詳細な材料配合まで掲載したものと、材料名だけ、主材料だけの掲載のものがあります。材料名、分量は提供されたものを基本的にそのまま掲載しました。

● 材料表が非公開のメーカーについては、材料表ページを省略しました。

栄養データについて

①**店舗名と店舗ロゴ**

②**栄養データについて**
掲載のデータの出所や算出方法、データの更新日等をまとめました。

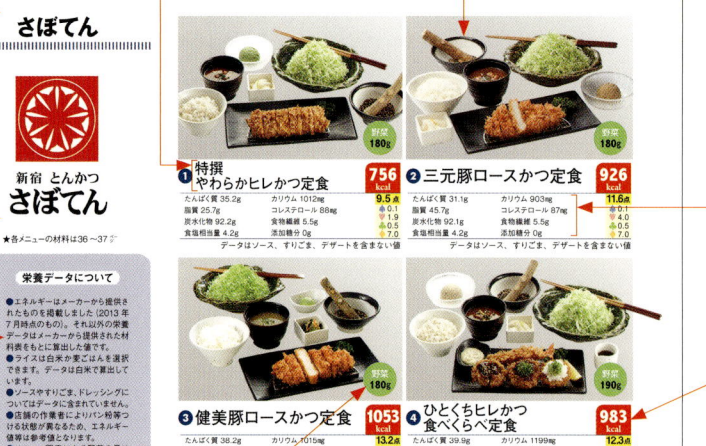

③**メニュー名**

④**メニュー写真**
メーカーから提供された写真です。基本的に1人分、1回分の写真ですが、一部2人分のものや、デザートやコーヒーなど栄養データに含まれないものが入っている場合があります。その場合は、欄外備考に記載してあります。

⑤**栄養データ**
各栄養成分については、8〜9ページ参照。

⑥**4つの群の合計のエネルギー量点数**

⑦**各群(第1〜4群)のエネルギー量点数**
四群点数法で活用するエネルギー量点数です。四群点数法については10〜13ページを、エネルギー量点数の算出方法は9ページをご覧ください。

⑧**欄外備考**
データについての特記事項を記載しました。

⑨**野菜の量**
写真の1食分でとれる野菜の重量です(芋を含む。一部のページのみ記載)。

材料表について

④ **材料名**
材料名はメーカーから提供されたものです。「ねぎ」「ネギ」「葱」など、メーカーによって表記が異なる場合があります。業務用食材は一般的な名称に変えたものもあります。

③ **メニュー名**

① **店舗名と店舗ロゴ**

⑤ **分量**
分量はメーカーから提供されたものです。1本、1個、1切れなど、概量の表記のところもあります。量の目安をつける参考にしてください。

② **材料表について**
メーカーから提供された材料表についての注釈です。

⑦ **コラム column**
外食を選ぶさい、あると便利なデータを編集部で集めました(一部のページのみ記載)。

⑥ **メニュー写真**
どの料理かわかりやすいように、スペースがある場合には、メニュー写真を入れました。

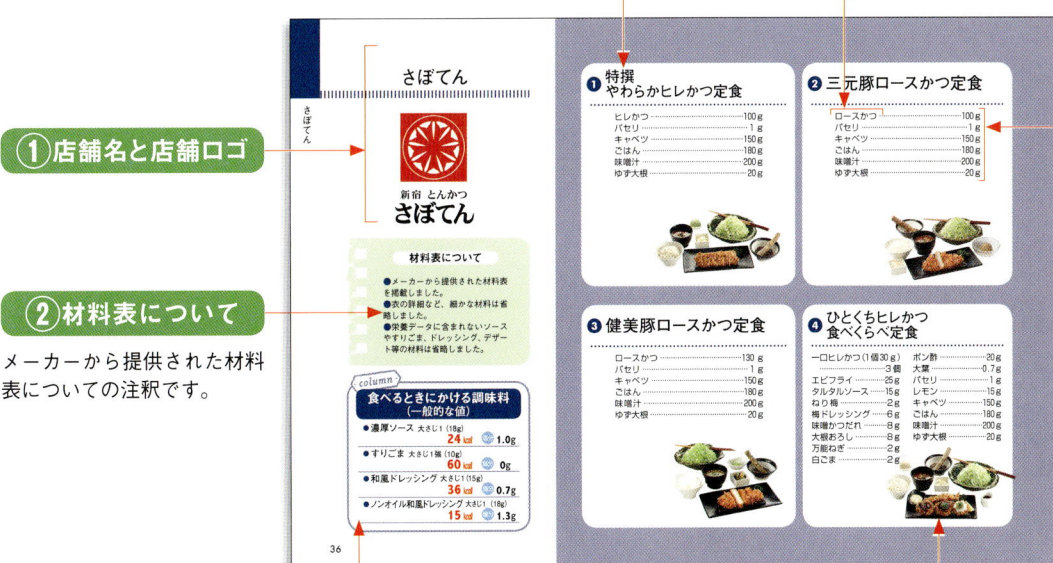

各データの見方

① エネルギー

生命や体温維持、体を動かすことなどに欠かすことのできないものです。年齢、性別、身体活動レベルなどにより、個々人の1日のエネルギー摂取基準量は違います。

② たんぱく質

筋肉や血液などを作るたいせつな栄養素です。1日の摂取基準は成人男性60ｇ、女性50ｇ程度。第1群、第2群と第4群の穀類が供給源です。

③ 脂質

1ｇが9kcalとエネルギーが高い栄養素です。摂取エネルギーに占める脂質からのエネルギーの割合を20～25％にするのが理想的です。

④ 炭水化物

エネルギー源として速やかに利用できる栄養素です。主食となる穀類や、果物、芋、菓子などに多く含まれています。

⑤ 食塩相当量（塩分）

塩やしょうゆなどの調味料からのものと、食品自体が持つ食塩相当量の合計です。1日の摂取目標は、成人男性で9.0ｇ未満、成人女性で7.5ｇ未満です。

メーカーからナトリウム値で提供された場合は、「ナトリウム(mg)×2.54÷1000＝食塩相当量(ｇ)」として換算しました。

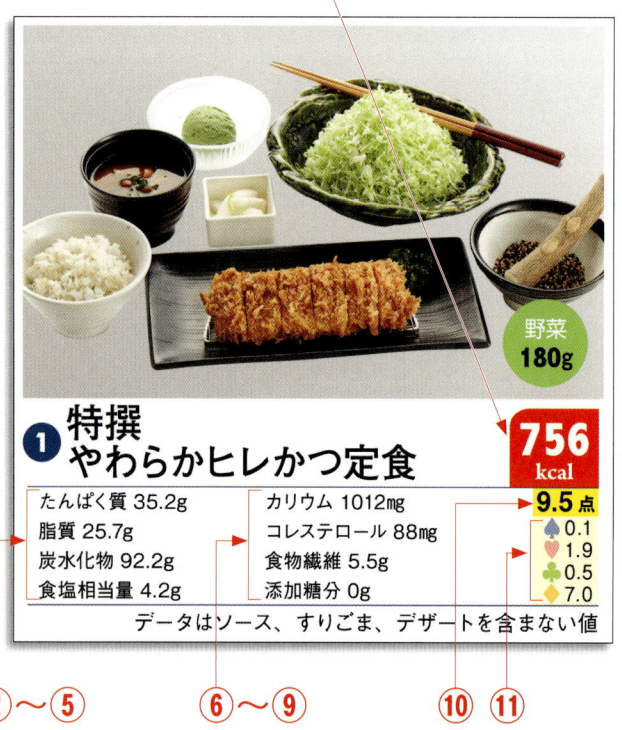

① 特撰やわらかヒレかつ定食
野菜 180g
756 kcal
たんぱく質 35.2g
脂質 25.7g
炭水化物 92.2g
食塩相当量 4.2g
カリウム 1012mg
コレステロール 88mg
食物繊維 5.5g
添加糖分 0g
9.5 点
♥ 0.1
♦ 1.9
♣ 0.5
◆ 7.0
データはソース、すりごま、デザートを含まない値

②～⑤　⑥～⑨　⑩　⑪

⑥カリウム

ミネラルの一種。体の細胞の中にあり、細胞が正常に働けるように環境づくりをしています（詳細は14ページ）。

⑦コレステロール

体の組織を作るために用いられる成分で、卵や魚、肉など、動物性食品に多く含まれます。

⑧食物繊維

豆類や野菜、海藻など植物性食品に多く含まれ、腸の働きを促進します。1日の目標量は成人男性で19g以上、女性で17g以上です。

⑨添加糖分

砂糖、みりん、ジャムなど、調味用に加えた糖分のことです。加工食品などに含まれる糖分は含みません。

⑩エネルギー量点数

「四群点数法」（10～13ページ参照）で活用する値で、1点＝80kcalに相当します。各群（第1～4群）のエネルギー量点数の合計です。各群のエネルギー量点数の表記がない場合は、エネルギーから算出しています。

⑪各群（第1～4群）のエネルギー量点数

材料ごとにエネルギー量点数を算出し、第1～4群に配分しました。

各群の配分については、以下の基準で行ないました。

- トマトソースのように第3群のトマトを含んでいると考えられる場合でも第3群は「＋」とし、トマトソース自体のエネルギー量点数は第4群に配分しました。
- しょうゆやみそなどの調味料は第4群に含めました。
- デザート類でいちごやバナナ、マンゴーなど、第3群の果物が入っている場合でも、嗜好品として食べるためエネルギー量点数は第4群に配分しました。

数値の見方

●栄養データの「—」

データ不明または非公開で、どのくらい含まれているかわからないことを示します。

●エネルギー量点数の「＋」

微量、あるいは数値は明確に算出できないが含まれていると考えられることを示します。

なにをどれだけ食べたらいいの？

毎日食べるべき食品の量と質が簡単につかめ、
健康な食生活を送ることができる食事法、それが「四群点数法」です。
しかも、栄養や食品についてのむずかしい知識は必要としません。
覚えることは以下の4つのことです。

❶ **食品を栄養的な特徴によって4つのグループ**（食品群）に分けて、それぞれを第1群、第2群、第3群、第4群とする。

❷ 食品の重量は**80kcalを1点**とする単位（エネルギー量点数）で表わす。

❸ 1日に食べるべき食品の量を**第1群～第4群の各食品ごとにエネルギー量点数で示す**。

❹ **1日20点（1600kcal）を基本**とし、年齢・性・活動の程度などで増減する。20点の内訳は、第1群で**3点**（乳・乳製品で2点、卵で1点）、**第2群で3点**（魚介・肉で2点、豆・豆製品で1点）、**第3群で3点**（野菜で1点、芋で1点、果物で1点）、**第4群で11点**（穀類で9点、油脂で1.5点、砂糖で0.5点）とする。

以上のことを右のページにまとめました。1日20点の食品の組み合わせはほんの一例です。決められたエネルギー量点数の範囲内であれば、食品の選び方は自由です。

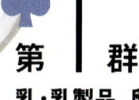
第1群
乳・乳製品、卵
日本人に不足しがちな栄養素を含み、栄養バランスを完全にする食品群。毎日、欠かさずにとるようにする。
乳・乳製品…2点
卵…1点

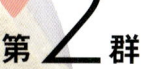
第2群
魚介、肉、豆・豆製品
肉や血を作る良質たんぱく質の食品群。体のたんぱく質はつねに作りかえられるので、毎日適量を食べたい。
魚介・肉…2点
豆・豆製品…1点

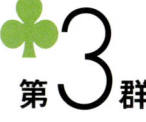
第3群
野菜、芋、果物
体の調子をよくする食品群。野菜は、緑黄色野菜120g以上と淡色野菜（きのこ、海藻、こんにゃくを含む）の計350gで1点とする。
野菜…1点
芋…1点
果物…1点

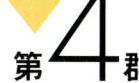
第4群
穀類、油脂、砂糖、その他
力や体温となる食品群。この群だけは自分の体重などを考慮して増減し、ふさわしい量をとる。
穀類…9点
油脂…1.5点
砂糖…0.5点

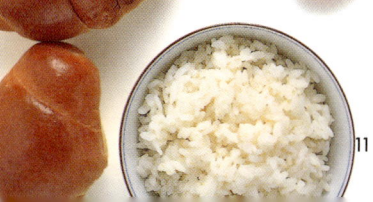

第1群から第4群までの、基本の組み合わせ

4つのグループに分けた食品を
どのように組み合わせて
食べたらいいかを、
実際に見てみましょう。

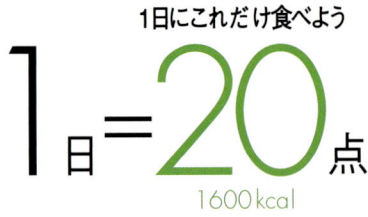

1日にこれだけ食べよう
1日 = 20点
1600kcal

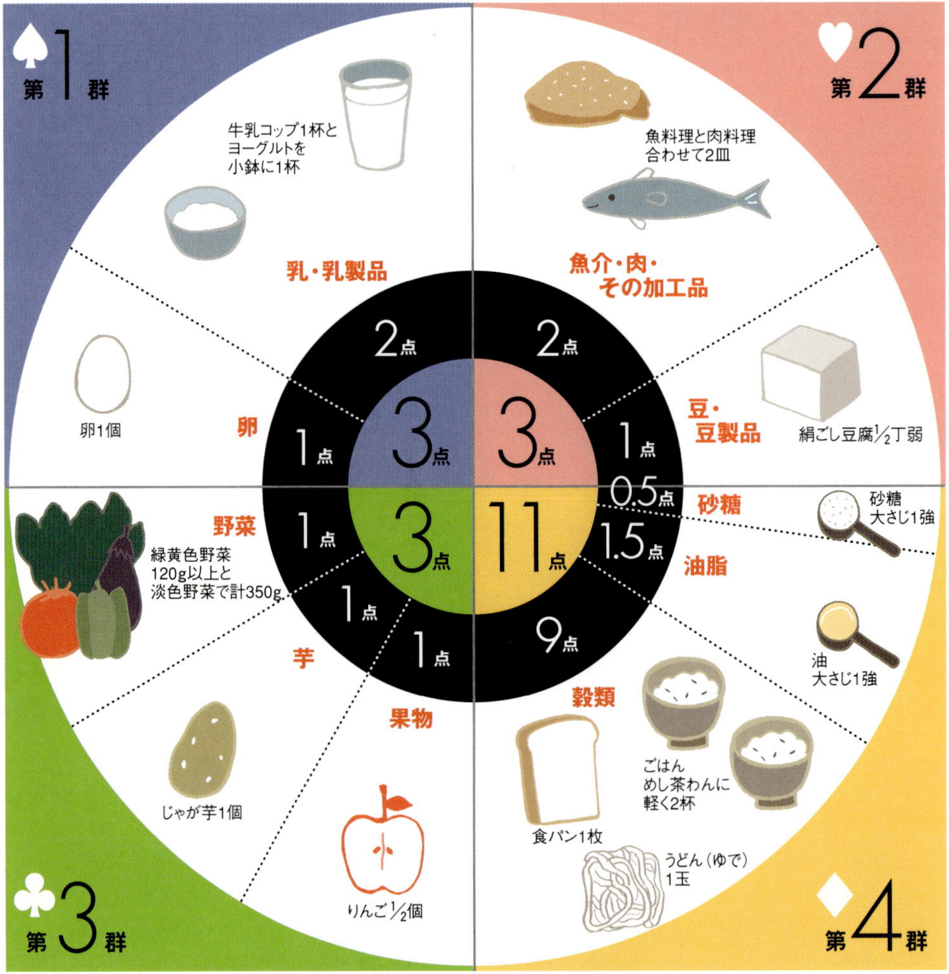

♠ 第1群 — 乳・乳製品
- 牛乳コップ1杯とヨーグルトを小鉢に1杯（2点）
- 卵1個（1点）
- 3点

♥ 第2群 — 魚介・肉・その加工品／豆・豆製品
- 魚料理と肉料理合わせて2皿（2点）
- 絹ごし豆腐½丁弱（1点）
- 3点

♣ 第3群 — 野菜・芋・果物
- 緑黄色野菜120g以上と淡色野菜で計350g（1点）
- じゃが芋1個（1点）
- りんご½個（1点）
- 3点

◆ 第4群 — 穀類・油脂・砂糖
- ごはん めし茶わんに軽く2杯／食パン1枚／うどん(ゆで)1玉（9点）
- 油 大さじ1強（1.5点）
- 砂糖 大さじ1強（0.5点）
- 11点

3、3、3、11は基本パターン
<ruby>サン</ruby> <ruby>サン</ruby> <ruby>サン</ruby> <ruby>ジュウイチ</ruby>

基本パターンは、第1群で3点、第2群で3点、第3群で3点、第4群で11点の合計20点（1600kcal）です。
3、3、3、11（サン、サン、サン、ジュウイチ）が基本、と覚えましょう。
各群の点数配分と食品の目安量は、左の図をごらんください。

点数は、個人の必要量に応じて調整する

1日に必要なエネルギー量は、個人で異なります。
しかし、ほとんどの人で1日20点（1600kcal）は最低限必要となるエネルギー量です。
それを3、3、3、11の基本パターンで摂取すると、たんぱく質、ミネラル、ビタミン類のほとんどが
必要量を満たすことができます。
ただ、成長期の人、体の大きな人、運動量の多い人などは3、3、3、11の基本パターンを摂取したうえで、
各個人の必要量に合わせて点数を増やすことができます。

野菜は1点＝350g

3、3、3、11の中で、第3群の野菜はエネルギーが低いものが多く、
ある1種類の野菜で1点をとろうとすると大量に食べなくてはいけません。
また、野菜は何種類かを少量ずつ組み合わせて食べることが多いので、便宜的に「350g＝1点」としています。
350gの内訳は、「緑黄色野菜120g以上＋淡色野菜」です。きのこと海藻は淡色野菜に含まれ、
摂取量は合わせて30〜40gを目指します。

※油脂と砂糖以外の調味料や嗜好品は基本の点数「1日20点の組み合わせ」には含まれませんが、エネルギー源となるため第4群に分類されます。

カリウムをじょうずにコントロールしましょう

カリウムとは
　カリウムは体内に体重の約0.2％存在します。その多くが細胞の中にあり、細胞外にあるナトリウムとともに、細胞の浸透圧を維持しています。また、細胞が正常に働けるように環境づくりをしています。野菜、果物、芋、海藻などに多く含まれます。水溶性なので健康ならばとりすぎの心配はありません。

カリウムを積極的にとりたい人
　カリウムにはナトリウムが腎臓で再吸収されるのを抑制し、尿への排泄を促す働きがあります。つまり、減塩を助ける効果が期待できます。高血圧や心疾患の予防・改善のためには、減塩を心がけたうえで、積極的にカリウムを摂取することがおすすめです。成人男性で1日2500mg、女性では2000mgが摂取基準として決められています。野菜、芋、海藻などをうす味で調理し、積極的にとりましょう。

とりすぎに注意が必要な人
　カリウムは水溶性ですから健康な人ならば、1回に8000mgぐらいとっても、血清カリウムは1mEq／ℓほどしか上がらず、数時間後には尿にほとんどが出てしまいます。しかし、腎臓の機能が低下していると、尿への排泄能力が低下し、高カリウム血症になりやすいので充分に注意が必要です。普通、血清カリウムは3.6〜5.0mEq／ℓですが、7.5mEq／ℓ以上になると、心臓が停止する危険があります。

カリウムは調理損失が大きい栄養素です
　カリウムは水溶性なので、水さらし、ゆで、水煮、蒸しなど、調理による損失が大きいとされています。カリウムの含有量が多い食品について、調理による損失量からカリウムの残存率を『食品成分表』の成分値より算出し、一覧にしました。

カリウムの調理損失

食品名	残存率（％）	食品名	残存率（％）
じゃが芋　蒸し	78	にんじん　根、皮むき　ゆで	77
じゃが芋　水煮	81	白菜　ゆで	52
かぶ葉　ゆで	51	ブロッコリー　ゆで	55
カリフラワー　ゆで	53	ほうれん草　ゆで	50
キャベツ　ゆで	41	根みつば　ゆで	44
ごぼう　ゆで	60	緑豆もやし　ゆで	29
小松菜　ゆで	25	モロヘイヤ　ゆで	45
春菊　ゆで	46	れんこん　ゆで	50
大根葉　ゆで	36	えのきたけ　ゆで	68
大根根　ゆで	79	きくらげ　ゆで	37
玉ねぎ　水さらし	59	生しいたけ　ゆで	79
玉ねぎ　ゆで	65	干ししいたけ　ゆで	60
青梗菜　ゆで	68	ぶなしめじ　ゆで	79
なす　ゆで	82	まいたけ　ゆで	41
なばな（和種）　ゆで	43	乾燥わかめ　水戻し	30

資料『食品成分表2013』（女子栄養大学出版部）

人気のお店のカロリーガイド

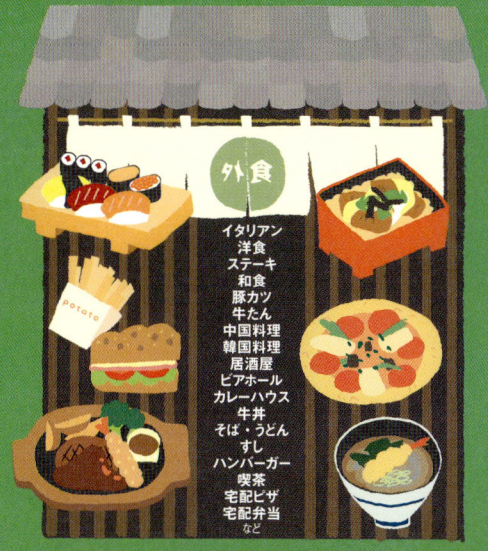

人気の外食31店の代表的なメニューを紹介します。
2013年10月に最終確認をしたものなので、
メニューの商品企画の改変によって、
まったく同一のメニューはとり扱われていない場合もあります。
人気店のメニュー以外にも、編集部で集めた、
外食を食べるときに役立つデータも収載しました。

- 人気店のメニューは、栄養データのページと、材料表ページがあります。栄養データの算出方法、データの更新日等は、各ページに記載してあります。
- 栄養データはメーカーから提供されたものと、編集部で作成したものがあります。メーカーのホームページに掲載の情報と異なる場合もあります。
- メニュー写真や材料表の内容は標準的なものです。季節によって、店舗によって異なる場合があります。

サイゼリヤ

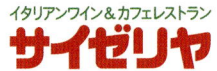

イタリアンワイン＆カフェレストラン

★各メニューの材料は18～19ページ

> **栄養データについて**
> ●エネルギーと食塩相当量はメーカーから提供されたデータです（2013年5月時点のもの）。それ以外の栄養データについては、メーカーから提供された材料表をもとに算出した値です。
> ●四群別の点数は、メーカーから提供された材料表をもとに算出しました。
> ●商品の内容変更に伴い、栄養データも変わることがあります。

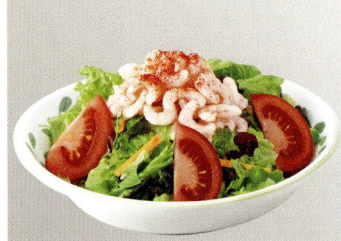

❶ 小エビのカクテルサラダ　**234 kcal**

- たんぱく質 16.4g
- 脂質 14.9g
- 炭水化物 8.7g
- 食塩相当量 1.8g
- カリウム 576mg
- コレステロール 118mg
- 食物繊維 1.8g
- 添加糖分 0g

2.9 点　♥ 0　♣ 0.8　♠ 0.3　♦ 1.8

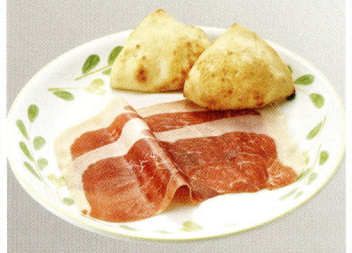

❷ プロシュート　**178 kcal**

- たんぱく質 11.4g
- 脂質 8.1g
- 炭水化物 14.8g
- 食塩相当量 2.2g
- カリウム 190mg
- コレステロール 33mg
- 食物繊維 0.7g
- 添加糖分 0g

2.2 点　♥ 0　♣ 1.1　♠ 0　♦ 1.1

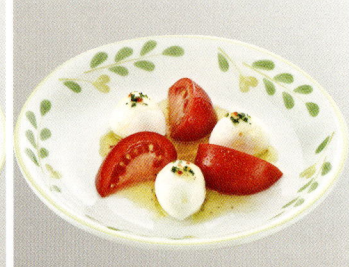

❸ フレッシュチーズとトマトのサラダ　**202 kcal**

- たんぱく質 14.3g
- 脂質 16.1g
- 炭水化物 3.5g
- 食塩相当量 0.4g
- カリウム 219mg
- コレステロール 29mg
- 食物繊維 0.5g
- 添加糖分 0g

2.5 点　♥ 1.8　♣ 0　♠ 0.1　♦ 0.6

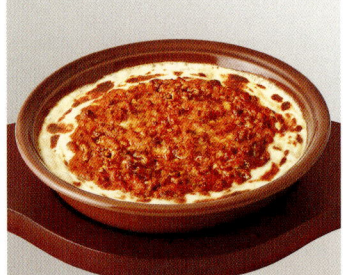

❹ ミラノ風ドリア　**548 kcal**

- たんぱく質 19.2g
- 脂質 18.3g
- 炭水化物 73.7g
- 食塩相当量 2.7g
- カリウム 745mg
- コレステロール 48mg
- 食物繊維 0.4g
- 添加糖分 0g

6.9 点　♥ 3.3　♣ +　♠ +　♦ 3.6

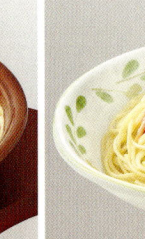

❺ タラコソースシシリー風　**537 kcal**

- たんぱく質 22.9g
- 脂質 12.8g
- 炭水化物 78.8g
- 食塩相当量 3.3g
- カリウム 207mg
- コレステロール 129mg
- 食物繊維 4.8g
- 添加糖分 0g

6.7 点　♥ 1.1　♣ 0.5　♠ 0.1　♦ 5.0

❻ ミートソースボロニア風　**548 kcal**

- たんぱく質 19.8g
- 脂質 10.8g
- 炭水化物 88.3g
- 食塩相当量 3.9g
- カリウム 341mg
- コレステロール 8mg
- 食物繊維 4.0g
- 添加糖分 0g

6.9 点　♥ 0.4　♣ 0　♠ +　♦ 6.5

サイゼリヤ

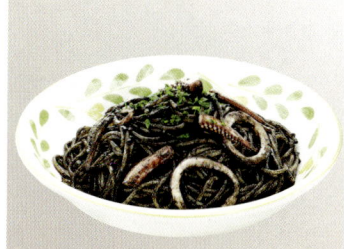
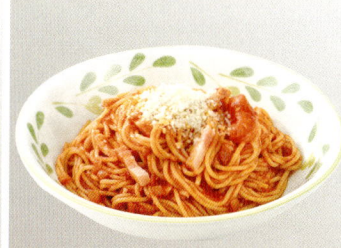
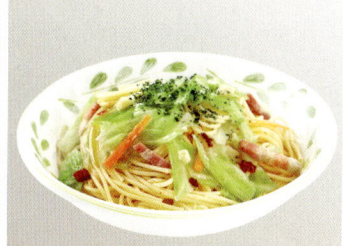
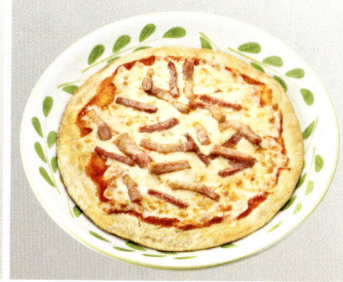

⑦ イカの墨入りスパゲティ — 563 kcal / 7.0点
- たんぱく質 20.8g
- 脂質 15.3g
- 炭水化物 78.8g
- 食塩相当量 2.9g
- カリウム 169mg
- コレステロール 96mg
- 食物繊維 4.4g
- 添加糖分 0g
- ♥ 0
- ♦ 0.4
- ♣ +
- ♠ 6.6

⑧ パルマ風スパゲティ — 701 kcal / 8.8点
- たんぱく質 21.1g
- 脂質 26.9g
- 炭水化物 88.4g
- 食塩相当量 4.0g
- カリウム 567mg
- コレステロール 15mg
- 食物繊維 5.6g
- 添加糖分 0g
- ♥ 0.2
- ♦ 1.2
- ♣ +
- ♠ 7.4

⑨ 採りたてきゃべつのペペロンチーノ — 641 kcal / 8.0点
- たんぱく質 18.3g
- 脂質 24.6g
- 炭水化物 81.6g
- 食塩相当量 3.6g
- カリウム 213mg
- コレステロール 12mg
- 食物繊維 5.8g
- 添加糖分 0g
- ♥ 0
- ♦ 1.2
- ♣ 0.3
- ♠ 6.5

⑩ サラミとパンチェッタのピザ — 592 kcal / 7.4点
- たんぱく質 29.9g
- 脂質 26.5g
- 炭水化物 61.4g
- 食塩相当量 2.9g
- カリウム 327mg
- コレステロール 50mg
- 食物繊維 2.9g
- 添加糖分 0g
- ♥ 1.7
- ♦ 1.7
- ♣ +
- ♠ 4.0

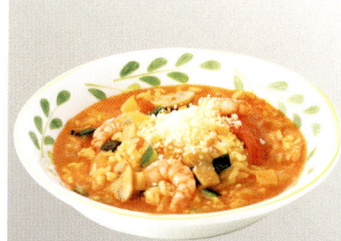
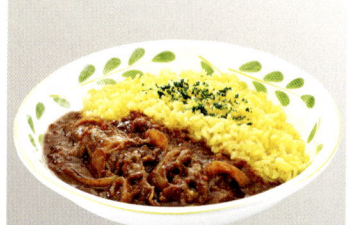
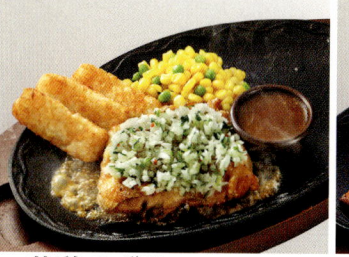
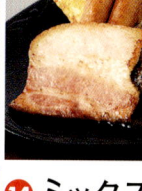
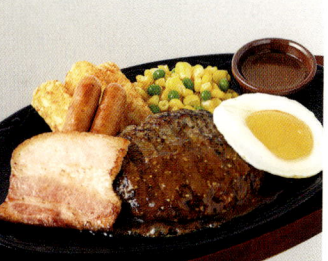

⑪ エビと野菜のトマトクリームリゾット — 301 kcal / 3.8点
- たんぱく質 10.0g
- 脂質 7.3g
- 炭水化物 47.0g
- 食塩相当量 1.9g
- カリウム 388mg
- コレステロール 46mg
- 食物繊維 1.7g
- 添加糖分 0g
- ♥ 0.4
- ♦ 0.2
- ♣ 0.3
- ♠ 2.9

⑫ ハヤシ＆ターメリックライス — 641 kcal / 8.0点
- たんぱく質 12.4g
- 脂質 22.7g
- 炭水化物 91.2g
- 食塩相当量 3.4g
- カリウム 325mg
- コレステロール 25mg
- 食物繊維 1.7g
- 添加糖分 0g
- ♥ 1.7
- ♦ 0.2
- ♣ +
- ♠ 6.1

⑬ 若鶏のグリル（ディアボラ風） — 536 kcal / 6.7点
- たんぱく質 35.6g
- 脂質 32.6g
- 炭水化物 21.2g
- 食塩相当量 1.6g
- カリウム 850mg
- コレステロール 136mg
- 食物繊維 2.2g
- 添加糖分 0g
- ♥ 0.1
- ♦ 4.1
- ♣ 0.9
- ♠ 1.6

⑭ ミックスグリル — 753 kcal / 9.4点
- たんぱく質 45.1g
- 脂質 51.8g
- 炭水化物 22.5g
- 食塩相当量 3.7g
- カリウム 1014mg
- コレステロール 361mg
- 食物繊維 2.4g
- 添加糖分 0g
- ♥ 1.1
- ♦ 6.7
- ♣ 0.5
- ♠ 1.1

サイゼリヤ

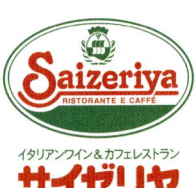

❶ 小エビの カクテルサラダ

- アマエビ　　　　　　　　60g
- サイゼリヤドレッシング　　35g
- 赤ピーマン　　　　　　　0.5g
- レタス　　　　　　　　　100g
- トマト　　　　　　　　　54g

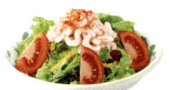

❷ プロシュート

- ピザ生地　　　　　　　　45g
- 生ハム　　　　　　　　　34g
- エキストラバージンオリーブオイル
  　　　　　　　　　　　　1g

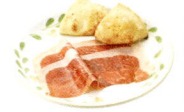

❸ フレッシュチーズと トマトのサラダ

- モッツアレラチーズ　　　60g
- パセリ・乾　　　　　　　1.5g
- エキストラバージンオリーブオイル
  　　　　　　　　　　　　5g
- トマト　　　　　　　　　54g

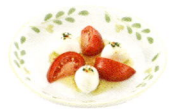

❹ ミラノ風ドリア

- ペコリーノチーズ　　　　3g
- ごはん　　　　　　　　135g
- 牛乳　　　　　　　　　31.7g
- ベシャメルソース　　　63.4g
- ミートソース　　　　　56g

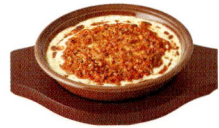

❺ タラコソース シシリー風

- スパゲッティ・ゆで　　250g
- 焼きのり　　　　　　　2g
- タラコ　　　　　　　　30g
- 牛乳　　　　　　　　14.1g
- 生クリーム　　　　　18.5g

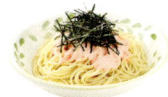

❻ ミートソース ボロニア風

- ペコリーノチーズ　　　　3g
- パセリ・乾　　　　　　0.5g
- スパゲッティ　　　　　250g
- 生クリーム　　　　　　4g
- ミートソース　　　　　113g

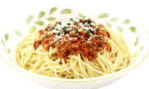

材料表について

● メーカーから提供された材料表を掲載しました。材料名は一部一般的な名称に変更してあります。

● ソースの材料など、詳細な材料、調味料は省略してあります。

● 商品の内容変更に伴い、材料も変わることがあります。

⑦ イカの墨入りスパゲティ

- イカ……………………30g
- イカ墨…………………50g
- スパゲッティ・ゆで…250g
- パセリ・乾……………0.5g
- エキストラバージンオリーブオイル
  …………………………4g

⑧ パルマ風スパゲティ

- 豚バラ肉………………24g
- ペコリーノチーズ……3g
- スパゲッティ・ゆで…250g
- エキストラバージンオリーブオイル
  …………………………4g
- トマト…………………18g
- トマトソース…………130g

⑨ 採りたてきゃべつのペペロンチーノ

- 豚バラ肉………………24g
- スパゲッティ・ゆで…250g
- パセリ・乾……………1g
- エキストラバージンオリーブオイル
  …………………………4g
- にんにく………………23.1g
- キャベツ………………80g

⑩ サラミとパンチェッタのピザ

- ピザ生地………………115g
- トマトソース…………25g
- モッツアレラチーズ…60g
- 豚バラ肉………………30g

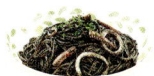
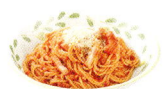
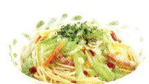
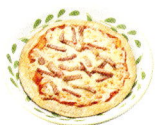

⑪ エビと野菜のトマトクリームリゾット

- ごはん…………………110g
- 玉ねぎ…………………15.2g
- ズッキーニ……………13.7g
- マッシュルーム………13.7g
- かぶ……………………13.7g
- 鶏がらだし……………12g
- トマトソース…………12.1g
- 塩………………………0.9g
- クルマエビ……………15.9g
- エキストラバージンオリーブオイル
  …………………………4g
- トマト…………………36g
- ペコリーノチーズ……3g

⑫ ハヤシ＆ターメリックライス

- ごはん…………………220g
- パセリ・乾……………0.5g
- 玉ねぎ…………………30.2g
- にんじん………………12.6g
- セロリ…………………4.4g
- トマトソース…………14.1g
- 鶏がらだし……………19.4g
- トマトケチャップ……1.8g
- 塩………………………1.8g
- 牛バラ肉………………36.4g

⑬ 若鶏のグリル（ディアボラ風）

- じゃが芋………………38g
- 鶏むね肉………………170g
- ハンバーグソース（しょうゆ風味）
  …………………………15g
- 塩………………………0.8g
- こしょう………………0.2g
- スイートコーン………35.2g
- グリンピース…………3.5g
- 玉ねぎ…………………30g
- 牛乳……………………1g
- ベシャメルソース……2g

⑭ ミックスグリル

- じゃが芋………………38g
- ウインナソーセージ…36g
- ハンバーグソース（しょうゆ風味）
  …………………………15g
- スイートコーン………35.2g
- グリンピース…………3.5g
- 豚バラ肉………………25g
- 卵………………………55g
- 牛乳……………………1g
- 牛ひき肉………………143g
- ベシャメルソース……2g

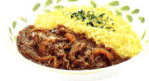
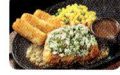
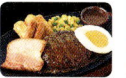

イタリアン・トマト カフェジュニア

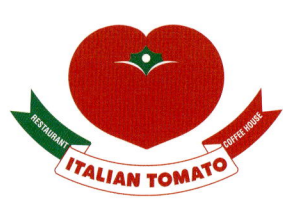

★各メニューの材料は22〜23ページ

栄養データについて

● エネルギーはメーカーから提供されたデータです（2013年7月21日時点のもの）。それ以外の栄養データはメーカーから提供された材料表をもとに算出した値です。

● 「苺のショートケーキ」の栄養データは添加糖分以外はメーカーから提供されたデータです（2013年7月21日時点のもの）。添加糖分はエネルギーの数値から材料配合を推測し、算出しました。

● 四群別の点数は、メーカーから提供された材料表をもとに算出しました。

● サラダ2点は、写真はLサイズのものですが、栄養データはSサイズのものです。

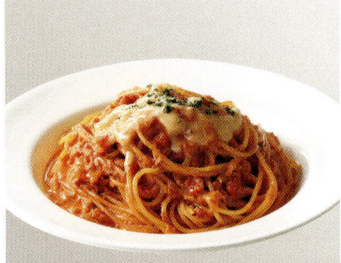

❶ モッツァレラチーズのトマトクリーム 　**656 kcal**　**8.2点**

たんぱく質 19.1g　カリウム 419mg
脂質 34.3g　コレステロール 62mg
炭水化物 64.6g　食物繊維 2.8g
食塩相当量 2.6g　添加糖分 0g

♠ 3.0　♥ 0　♣ +　♦ 5.2

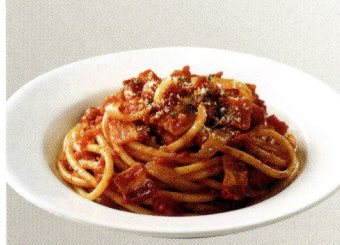

❷ イタリア産パンチェッタのアマトリチャーナ・ブカティーニ 　**696 kcal**　**8.7点**

たんぱく質 16.7g　カリウム 596mg
脂質 35.1g　コレステロール 13mg
炭水化物 73.8g　食物繊維 4.0g
食塩相当量 2.9g　添加糖分 0g

♠ 0.1　♥ 1.1　♣ 0.2　♦ 7.3

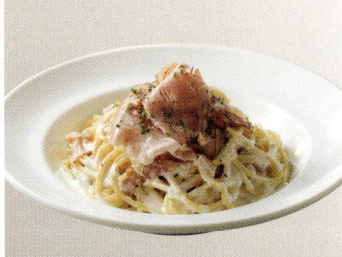

❸ カマンベールチーズクリーム 　**693 kcal**　**8.7点**

たんぱく質 24.1g　カリウム 340mg
脂質 35.3g　コレステロール 97mg
炭水化物 64.3g　食物繊維 2.3g
食塩相当量 3.0g　添加糖分 0g

♠ 3.8　♥ 0.8　♣ 0　♦ 4.1

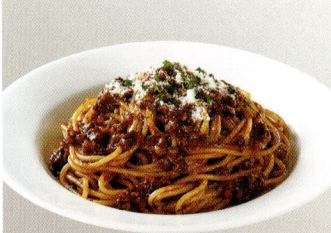

❹ 黒毛和牛100% ボロネーゼ（ミートソース） 　**543 kcal**　**6.8点**

たんぱく質 22.0g　カリウム 511mg
脂質 20.1g　コレステロール 35mg
炭水化物 63.2g　食物繊維 2.8g
食塩相当量 2.4g　添加糖分 0g

♠ 0.1　♥ 1.4　♣ +　♦ 5.3

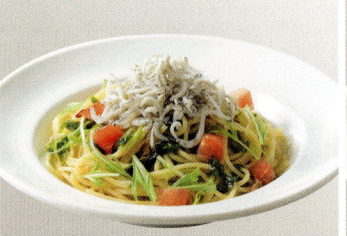

❺ たっぷりシラスとアオサ海苔のペペロンチーノ 　**568 kcal**　**7.1点**

たんぱく質 20.2g　カリウム 379mg
脂質 22.8g　コレステロール 78mg
炭水化物 65.8g　食物繊維 3.1g
食塩相当量 2.9g　添加糖分 0g

♠ 0　♥ 0.5　♣ 0.1　♦ 6.5

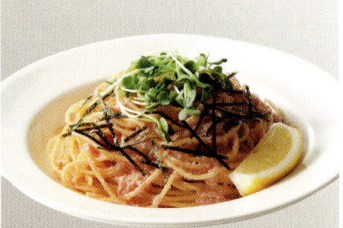

❻ 特製タラコバター 　**573 kcal**　**7.2点**

たんぱく質 19.3g　カリウム 300mg
脂質 24.7g　コレステロール 154mg
炭水化物 63.1g　食物繊維 2.6g
食塩相当量 3.1g　添加糖分 0g

♠ 0　♥ 0.6　♣ +　♦ 6.6

イタリアン・トマト　カフェジュニア

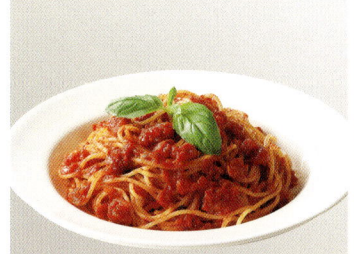

⑦ 南イタリアの恵み トマトソース　**588 kcal**　**7.4点**
- たんぱく質 13.7g　カリウム 487mg
- 脂質 24.3g　コレステロール 0mg
- 炭水化物 73.7g　食物繊維 3.6g
- 食塩相当量 2.7g　添加糖分 0g
- ♠ 0　♥ 0.1　♣ +　♦ 7.3

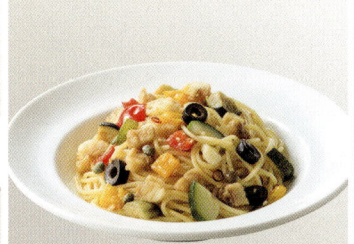

⑧ 白身魚フリットとイタリア野菜のペペロンチーノ　**605 kcal**　**7.6点**
- たんぱく質 18.1g　カリウム 448mg
- 脂質 26.6g　コレステロール 19mg
- 炭水化物 68.7g　食物繊維 3.5g
- 食塩相当量 2.8g　添加糖分 0g
- ♠ 0.3　♥ 0.4　♣ +　♦ 6.9

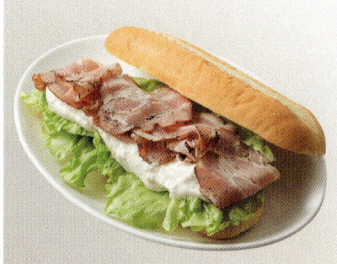

⑨ パストラミポークとカマンベールチーズのサンド　**444 kcal**　**5.6点**
- たんぱく質 18.6g　カリウム 245mg
- 脂質 19.9g　コレステロール 53mg
- 炭水化物 47.4g　食物繊維 2.4g
- 食塩相当量 2.9g　添加糖分 0g
- ♠ 1.2　♥ 0.7　♣ +　♦ 3.7

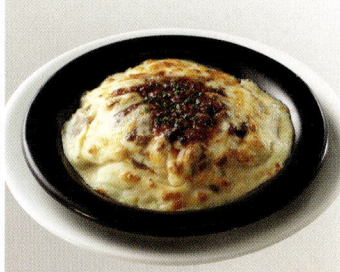

⑩ 黒毛和牛100% ボロネーゼクリームドリア　**526 kcal**　**6.6点**
- たんぱく質 13.6g　カリウム 193mg
- 脂質 21.2g　コレステロール 31mg
- 炭水化物 66.5g　食物繊維 0.8g
- 食塩相当量 2.2g　添加糖分 0g
- ♠ 1.0　♥ 0.3　♣ +　♦ 5.3

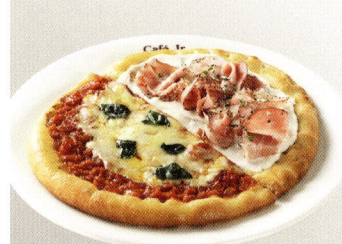

⑪ ハーフ＆ハーフピッツァ（パストラミポークとカマンベールチーズ＆マルゲリータ）　**506 kcal**　**6.3点**
- たんぱく質 23.4g　カリウム 256mg
- 脂質 22.5g　コレステロール 44mg
- 炭水化物 53.3g　食物繊維 2.3g
- 食塩相当量 2.7g　添加糖分 0g
- ♠ 2.0　♥ 0.2　♣ +　♦ 4.1

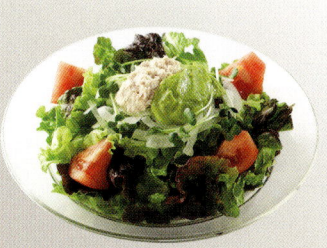

⑫ アボカドとツナのWディップサラダ（Sサイズ）ノンオイル青じそドレ　**141 kcal**　**1.8点**
- たんぱく質 4.0g　カリウム 248mg
- 脂質 11.2g　コレステロール 17mg
- 炭水化物 6.7g　食物繊維 1.3g
- 食塩相当量 1.8g　添加糖分 0g
- ♠ 0.5　♥ 0.4　♣ +　♦ 0.9

写真はLサイズのもの（データはSサイズ）

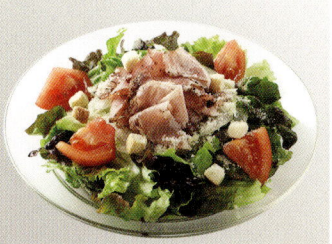

⑬ パストラミポークのシーザーサラダ（Sサイズ）シーザードレ　**142 kcal**　**1.8点**
- たんぱく質 2.8g　カリウム 128mg
- 脂質 12.2g　コレステロール 5mg
- 炭水化物 5.2g　食物繊維 0.7g
- 食塩相当量 0.9g　添加糖分 0g
- ♠ 0.2　♥ 0.1　♣ +　♦ 1.4

写真はLサイズのもの（データはSサイズ）

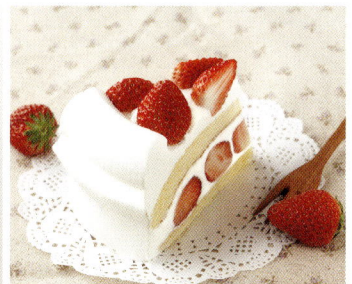

⑭ 苺のショートケーキ　**445 kcal**　**5.6点**
- たんぱく質 2.6g　カリウム 115mg
- 脂質 25.8g　コレステロール 0mg
- 炭水化物 26.6g　食物繊維 0.9g
- 食塩相当量 0.1g　添加糖分 23.3g
- ♠ 0　♥ 0　♣ +　♦ 5.6

イタリアン・トマト カフェジュニア

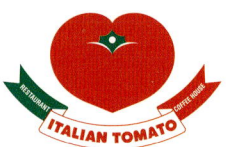

❶ モッツァレラチーズ のトマトクリーム

スパゲッティ
トマトソース
生クリーム
調味料
モッツァレラチーズ
パセリ

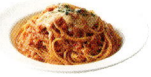

❷ イタリア産パンチェッタの アマトリチャーナ・ブカティーニ

ブカティーニ
トマトソース
オリーブオイル
パンチェッタ
とうがらし
オニオンソテー
調味料
粉チーズ
パセリ

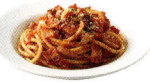

❸ カマンベール チーズクリーム

スパゲッティ
カマンベールチーズ
生クリーム
調味料
パストラミポーク
パセリ

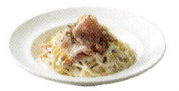

❹ 黒毛和牛100% ボロネーゼ（ミートソース）

スパゲッティ
オリーブオイル
ボロネーゼソース
調味料
粉チーズ
パセリ

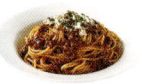

❺ たっぷりシラスとアオサ 海苔のペペロンチーノ

スパゲッティ
とうがらし
アオサ海苔
調味料
水菜
トマト
シラス

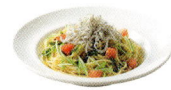

❻ 特製タラコバター

スパゲッティ
調味料
タラコソース
海苔
カイワレ
レモン

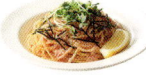

材料表について

● メーカーから提供された材料表を掲載しました。
● ソースの配合や調味料など、詳細な材料は省略してあります。

⑦ 南イタリアの恵み トマトソース

スパゲッティ
トマトソース
とうがらし
調味料
バジリコの葉

⑧ 白身魚フリットとイタリア野菜のペペロンチーノ

スパゲッティ
とうがらし
白身魚のフリット
イタリア野菜
オリーブ
調味料

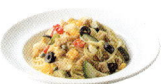

⑨ パストラミポークとカマンベールチーズのサンド

パン
マヨネーズ
レタス
カマンベールチーズ
パストラミポーク

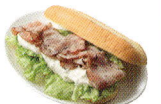

⑩ 黒毛和牛100% ボロネーゼクリームドリア

バターライス
クリームソース
ボロネーゼソース
モッツァレラチーズ

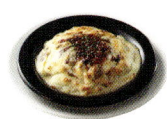

⑪ ハーフ&ハーフピッツァ
(パストラミポークとカマンベールチーズ&マルゲリータ)

ピザ生地
ピザソース
カマンベールチーズ
パストラミポーク
モッツァレラチーズ
バジリコの葉
パセリ

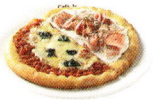

⑫ アボカドとツナのWディップサラダ (Sサイズ) ノンオイル青じそドレ

レタス
トマト
オニオン
カイワレ
ドレッシング
ツナ
アボカド

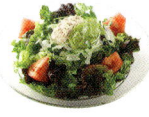

⑬ パストラミポークのシーザーサラダ (Sサイズ) シーザードレ

レタス
トマト
オニオン
ドレッシング
パストラミポーク
クルトン
粉チーズ

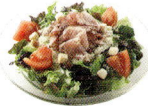

⑭ 苺のショートケーキ

苺
生クリーム
砂糖
卵
小麦粉
洋酒

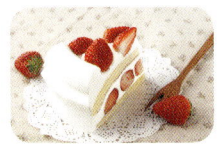

ステーキのどん

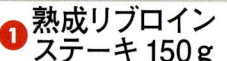

★各メニューの材料は26〜27ページ

栄養データについて

● エネルギーと食塩相当量はメーカーから提供されたデータです（2013年8月時点のもの）。それ以外の栄養データは、メーカーから提供された材料表をもとに算出した値です。

● 商品は手作りのため、若干の誤差を生じることがあります。商品の内容変更に伴い、栄養データも変わることがあります。

● 四群別の点数は、メーカーから提供された材料表をもとに算出しました。

● ステーキにかけるソースの値は含んでいません（ソースのデータは26ページ）。

● サラダやスープ、パン、ライスなどの値は含んでいません。

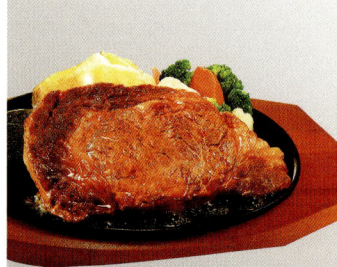

❶ 熟成リブロインステーキ 150g — 656 kcal — 8.2点
- たんぱく質 40.1g
- 脂質 43.3g
- 炭水化物 21.4g
- 食塩相当量 1.6g
- カリウム 1136mg
- コレステロール 139mg
- 食物繊維 3.1g
- 添加糖分 0g
- ♥ 0　♦ 6.6　♥ 1.1　♣ 0.5

写真は300gのもの。データはソースを含まない値

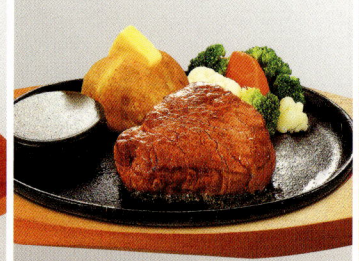

❷ テンダーロインステーキ 150g — 461 kcal — 5.8点
- たんぱく質 33.8g
- 脂質 25.7g
- 炭水化物 20.9g
- 食塩相当量 1.6g
- カリウム 1063mg
- コレステロール 118mg
- 食物繊維 3.1g
- 添加糖分 0g
- ♥ 0　♦ 4.2　♥ 1.1　♣ 0.5

データはソースを含まない値

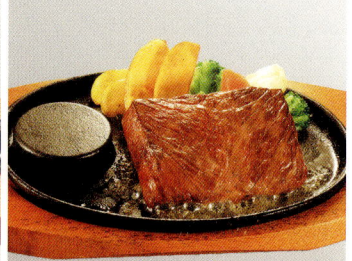

❸ ヘルシー牛サガリステーキ 150g — 389 kcal — 4.9点
- たんぱく質 32.2g
- 脂質 18.7g
- 炭水化物 20.8g
- 食塩相当量 1.7g
- カリウム 1027mg
- コレステロール 105mg
- 食物繊維 3.1g
- 添加糖分 0g
- ♥ 0　♦ 3.3　♥ 1.1　♣ 0.5

データはソースを含まない値

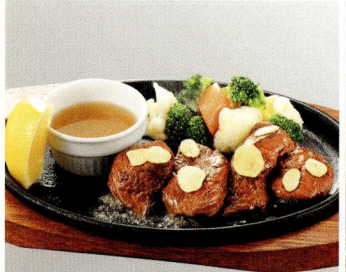

❹ 塩レモンステーキ 150g — 337 kcal — 4.2点
- たんぱく質 24.1g
- 脂質 22.4g
- 炭水化物 8.3g
- 食塩相当量 3.3g
- カリウム 605mg
- コレステロール 78mg
- 食物繊維 3.6g
- 添加糖分 0g
- ♥ 0　♦ 3.7　♥ 0.5　♣ +

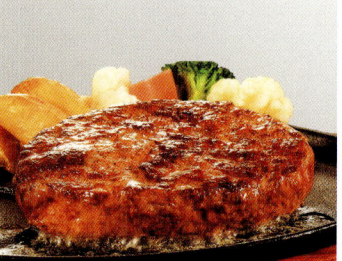

❺ 超・粗挽きハンバーグステーキ 250g — 802 kcal — 10.0点
- たんぱく質 38.1g
- 脂質 59.0g
- 炭水化物 23.9g
- 食塩相当量 2.0g
- カリウム 952mg
- コレステロール 177mg
- 食物繊維 3.8g
- 添加糖分 0g
- ♥ 0.2　♦ 7.7　♥ 0.9　♣ 1.2

データはソースを含まない値

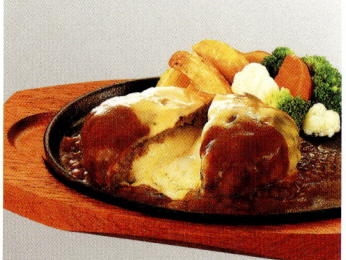

❻ チーズインハンバーグ 150g — 720 kcal — 9.0点
- たんぱく質 40.2g
- 脂質 48.7g
- 炭水化物 26.2g
- 食塩相当量 2.5g
- カリウム 810mg
- コレステロール 158mg
- 食物繊維 3.4g
- 添加糖分 0g
- ♥ 2.1　♦ 4.4　♥ 0.8　♣ 1.7

ステーキのどん

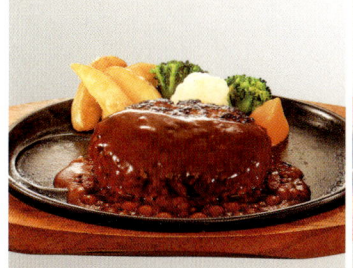

❼ どんハンバーグ 190g　**745 kcal**　**9.3点**
たんぱく質 39.6g　カリウム 946mg
脂質 50.3g　コレステロール 171mg　♠ 0.2
炭水化物 28.6g　食物繊維 3.6g　♥ 6.1
食塩相当量 2.1g　添加糖分 0g　♦ 0.9
　　　　　　　　　　　　　　　　♣ 2.1

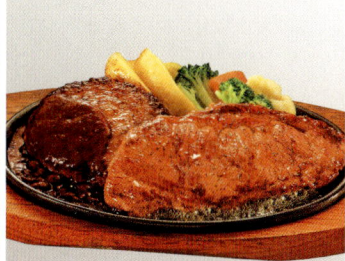

❽ サーロインステーキ150g ＆どんハンバーグ190g　**1282 kcal**　**16.0点**
たんぱく質 65.8g　カリウム 1384mg
脂質 95.4g　コレステロール 269mg　♠ 0.2
炭水化物 29.3g　食物繊維 3.6g　♥ 12.8
食塩相当量 3.6g　添加糖分 0g　♦ 0.9
　　　　　　　　　　　　　　　　♣ 2.1
データはステーキのソースを含まない値

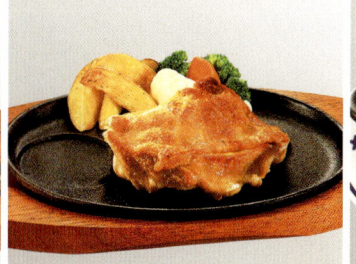

❾ チキングリルステーキ 220g　**558 kcal**　**7.0点**
たんぱく質 37.9g　カリウム 917mg
脂質 37.7g　コレステロール 216mg　♠ 0
炭水化物 12.5g　食物繊維 2.6g　♥ 5.5
食塩相当量 2.4g　添加糖分 0g　♦ 0.7
　　　　　　　　　　　　　　　　♣ 0.8

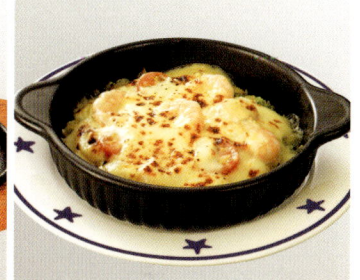

❿ 海老のバジルドリア　**518 kcal**　**6.5点**
たんぱく質 20.1g　カリウム 364mg
脂質 16.4g　コレステロール 97mg　♠ 0.4
炭水化物 69.3g　食物繊維 1.9g　♥ 0.6
食塩相当量 2.0g　添加糖分 0g　♦ 0.3
　　　　　　　　　　　　　　　　♣ 5.2

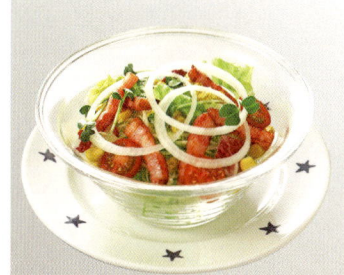

⓫ どん彩り野菜サラダ　**107 kcal**　**1.3点**
たんぱく質 4.3g　カリウム 313mg
脂質 6.8g　コレステロール 10mg　♠ 0
炭水化物 8.4g　食物繊維 2.2g　♥ 0.9
食塩相当量 0.5g　添加糖分 0g　♦ 0.4
　　　　　　　　　　　　　　　　♣ 0
データはドレッシングを含まない値

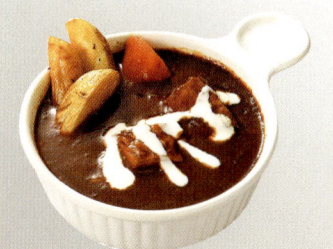
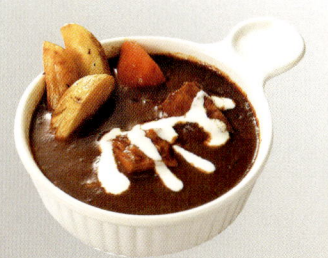

⓬ じっくり煮込んだビーフシチュー　**321 kcal**　**4.0点**
たんぱく質 10.9g　カリウム 333mg
脂質 22.1g　コレステロール 34mg　♠ 0.2
炭水化物 18.0g　食物繊維 1.1g　♥ 2.0
食塩相当量 1.3g　添加糖分 0g　♦ 0.4
　　　　　　　　　　　　　　　　♣ 1.4

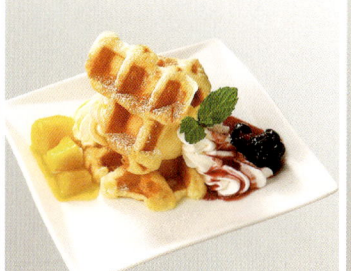

⓭ あったかワッフルのデザートプレート　**318 kcal**　**4.0点**
たんぱく質 5.4g　カリウム 139mg
脂質 17.7g　コレステロール 92mg　♠ 0
炭水化物 33.4g　食物繊維 1.1g　♥ 0.7
食塩相当量 0.3g　添加糖分 11.7g　♦ 0
　　　　　　　　　　　　　　　　♣ 4.0

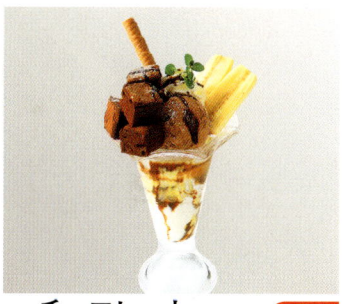

⓮ チョコレートバナナパフェ　**466 kcal**　**5.8点**
たんぱく質 6.2g　カリウム 422mg
脂質 26.2g　コレステロール 113mg　♠ 0
炭水化物 51.9g　食物繊維 1.4g　♥ 0
食塩相当量 0.4g　添加糖分 20.2g　♦ 0
　　　　　　　　　　　　　　　　♣ 5.8

ステーキのどん

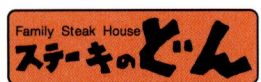

材料表について

● メーカーから提供された材料表を掲載しました。材料名は基本的にメーカーから提供のものを生かしてあります。
● 商品は手作りのため、若干の誤差を生じることがあります。商品の内容変更に伴い、材料も変わることがあります。

ソースのデータ
いずれも 40mℓ あたり

ソース	kcal	塩分
オニオンソース	34 kcal	1.2g
醤油ソース	117 kcal	2.9g
デミグラスソース	61 kcal	0.6g
ガーリックペッパーソース	53 kcal	1.2g
秘伝バター醤油ソース	149 kcal	1.1g
どん辛ソース	47 kcal	0.9g
テリヤキソース	82 kcal	3.1g
トマトガーリックソース	46 kcal	0.9g

ステーキのどんホームページを参考(2013年8月更新)

---

❶ 熟成リブロインステーキ 150g
リブロインステーキ
シーズニング
ロインガロニ
(スノーミックス、オニオンスライス、キャロット、ベイクドポテト、バーチバター)

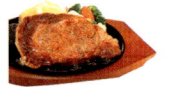

❷ テンダーロインステーキ 150g
テンダーロイン
シーズニング
ロインガロニ
(スノーミックス、オニオンスライス、キャロット、ベイクドポテト、バーチバター)

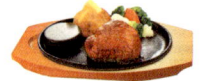

❸ ヘルシー牛サガリステーキ 150g
サガリステーキ
シーズニング
グランドガロニ
(スノーミックス、オニオンスライス、キャロット、スチームポテト)

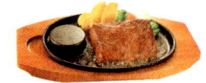

❼ どんハンバーグ 190g
ハンバーグ
デミグラスソース
グランドガロニ
(スノーミックス、オニオンスライス、キャロット、スチームポテト)

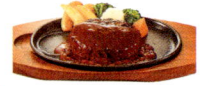

❹ 塩レモンステーキ 150g
ハンテンスライス
塩ダレ
レモン
ガーリックチップ
スノーミックス
オニオンスライス
キャロット

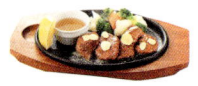

❺ 超・粗挽きハンバーグステーキ 250g
ビーフハンバーグ
サラダ油
ハンバーグソース
グランドガロニ
(スノーミックス、オニオンスライス、キャロット、スチームポテト)

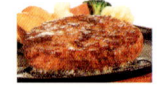

❻ チーズインハンバーグ 150g
チーズインハンバーグ
ゴーダスライス
デミグラスソース
グランドガロニ
(スノーミックス、オニオンスライス、キャロット、スチームポテト)

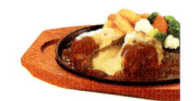

⓫ どん彩り野菜サラダ
サラダベース
プチトマト
コーン
ベーコン
かいわれ
オニオンリング

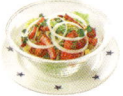

❽ サーロインステーキ150g ＆どんハンバーグ190g

ハンバーグ
デミグラスソース
サーロイン
シーズニング
グランドガロニ
（スノーミックス、キャロット、ポテト、オニオンスライス）

❾ チキングリルステーキ 220g

チキンステーキ
シーズニング
グランドガロニ
（スノーミックス、オニオンスライス、キャロット、スチームポテト）

❿ 海老のバジルドリア

ライス
バジルペースト
オニオンソテー
グラタンソース
プチトマト
ゴーダチーズスライス
パウダーチーズ
パセリ
ムキエビ

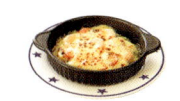

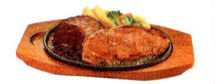

⓬ じっくり煮込んだビーフシチュー

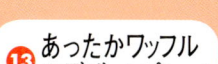

ビーフシチュー
スチームポテト
ポーションミルク
キャロット

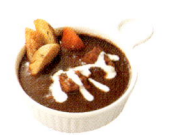

⓭ あったかワッフルのデザートプレート

ホイップ
ワッフル
バニラアイス
マンゴーソース
ミックスベリー
粉糖
ミント

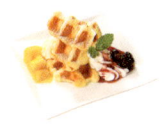

⓮ チョコレートバナナパフェ

チョコブラウニー
ホイップ
バナナ
バニラアイス
チョコアイス
玄米フレーク
ココアウエハース
ミント
粉糖

---

column

洋食プレートのつけ合わせのデータ

お店によって、メニューによって量も、味つけも異なります。
傾向を知るための目安に。

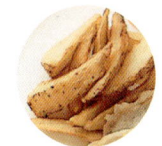

ポテトフライ 50g	粉吹き芋 50g	ベークドポテト 80g
66 kcal	38 kcal	61 kcal
0.8点 塩分 0.3g	0.5点 塩分 0.3g	0.8点 塩分 0g

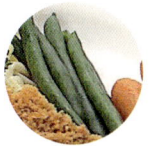

さやいんげん(塩ゆで) 30g	にんじんのグラッセ 30g	ミックスベジタブル（バターいため） 20g
7 kcal	28 kcal	23 kcal
0.1点 塩分 微量	0.4点 塩分 0.2g	0.3点 塩分 0.1g

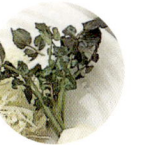

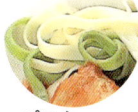

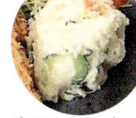

クレソン（1本）5g	パスタ 30g	ポテトサラダ 35g
1 kcal	59 kcal	54 kcal
＋点 塩分 0g	0.7点 塩分 0.2g	0.7点 塩分 0.4g

『メタボのためのカロリーガイド』『毎日の食事のカロリーガイド』（ともに女子栄養大学出版部）を参考

フォルクス

VOLKS フォルクス

★各メニューの材料は30〜31ページ

栄養データについて

● エネルギーと食塩相当量はメーカーから提供されたデータです（2013年8月時点のもの）。それ以外の栄養データは、メーカーから提供された材料表をもとに算出した値です。
● 商品は手作りのため、若干の誤差を生じることがあります。商品の内容変更に伴い、栄養データも変わることがあります。
● 四群別の点数は、メーカーから提供された材料表をもとに算出しました。
● ステーキにかけるソースの値は含んでいません（ソースのデータは30ページ）。
● サラダバーやスープバー、ブレッドバー、ライスの栄養データは含んでいません。31ページ掲載のデータを参考にしてください。

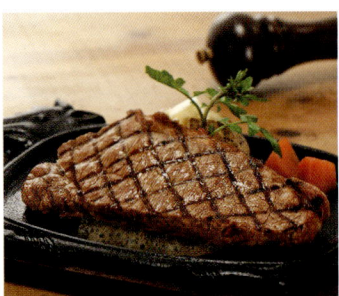

❶ US産サーロインステーキ 200g — 809 kcal / 10.1点
- たんぱく質 34.0g
- カリウム 998mg
- 脂質 63.0g
- コレステロール 135mg
- 炭水化物 19.1g
- 食物繊維 1.9g
- 食塩相当量 3.2g
- 添加糖分 0g
- ♥ 0 / ♦ 8.7 / ♣ 0.4

写真は300gのもの。データはソースを含まない値

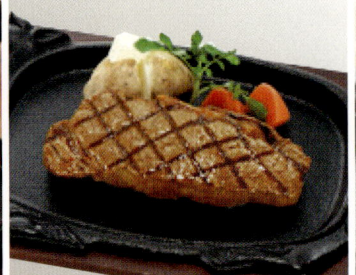

❷ オーストラリア産熟成サーロインステーキ 200g — 776 kcal / 9.7点
- たんぱく質 34.8g
- カリウム 1011mg
- 脂質 59.1g
- コレステロール 133mg
- 炭水化物 19.1g
- 食物繊維 1.9g
- 食塩相当量 2.1g
- 添加糖分 0g
- ♥ 0 / ♦ 8.3 / ♣ 0.4

データはソースを含まない値

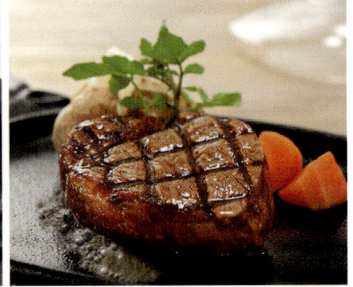

❸ US産熟成フィレステーキ 120g — 377 kcal / 4.7点
- たんぱく質 23.8g
- カリウム 857mg
- 脂質 21.8g
- コレステロール 90mg
- 炭水化物 18.7g
- 食物繊維 1.9g
- 食塩相当量 1.3g
- 添加糖分 0g
- ♥ 0 / ♦ 3.3 / ♣ 0.4

データはソースを含まない値

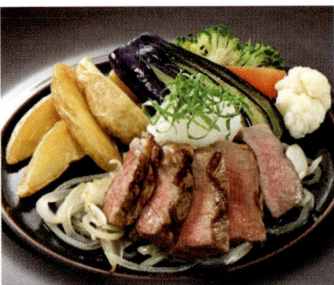

❹ 和風フィレステーキ 100g — 405 kcal / 5.1点
- たんぱく質 24.6g
- カリウム 981mg
- 脂質 24.5g
- コレステロール 65mg
- 炭水化物 20.0g
- 食物繊維 4.3g
- 食塩相当量 3.5g
- 添加糖分 0g
- ♥ 0 / ♦ 2.2 / ♣ 1.0 / + 1.9

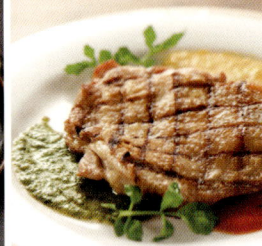

❺ 3色ソースのグリルチキン — 626 kcal / 7.8点
- たんぱく質 38.1g
- カリウム 776mg
- 脂質 48.6g
- コレステロール 216mg
- 炭水化物 4.3g
- 食物繊維 1.3g
- 食塩相当量 3.3g
- 添加糖分 0g
- ♥ 0 / ♦ 5.5 / + 2.3

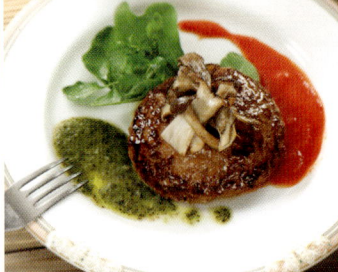

❻ フォルクスハンバーグ — 652 kcal / 8.2点
- たんぱく質 33.4g
- カリウム 841mg
- 脂質 48.8g
- コレステロール 144mg
- 炭水化物 16.0g
- 食物繊維 2.4g
- 食塩相当量 1.8g
- 添加糖分 0g
- ♥ 0.4 / ♦ 5.6 / ♣ 0.6 / + 1.6

データはソースを含まない値

フォルクス

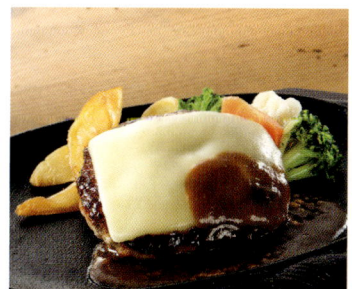

❼ ダブルチーズ ハンバーグ
665 kcal **8.3点**
- たんぱく質 35.3g
- 脂質 45.2g
- 炭水化物 25.8g
- 食塩相当量 2.5g
- カリウム 784mg
- コレステロール 140mg
- 食物繊維 3.4g
- 添加糖分 0g
- ♥ 1.6
- ♦ 4.6
- ♣ 0.9
- ♠ 1.2

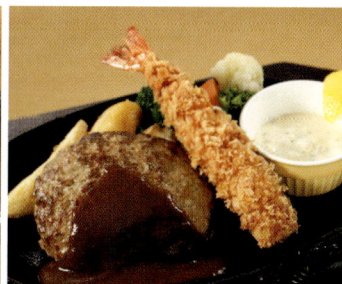

❽ ハンバーグ＆特製エビフライ
938 kcal **11.7点**
- たんぱく質 41.5g
- 脂質 70.2g
- 炭水化物 29.5g
- 食塩相当量 2.9g
- カリウム 923mg
- コレステロール 235mg
- 食物繊維 2.5g
- 添加糖分 0g
- ♥ 0.4
- ♦ 5.9
- ♣ 0.8
- ♠ 4.6

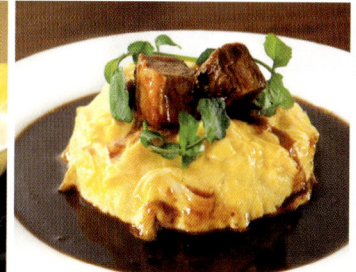

❾ フォルクス自家製オムシチュー
828 kcal **10.4点**
- たんぱく質 27.9g
- 脂質 45.2g
- 炭水化物 71.0g
- 食塩相当量 4.7g
- カリウム 519mg
- コレステロール 467mg
- 食物繊維 2.1g
- 添加糖分 0g
- ♥ 2.2
- ♦ 2.4
- ♣ 0.3
- ♠ 5.5

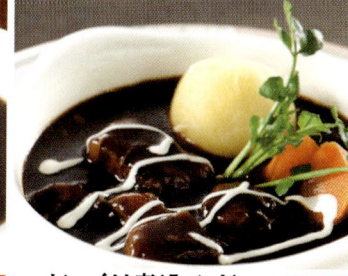

❿ じっくり煮込んだ自慢のビーフシチュー
506 kcal **6.3点**
- たんぱく質 37.0g
- 脂質 14.8g
- 炭水化物 25.7g
- 食塩相当量 2.0g
- カリウム 469mg
- コレステロール 51mg
- 食物繊維 1.6g
- 添加糖分 0g
- ♥ 0.2
- ♦ 3.5
- ♣ 0.6
- ♠ 2.0

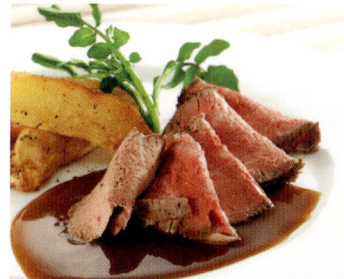

⓫ ローストビーフ
395 kcal **4.9点**
- たんぱく質 13.4g
- 脂質 28.0g
- 炭水化物 17.3g
- 食塩相当量 1.1g
- カリウム 573mg
- コレステロール 51mg
- 食物繊維 1.3g
- 添加糖分 0g
- ♥ 0
- ♦ 2.4
- ♣ 0.8
- ♠ 1.7

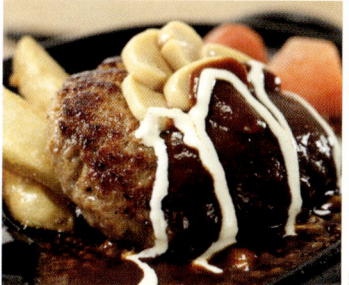

⓬ フォルクスハンバーグ ワンダフルセットランチ
685 kcal **8.6点**
- たんぱく質 34.1g
- 脂質 48.2g
- 炭水化物 24.2g
- 食塩相当量 2.0g
- カリウム 812mg
- コレステロール 138mg
- 食物繊維 2.4g
- 添加糖分 0g
- ♥ 0.5
- ♦ 5.6
- ♣ 0.7
- ♠ 1.8

データはハンバーグプレートのみの値

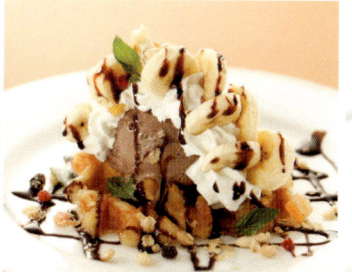

⓭ ワッフルプレート バナナマウンテン
456 kcal **5.7点**
- たんぱく質 7.0g
- 脂質 24.7g
- 炭水化物 52.2g
- 食塩相当量 0.5g
- カリウム 413mg
- コレステロール 80mg
- 食物繊維 2.1g
- 添加糖分 20.0g
- ♥ 0
- ♦ 0
- ♣ 0
- ♠ 5.7

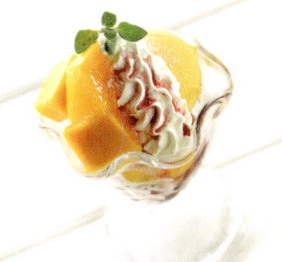

⓮ マンゴーパフェ
207 kcal **2.6点**
- たんぱく質 2.7g
- 脂質 7.4g
- 炭水化物 33.3g
- 食塩相当量 0.1g
- カリウム 165mg
- コレステロール 2mg
- 食物繊維 1.0g
- 添加糖分 15.1g
- ♥ 0
- ♦ 0
- ♣ 0
- ♠ 2.6

フォルクス

VOLKS

材料表について

● メーカーから提供された材料表を掲載しました。材料名は基本的にメーカーから提供のものを生かしてあります。
● 商品は手作りのため、若干の誤差を生じることがあります。商品の内容変更に伴い、材料も変わることがあります。

ソースのデータ
いずれも 40ml あたり

レフォールソース 206 kcal 塩分 1.2g	ナッツカレーソース 47 kcal 塩分 0.5g
デミグラスソース 47 kcal 塩分 0.4g	赤ワインソース 71 kcal 塩分 1.0g
グレービーソース 22 kcal 塩分 0.7g	グリーンステーキソース 138 kcal 塩分 0.5g
赤パプリカソース 32 kcal 塩分 0.5g	

フォルクスホームページを参考（2013年8月更新）

---

❶ US産サーロインステーキ 200g

USサーロイン
ステーキシーズニング
ベイクドポテト
クレソン
キャロット
カットバター

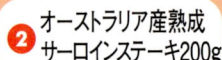

❷ オーストラリア産熟成サーロインステーキ 200g

オーストラリア産サーロイン
ステーキシーズニング
ベイクドポテト
クレソン
キャロット
カットバター

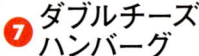

❸ US産熟成フィレステーキ 120g

USフィレ
ステーキシーズニング
ベイクドポテト
クレソン
キャロット
カットバター

❼ ダブルチーズハンバーグ

チーズインハンバーグ
サラダ油
ゴーダチーズスライス
デミグラスソース
スチームポテト
サラダ油
塩
スノーミックス
キャロット

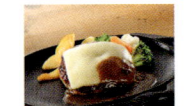

❹ 和風フィレステーキ 100g

USフィレ
ディナーガロニ
ソテー用オニオンスライス
ナス
大根おろし
大葉
ウィルユー
ステーキぽん酢
刻みわさび

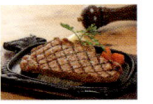

❺ 3色ソースのグリルチキン

鶏肉
ステーキシーズニング
サラダ油
赤パプリカソース
グリーンステーキソース
ナッツカレーソース
クレソン

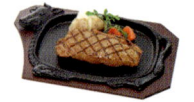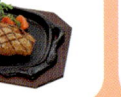

❻ フォルクスハンバーグ

VKハンバーグ
マッシュポテト
ルッコラ
クレソン
しめじ
エリンギ
舞茸
ウィルユー

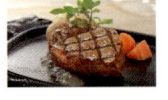

⓫ ローストビーフ

ローストビーフ
スチームポテト
塩
ブラックペッパー
グレービーソース
レフォール
クレソン

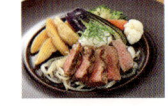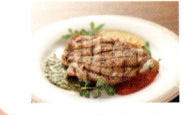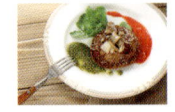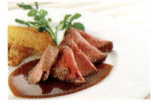

❽ ハンバーグ＆特製エビフライ

- ハンバーグ
- サラダ油
- デミグラスソース
- エビフライ
- タルタルソース
- サラダ油
- レモン
- マッシュポテト
- スナップピースソテー
- キャロット

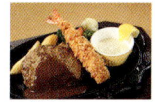

❾ フォルクス自家製オムシチュー

- シチューソース
- マッシュルーム
- チキンライス
- 卵
- コーヒーフレッシュ
- サラダ油
- クレソン

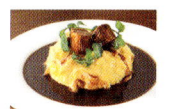

❿ じっくり煮込んだ自慢のビーフシチュー

- ビーフシチュー
- ベイクドポテト
- キャロット
- クレソン
- ポーションミルク

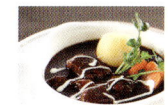

⓬ フォルクスハンバーグワンダフルセットランチ

- ハンバーグ
- サラダ油
- マッシュルーム
- コーヒーフレッシュ
- デミグラスソース
- スチームポテト
- キャロット

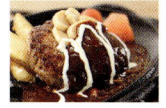

⓭ ワッフルプレートバナナマウンテン

- ベルギーワッフル
- チョコアイス
- ホイップクリーム
- バナナ
- チョコシロップ
- フルーツグラノーラ
- ミント

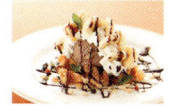

⓮ マンゴーパフェ

- 加糖ミックスベリー
- フルーツグラノーラ
- ホイップクリーム
- アップルマンゴー
- ペパーミント
- シュガーパウダー

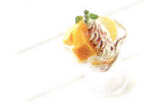

VOLKS セットメニューのデータ

サラダバー

サラダ（レタス、きゅうり、トマト、ブロッコリーなど）60〜70g		13〜16 kcal
ごまドレッシング	10g（小さじ2弱）	55 kcal
ノンオイル青じそドレッシング	10g（小さじ2弱）	8 kcal
和風ドレッシング	10g（小さじ2弱）	31 kcal
ハウスドレッシング	10g（小さじ2弱）	47 kcal

スープバー

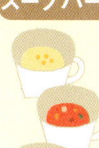

コーンポタージュ	150cc	90 kcal
南インド風カレースープ	150cc	37 kcal
春雨ときくらげのスープ	150cc	37 kcal
ミネストローネ	150cc	40 kcal
オニオンスープ	150cc	34 kcal（九州エリアは35kcal）
鶏肉と椎茸のスープ	150cc	40 kcal
国産フレッシュトマトのスープ	150cc	24 kcal
ケイジャン風スープ	150cc	29 kcal

ブレッドバー

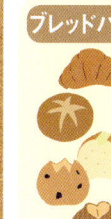

クロワッサン	1個	79 kcal（関西、九州エリアは62kcal）
ホテルブレッド	1個	69 kcal（関西、九州エリアは71kcal）
よもぎブレッド	1個	82 kcal
ガーリックフランス	1切れ	47 kcal
バジルブレッド	1個	74 kcal
レーズンブレッド	1個	75 kcal
チーズフランス	1切れ	44 kcal
オレンジブレッド	1個	86 kcal

ライス

	1皿 200g	336 kcal

＊備考に表記のないものは関東エリアの数値です
フォルクスホームページ掲載の情報（2013年8月時点のもの）から編集部作成

洋食店のメニューを調べてみました

ハンバーグやオムライスなど、洋食店で人気のメニューの栄養データと材料を調べてみました。店によってボリュームや味つけは違いますが、参考値として活用してください。

※材料表は詳細な分量や調味料、いため油、揚げ油などは省略しました。

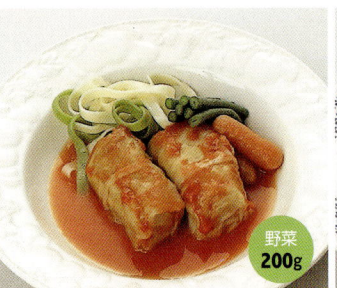

ロールキャベツ 381 kcal
野菜 200g

たんぱく質 20.9g	カリウム 998mg
脂質 18.6g	コレステロール 60mg
炭水化物 32.3g	食物繊維 7.6g
食塩相当量 2.5g	添加糖分 0g

4.8点
♠ +
♥ 2.2
♣ 0.7
♦ 1.9

材料（1人分）
- ロールキャベツ………2個（約200g）
  （キャベツ 100g、牛豚ひき肉 80g、玉ねぎ 20g など）
- トマトソース………約90g
- つけ合わせ
  - スパゲティ………30g
  - さやいんげん………20g
  - にんじんのグラッセ
    （にんじん 20g、バターなど）

アドバイス
肉は50〜80gと少なめですが、キャベツで巻いてボリュームアップされているので、満足いく一皿です。脂質が少なく、外食でも野菜がたっぷり摂れるおすすめメニューです。つけ合わせのパスタがなければ、さらに低エネルギーに。

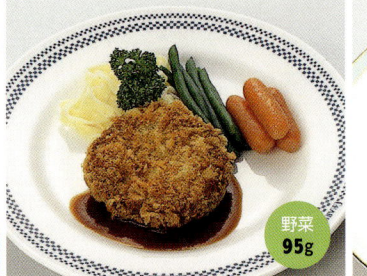

メンチカツ 440 kcal
野菜 95g

たんぱく質 18.5g	カリウム 540mg
脂質 23.7g	コレステロール 109mg
炭水化物 35.5g	食物繊維 3.6g
食塩相当量 2.3g	添加糖分 0g

5.5点
♠ 0.3
♥ 1.7
♣ 0.4
♦ 3.1

材料（1人分）
- メンチカツ………約140g
  （牛豚ひき肉 60g、玉ねぎ 30g、フライ衣など）
- ソース………大さじ1
- つけ合わせ
  - スパゲティ………30g
  - いんげん………30g
  - パセリ
  - にんじんのグラッセ
    （にんじん 30g、バターなど）

アドバイス
ハンバーグよりも使っているひき肉の量は少なく、大きさも小さめですが、厚い衣をつけて揚げるので、大きさのわりにエネルギーが高くなります。写真のメンチカツよりも大きいときは、つけ合わせのじゃが芋や主食を減らしてエネルギーの調整を。

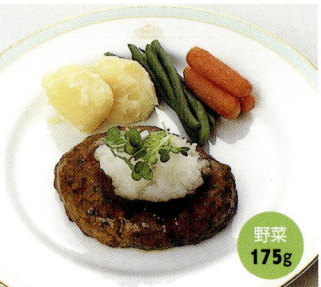

和風ハンバーグ（おろし） 552 kcal
野菜 175g

たんぱく質 31.7g	カリウム 1006mg
脂質 34.3g	コレステロール 111mg
炭水化物 24.7g	食物繊維 3.0g
食塩相当量 2.6g	添加糖分 2.0g

6.9点
♠ 0.1
♥ 4.2
♣ 1.0
♦ 1.6

材料（1人分）
- ハンバーグ………約200g
  （牛豚ひき肉 150g、玉ねぎ 30g など）
- 調味料（しょうゆ・みりん 各小さじ1）
- おろし大根………40g
- 貝割れ菜………5g
- つけ合わせ
  - じゃが芋………60g
  - さやいんげん………30g
  - にんじんのグラッセ
    （にんじん 25g、バターなど）

アドバイス
和風の味つけのハンバーグはヘルシー感がありますが、実はエネルギーは洋風の味つけのものとあまり変わりません。むしろ甘辛い味つけになるので塩分が少し多くなります。主食は塩分があるパンよりも、ごはんのほうがおすすめです。

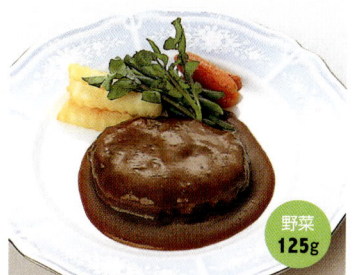
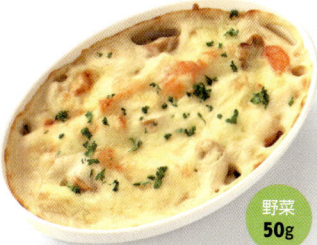
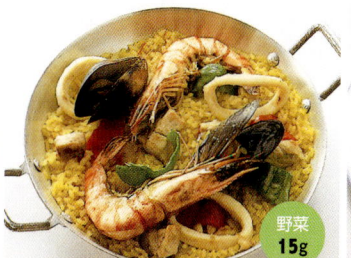

ハンバーグ デミグラスソース

野菜 125g

582 kcal / **7.3点**

たんぱく質 31.5g	カリウム 893mg	♥ 0.1
脂質 39.4g	コレステロール 114mg	♣ 4.2
炭水化物 21.3g	食物繊維 2.8g	♦ 0.7
食塩相当量 2.1g	添加糖分 0.6g	♠ 2.3

材料（1人分）
- ハンバーグ……約200g
  （牛豚ひき肉 150g、玉ねぎ 30g など）
- ドミグラスソース
- つけ合わせ
  - フライドポテト（じゃが芋 40g）
  - さやいんげん……30g
  - にんじんのグラッセ
    （にんじん 25g、バターなど）
  - クレソン

アドバイス
ひき肉は脂肪の多い部位の肉と比べると、エネルギーは低めです。しかしハンバーグになるとひき肉は100〜150g入ってボリュームがあり、高エネルギーに。フライドポテトを残す、ごはんを小盛りにするなどでエネルギー調整を。

エビグラタン

野菜 50g

552 kcal / **6.9点**

たんぱく質 30.5g	カリウム 458mg	♥ 1.2
脂質 20.4g	コレステロール 161mg	♣ 0.8
炭水化物 57.9g	食物繊維 3.6g	♦ 0.2
食塩相当量 3.1g	添加糖分 0g	♠ 4.7

材料（1人分）
- エビ……80g
- マカロニ……150g
- マッシュルーム……20g
- 玉ねぎ……30g
- パルメザンチーズ（粉）……大さじ1
- ホワイトソース
  （牛乳 100g、小麦粉、バターなど）

アドバイス
マカロニの量は、ほかのパスタメニューの半分以下の量ですが、バター、クリームなどを使ったホワイトソースが入るため、エネルギーが高くなります。ただ、ホワイトソースに使われる乳製品のおかげで不足しがちなカルシウムが摂れます。

パエリヤ

野菜 15g

671 kcal / **8.4点**

たんぱく質 18.7g	カリウム 299mg	♥ 0
脂質 21.1g	コレステロール 94mg	♣ 1.2
炭水化物 95.5g	食物繊維 1.2g	♦ 0.1
食塩相当量 2.6g	添加糖分 0g	♠ 7.1

材料（1人分） ※写真は2人分
- 米 炊き上がりごはんとして 250g 分
- 豚ロース肉……20g
- イカ……15g
- ムール貝……1個
- エビ……1尾
- ピーマン（赤、青）……15g

アドバイス
低脂肪の魚介類が殻つきで入ったパエリヤは見た目のボリュームのわりにエネルギーは控えめです。ピーマンなどが入っていれば、野菜も摂れますが、写真の量では不足気味。パエリヤを数人でシェアして、野菜料理をプラスして栄養のバランスを整えましょう。

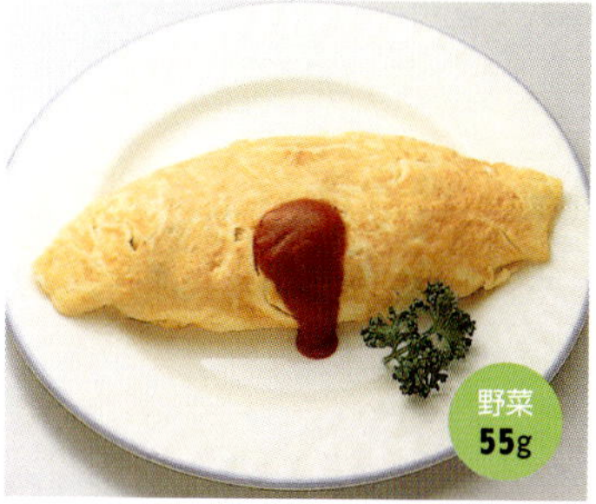

オムライス

野菜 55g

843 kcal / **10.5点**

たんぱく質 24.0g	カリウム 567mg	♥ 1.9
脂質 30.4g	コレステロール 470mg	♣ 0.5
炭水化物 109.4g	食物繊維 2.8g	♦ 0.3
食塩相当量 3.8g	添加糖分 0g	♠ 7.8

材料（1人分）
- チキンライス……約380g
  （ごはん 250g、鶏むね肉 20g、玉ねぎ 30g、にんじん 20g、ケチャップなど）
- 卵……2個
- バター……15g
- ケチャップ……大さじ½強
- パセリ……少量

アドバイス
卵2個で作ったオムレツで、ケチャップ味のいためたごはんを包むため、エネルギーが高くなります。外食で人気のフワッとしたオムレツに仕上げるには、たっぷりのバターが必要で高エネルギー。野菜が足りないので、野菜の料理をプラスしましょう。

さぼてん

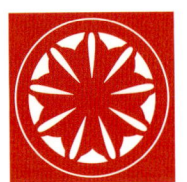

新宿 とんかつ
さぼてん

★各メニューの材料は36〜37ページ

栄養データについて

- エネルギーはメーカーから提供されたものを掲載しました（2013年7月時点のもの）。それ以外の栄養データはメーカーから提供された材料表をもとに算出した値です。
- ライスは白米か麦ごはんを選択できます。データは白米で算出しています。
- ソースやすりごま、ドレッシングについてはデータに含まれていません。
- 店舗の作業者によりパン粉等つける状態が異なるため、エネルギー値等は参考値となります。
- メニュー写真にある野菜の量は材料表から算出した値です。

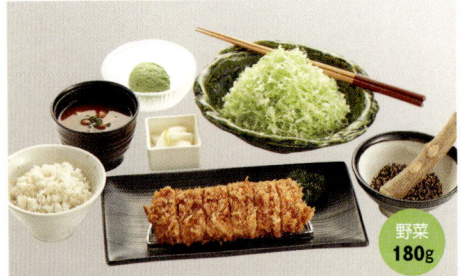

① 特撰 やわらかヒレかつ定食　野菜 180g　**756 kcal**　9.5点

たんぱく質 35.2g	カリウム 1012mg
脂質 25.7g	コレステロール 88mg
炭水化物 92.2g	食物繊維 5.5g
食塩相当量 4.2g	添加糖分 0g

♠ 0.1　♥ 1.9　♣ 0.5　♦ 7.0

データはソース、すりごま、デザートを含まない値

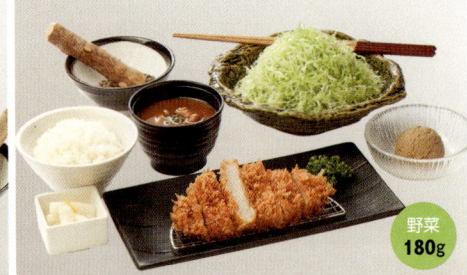

② 三元豚ロースかつ定食　野菜 180g　**926 kcal**　11.6点

たんぱく質 31.1g	カリウム 903mg
脂質 45.7g	コレステロール 87mg
炭水化物 92.1g	食物繊維 5.5g
食塩相当量 4.2g	添加糖分 0g

♠ 0.1　♥ 4.0　♣ 0.5　♦ 7.0

データはソース、すりごま、デザートを含まない値

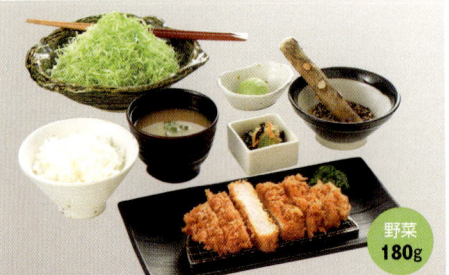

③ 健美豚ロースかつ定食　野菜 180g　**1053 kcal**　13.2点

たんぱく質 38.2g	カリウム 1015mg
脂質 54.7g	コレステロール 110mg
炭水化物 95.3g	食物繊維 5.6g
食塩相当量 4.5g	添加糖分 0g

♠ 0.2　♥ 4.7　♣ 0.5　♦ 7.8

データはソース、すりごま、デザートを含まない値

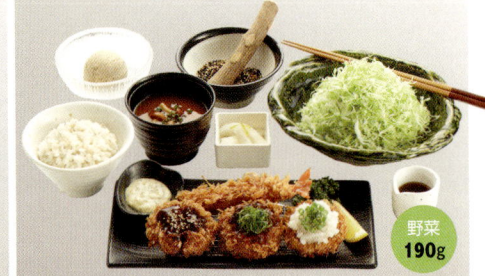

④ ひとくちヒレかつ食べくらべ定食　野菜 190g　**983 kcal**　12.3点

たんぱく質 39.9g	カリウム 1199mg
脂質 44.8g	コレステロール 141mg
炭水化物 101.1g	食物繊維 6.6g
食塩相当量 7.5g	添加糖分 2.0g

♠ 0.2　♥ 2.1　♣ 0.6　♦ 9.4

データはソース、すりごま、デザートを含まない値

さぼてん

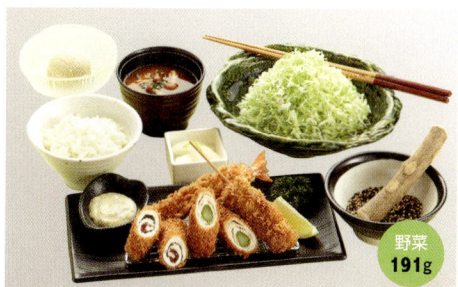
野菜 191g

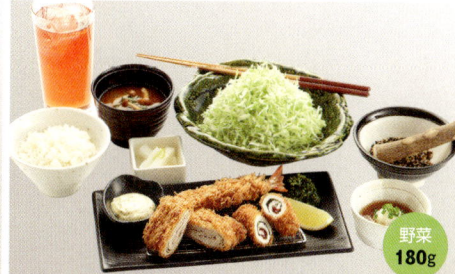
野菜 180g

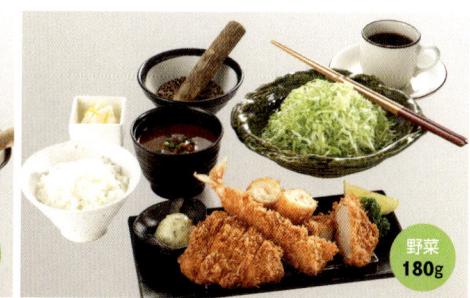
野菜 180g

❺ 彩り定食 — 980 kcal / 12.3点
- たんぱく質 40.3g
- 脂質 45.9g
- 炭水化物 97.2g
- 食塩相当量 4.9g
- カリウム 1106mg
- コレステロール 159mg
- 食物繊維 6.2g
- 添加糖分 0g
- ♥ 0.2 ♦ 2.6 ♣ 0.6 ◆ 8.9

データはソース、すりごま、デザートを含まない値

❻ 三元麦豚重ねかつミックス定食 — 933 kcal / 11.7点
- たんぱく質 34.7g
- 脂質 43.0g
- 炭水化物 97.3g
- 食塩相当量 5.0g
- カリウム 968mg
- コレステロール 104mg
- 食物繊維 5.9g
- 添加糖分 0g
- ♥ 0.1 ♦ 2.8 ♣ 0.6 ◆ 8.2

データはソース、すりごま、ドリンクを含まない値

❼ さぼてん定食 — 1102 kcal / 13.8点
- たんぱく質 35.9g
- 脂質 55.7g
- 炭水化物 109.4g
- 食塩相当量 4.7g
- カリウム 1011mg
- コレステロール 128mg
- 食物繊維 5.9g
- 添加糖分 0g
- ♥ 0.2 ♦ 2.7 ♣ 0.5 ◆ 104

データはソース、すりごま、ドリンクを含まない値

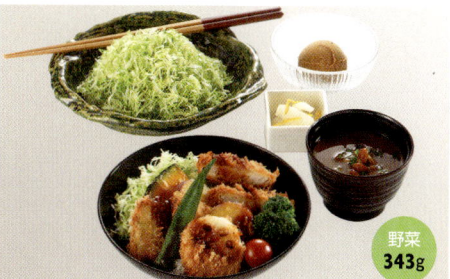
野菜 343g

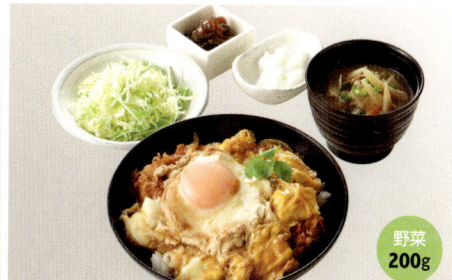
野菜 200g

❽ ヒレかつと野菜の彩りカレー — 933 kcal / 11.7点
野菜+芋 288g
- たんぱく質 25.3g
- 脂質 26.8g
- 炭水化物 146.3g
- 食塩相当量 5.7g
- カリウム 1366mg
- コレステロール 25mg
- 食物繊維 8.8g
- 添加糖分 0g
- ♥ 0.1 ♦ 0.8 ♣ 2.0 ◆ 8.8

データはドリンクを含まない値

❾ ヒレかつと野菜の彩菜丼 — 843 kcal / 10.5点
- たんぱく質 23.1g
- 脂質 20.6g
- 炭水化物 138.7g
- 食塩相当量 5.1g
- カリウム 1363mg
- コレステロール 33mg
- 食物繊維 9.9g
- 添加糖分 2.0g
- ♥ 0.1 ♦ 0.8 ♣ 1.9 ◆ 7.7

データはデザートを含まない値

❿ ふんわり卵のヒレかつ丼 — 1021 kcal / 12.8点
- たんぱく質 49.7g
- 脂質 37.1g
- 炭水化物 112.6g
- 食塩相当量 6.1g
- カリウム 1063mg
- コレステロール 821mg
- 食物繊維 5.0g
- 添加糖分 5.0g
- ♥ 3.5 ♦ 1.3 ♣ 0.5 ◆ 7.5

さぼてん

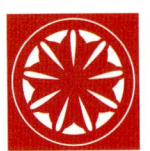

新宿 とんかつ
さぼてん

材料表について
- メーカーから提供された材料表を掲載しました。
- 衣の詳細など、細かな材料は省略しました。
- 栄養データに含まれないソースやすりごま、ドレッシング、デザート等の材料は省略しました。

column
食べるときにかける調味料
（一般的な値）

- 濃厚ソース　大さじ1（18g）
  24 kcal　塩分 **1.0g**
- すりごま　大さじ1強（10g）
  60 kcal　塩分 **0g**
- 和風ドレッシング　大さじ1（15g）
  36 kcal　塩分 **0.7g**
- ノンオイル和風ドレッシング　大さじ1（18g）
  15 kcal　塩分 **1.3g**

---

❶ 特撰 やわらかヒレかつ定食

ヒレかつ	100 g
パセリ	1 g
キャベツ	150 g
ごはん	180 g
味噌汁	200 g
ゆず大根	20 g

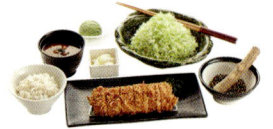

❷ 三元豚ロースかつ定食

ロースかつ	100 g
パセリ	1 g
キャベツ	150 g
ごはん	180 g
味噌汁	200 g
ゆず大根	20 g

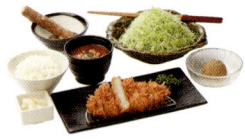

❸ 健美豚ロースかつ定食

ロースかつ	130 g
パセリ	1 g
キャベツ	150 g
ごはん	180 g
味噌汁	200 g
ゆず大根	20 g

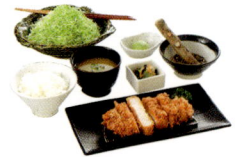

❹ ひとくちヒレかつ 食べくらべ定食

一口ヒレかつ（1個30g）	3個	ポン酢	20 g
エビフライ	25 g	大葉	0.7 g
タルタルソース	15 g	パセリ	1 g
ねり梅	2 g	レモン	15 g
梅ドレッシング	6 g	キャベツ	150 g
味噌かつだれ	8 g	ごはん	180 g
大根おろし	8 g	味噌汁	200 g
万能ねぎ	2 g	ゆず大根	20 g
白ごま	2 g		

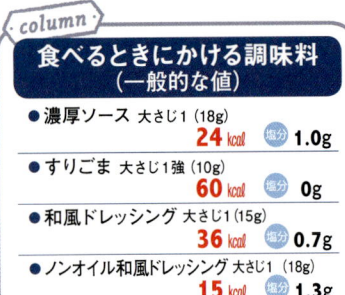

❺ 彩り定食

- チキン梅しそ巻き …45g
- アスパラ巻き ……37g
- ヒレ玉ねぎ串かつ …1本
- エビフライ ………25g
- タルタルソース ……15g
- キャベツ …………150g
- レモン ……………15g
- パセリ ………………1g
- ごはん ……………180g
- 味噌汁 ……………200g
- ゆず大根 ……………20g

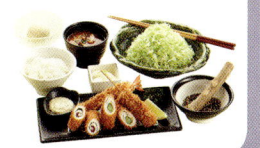

❻ 三元麦豚 重ねかつミックス定食

- 重ねかつ（½切れ）………50g
- エビフライ ………………25g
- チキン梅しそ巻き ………45g
- キャベツ …………………150g
- レモン ……………………15g
- パセリ ………………………1g
- ごはん ……………………180g
- 味噌汁 ……………………200g
- ゆず大根 …………………20g

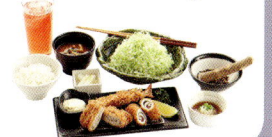

❼ さぼてん定食

- エビフライ ………39g
- ロースかつ ………50g
- カニクリームコロッケ ……40g
- 一口ヒレかつ ……30g
- タルタルソース ……15g
- キャベツ …………150g
- レモン ……………15g
- パセリ ………………1g
- ごはん ……………180g
- 味噌汁 ……………200g
- ゆず大根 …………20g

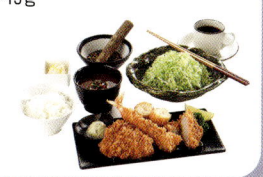

❽ ヒレかつと野菜の彩りカレー

- 一口ヒレかつ ………30g
- さつまいも揚げ(1個21g) ……2個
- れんこん揚げ ………25g
- かぼちゃ揚げ ………25g
- ミニトマト …………10g
- ブロッコリー ………12g
- オクラ ………………10g
- カレーソース ………160g
- ごはん ………………220g
- キャベツ ……………150g
- 味噌汁 ………………200g
- 福神漬け ……………15g

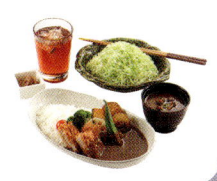

❾ ヒレかつと野菜の彩菜丼

- 一口ヒレかつ ………30g
- さつまいも揚げ(1個21g) ……2個
- れんこん揚げ ………25g
- かぼちゃ揚げ ………25g
- ミニトマト …………10g
- ブロッコリー ………12g
- オクラ ………………10g
- キャベツ ……………40g
- 京風ソースかつ丼のたれ ……40g
- ごはん ………………220g
- キャベツ ……………150g
- 味噌汁 ………………200g
- ゆず大根 ……………20g

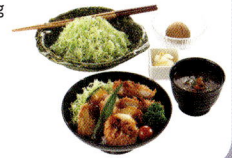

❿ ふんわり卵のヒレかつ丼

- 一口ヒレかつ（1個30g）……2個
- 卵（1個平均61g）……3個
- たまねぎ ……………20g
- どんぶりのたれ ……30g
- ごはん ………………220g
- キャベツ ……………150g
- 味噌汁 ………………200g
- ゆず大根 ……………20g

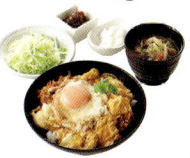

大戸屋

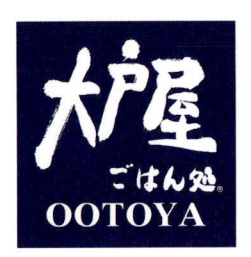

OOTOYA 大戸屋 ごはん処

★各メニューの材料は40〜41ページ

栄養データについて

- エネルギーとたんぱく質、脂質、炭水化物、食塩相当量はメーカーから提供されたデータです（2013年7月16日時点のもの）。
- 上記以外の栄養データについては、メーカーから提供された材料表をもとに算出しました。
- お新香、みそ汁の具は定期的に変わることがあります。
- 四群別の点数は、メーカーから提供された材料表をもとに算出しました。
- 調理のさいに使用した調味料、別添のたれはすべて含んだものとして計算してあります。

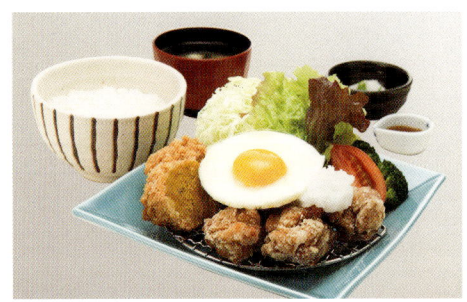

❶ 特選大戸屋ランチ　853kcal　10.7点

- たんぱく質 36.0g
- 脂質 38.0g
- 炭水化物 119.0g
- 食塩相当量 3.4g
- カリウム 1068mg
- コレステロール 305mg
- 食物繊維 7.0g
- 添加糖分 0g
- ♦ 1.0
- ♥ 1.8
- ♣ 1.0
- ♠ 6.9

❷ チキンかあさん煮定食　830kcal　10.4点

- たんぱく質 30.0g
- 脂質 27.0g
- 炭水化物 115.0g
- 食塩相当量 7.0g
- カリウム 1351mg
- コレステロール 120mg
- 食物繊維 6.7g
- 添加糖分 3.3g
- ♦ 0.1
- ♥ 2.5
- ♣ 1.0
- ♠ 6.8

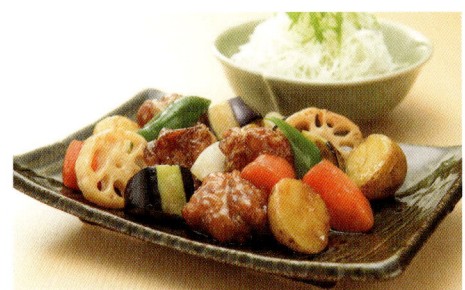

❸ 鶏と野菜の黒酢あん定食　1003kcal　12.5点

- たんぱく質 37.0g
- 脂質 46.0g
- 炭水化物 149.0g
- 食塩相当量 5.5g
- カリウム 1424mg
- コレステロール 99mg
- 食物繊維 6.8g
- 添加糖分 4.5g
- ♦ 0
- ♥ 2.5
- ♣ 1.7
- ♠ 8.3

❹ 四元豚ロースの味噌かつ煮定食　1132kcal　14.2点

- たんぱく質 47.0g
- 脂質 49.0g
- 炭水化物 121.0g
- 食塩相当量 7.3g
- カリウム 1139mg
- コレステロール 311mg
- 食物繊維 7.6g
- 添加糖分 5.0g
- ♦ 1.0
- ♥ 4.2
- ♣ 0.4
- ♠ 8.6

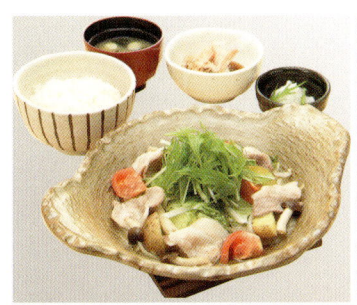

大戸屋

⑤ 四元豚とたっぷり野菜の蒸し鍋定食
657 kcal / **8.2点**
- たんぱく質 19.0g
- 脂質 22.0g
- 炭水化物 95.0g
- 食塩相当量 4.4g
- カリウム 1207mg
- コレステロール 40mg
- 食物繊維 5.9g
- 添加糖分 2.6g
- ♠ 0
- ♥ 2.4
- ♣ 1.0
- ♦ 4.8

⑥ 炭火焼きバジルチキンサラダ定食
787 kcal / **9.8点**
- たんぱく質 33.0g
- 脂質 32.0g
- 炭水化物 98.0g
- 食塩相当量 5.8g
- カリウム 1105mg
- コレステロール 137mg
- 食物繊維 5.9g
- 添加糖分 0g
- ♠ 0
- ♥ 3.8
- ♣ 0.7
- ♦ 5.3

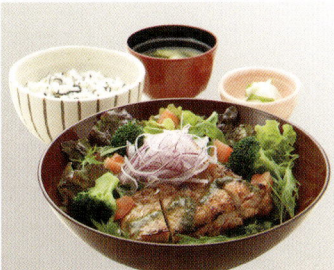

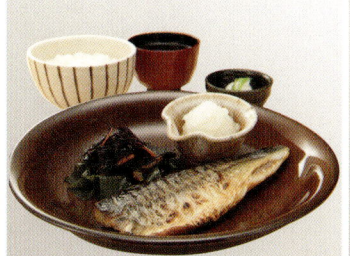

⑦ さばの炭火焼き定食
900 kcal / **11.3点**
- たんぱく質 36.0g
- 脂質 46.0g
- 炭水化物 81.0g
- 食塩相当量 3.7g
- カリウム 975mg
- コレステロール 101mg
- 食物繊維 4.3g
- 添加糖分 1.5g
- ♠ 0
- ♥ 6.7
- ♣ 0.3
- ♦ 4.3

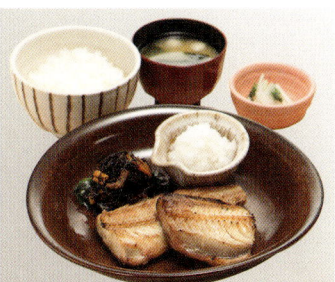

⑧ しまほっけの炭火焼き定食
652 kcal / **8.2点**
- たんぱく質 50.0g
- 脂質 13.0g
- 炭水化物 81.0g
- 食塩相当量 6.2g
- カリウム 1192mg
- コレステロール 170mg
- 食物繊維 3.8g
- 添加糖分 1.5g
- ♠ 0
- ♥ 3.6
- ♣ 0.3
- ♦ 4.3

⑨ 大戸屋風ばくだん丼
553 kcal / **6.9点**
- たんぱく質 21.0g
- 脂質 9.0g
- 炭水化物 95.0g
- 食塩相当量 3.6g
- カリウム 1130mg
- コレステロール 218mg
- 食物繊維 7.5g
- 添加糖分 1.7g
- ♠ 0
- ♥ 0.7
- ♣ 0.8
- ♦ 1.0
- 4.4

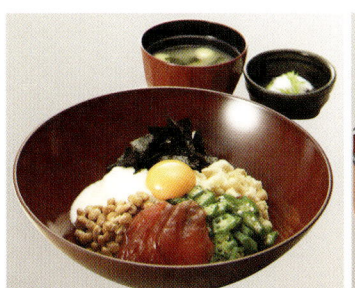

⑩ 炭火焼き鶏の親子重
776 kcal / **9.7点**
- たんぱく質 24.0g
- 脂質 6.0g
- 炭水化物 96.0g
- 食塩相当量 5.4g
- カリウム 827mg
- コレステロール 538mg
- 食物繊維 2.6g
- 添加糖分 4.0g
- ♠ 1.9
- ♥ 3.0
- ♣ 0.3
- ♦ 4.5

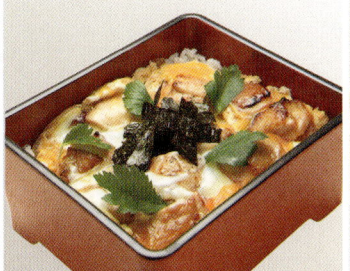

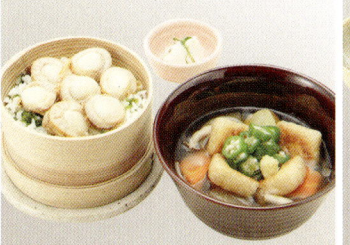

⑪ 帆立のせいろご飯と根菜のトロトロ煮
536 kcal / **6.7点**
- たんぱく質 23.8g
- 脂質 5.6g
- 炭水化物 95.8g
- 食塩相当量 5.2g
- カリウム 1151mg
- コレステロール 37mg
- 食物繊維 5.6g
- 添加糖分 1.7g
- ♠ 0
- ♥ 1.4
- ♣ 0.9
- ♦ 4.4

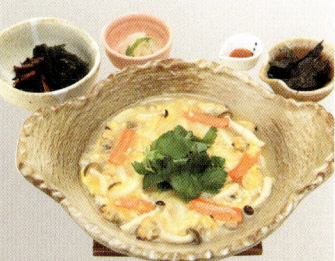

⑫ あさりと雑穀のたまご雑炊
352 kcal / **4.4点**
- たんぱく質 22.0g
- 脂質 8.0g
- 炭水化物 48.0g
- 食塩相当量 6.2g
- カリウム 762mg
- コレステロール 251mg
- 食物繊維 5.5g
- 添加糖分 3.4g
- ♠ 0.9
- ♥ 0.6
- ♣ 0.5
- ♦ 2.4

大戸屋

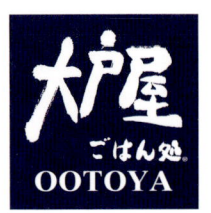

OOTOYA

材料表について

- メーカーから提供された材料表を掲載しました。一部の材料は一般的な名称に変更したものもあります。
- 調味料は調理のさいに使用する量です。栄養データもこの量で計算してあります。
- お新香、みそ汁の具は定期的に変わることがあるため、詳細な材料、分量は省略しました。

❶ 特選大戸屋ランチ

かぼちゃコロッケ	50 g
つけ玉	10 g
生パン粉	15 g
サラダ油	5 g
鶏もも肉	75 g
でんぷん	12 g
サラダ油	4.5 g
大根	20 g
鶏卵	50 g
キャベツ	60 g
トマト	17 g
サニーレタス	10 g
ブロッコリー	22 g
和風ドレッシング	10 g
ごはん	180 g
みそ汁	
お新香	

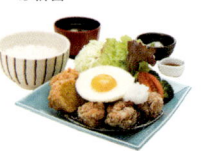

❷ チキンかあさん煮定食

鶏もも肉	100 g
つけ玉	10 g
生パン粉	25 g
サラダ油	10 g
かあさんタレ	240 g
たまねぎ	40 g
大根	80 g
さつまいも	20 g
人参煮	20 g
ほうれん草カット	30 g
なす	20 g
なめたけ	10 g
ごはん	180 g
みそ汁	
お新香	

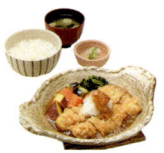

❸ 鶏と野菜の黒酢あん定食

鶏もも肉	100 g
でんぷん	16 g
サラダ油	6 g
じゃがいも	80 g
ピーマン	8 g
人参煮	30 g
れんこんスライス	34 g
なす	40 g
たまねぎ	30 g
サラダ油	11.1 g
黒酢ソース	60 g
キャベツ	60 g
きょうな	5 g
和風ドレッシング	10 g
ごはん	180 g
みそ汁	
お新香	

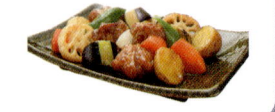

❹ 四元豚ロースの味噌かつ煮定食

豚ロース	130 g
つけ玉	10 g
生パン粉	32.5 g
サラダ油	13 g
味噌煮込みのたれ	80 g
キャベツ	120 g
鶏卵	50 g
きょうな	5 g
ごはん	180 g
みそ汁	
お新香	

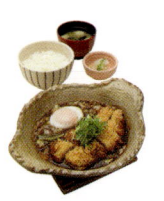

大戸屋

❺ 四元豚とたっぷり野菜の蒸し鍋定食

- はくさい ……………… 200 g
- たまねぎ ……………… 20 g
- じゃがいも …………… 40 g
- しめじ ………………… 15 g
- トマト ………………… 34 g
- 四元豚ばら肉 ………… 50 g
- 希釈済みうどんつゆ … 60 g
- きょうな ……………… 20 g
- 希釈済みめんつゆ …… 50 g
- 鰹節 …………………… 1 g
- ごはん ………………… 180 g
- みそ汁
- お新香

❻ 炭火焼きバジルチキンサラダ定食

- キャベツ ……………… 60 g
- サニーレタス ………… 30 g
- きょうな ……………… 15 g
- 鶏もも肉 ……………… 125 g
- バジルソース ………… 10 g
- トマト ………………… 15 g
- ブロッコリー ………… 33 g
- 赤たまねぎ …………… 30 g
- 野菜ドレッシング …… 40 g
- ごはん ………………… 180 g
- みそ汁
- お新香

❼ さばの炭火焼き定食

- さば …………………… 160 g
- 大根 …………………… 60 g
- 塩蔵わかめ …………… 20 g
- ひじき煮 ……………… 30 g
- ごはん ………………… 180 g
- みそ汁
- お新香

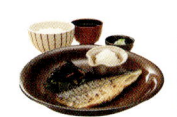

❽ しまほっけの炭火焼き定食

- 大戸屋しまほっけ …… 240 g
- 大根 …………………… 60 g
- 塩蔵わかめ …………… 20 g
- ひじき煮 ……………… 30 g
- ごはん ………………… 180 g
- みそ汁
- お新香

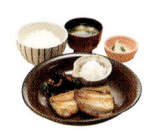

❾ 大戸屋風ばくだん丼

- ごはん ………………… 180 g
- まぐろスライス ……… 20 g
- 漬けたれ ……………… 10 g
- とろろ ………………… 60 g
- うどんつゆ原液 ……… 3.6 g
- オクラ ………………… 30 g
- 納豆 …………………… 25 g
- 鶏卵・卵黄 …………… 15 g
- 切り干し大根 ………… 8.3 g
- うどんつゆ原液 ……… 2.1 g
- 穀物酢 ………………… 0.8 g
- のり …………………… 1 g
- わさび ………………… 2 g
- みそ汁
- お新香

❿ 炭火焼き鶏の親子重

- 新親子肉 ……………… 125 g
- たまねぎ ……………… 40 g
- 希釈済み親子タレ …… 80 g
- 鶏卵 …………………… 100 g
- 糸みつば ……………… 2 g
- のり …………………… 1 g
- ごはん ………………… 180 g

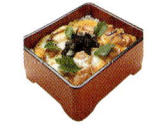

⓫ 帆立のせいろご飯と根菜のトロトロ煮

- ごはん ………………… 180 g
- あおさ ………………… 3 g
- ベビーホタテ ………… 77.84 g
- 白だし ………………… 60 g
- 希釈済みうどんつゆ … 240 g
- 大根煮 ………………… 40 g
- 人参煮 ………………… 20 g
- じゃがいも …………… 40 g
- しめじ ………………… 15 g
- でんぷん ……………… 8 g
- 油揚げ ………………… 10 g
- オクラ ………………… 30 g
- ミックスたまり漬け … 15 g
- お新香

⓬ あさりと雑穀のたまご雑炊

- もちもち五穀ご飯 …… 80 g
- 希釈済みうどんつゆ … 240 g
- 冷凍あさり …………… 49 g
- たまねぎ ……………… 60 g
- しめじ ………………… 15 g
- にんじん ……………… 5 g
- 鶏卵 …………………… 50 g
- 糸みつば ……………… 10 g
- 梅ペースト …………… 3 g
- ひじき煮 ……………… 30 g
- 塩蔵わかめ …………… 20 g
- のり …………………… 1 g
- お新香

牛たんねぎし

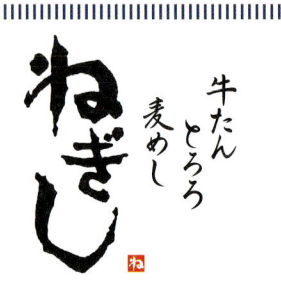

牛たん とろろ 麦めし

ねぎし

★各メニューの材料は44〜45ページ

栄養データについて

● 「辛子味噌たん焼きセット」はメーカーから提供された材料表をもとに栄養計算しました。
● 「辛子味噌たん焼きセット」以外のメニューについては、エネルギー、たんぱく質、脂質、食塩相当量はメーカーから提供されたデータです（2013年9月時点のもの）。脂質、カリウム、コレステロール、食物繊維、添加糖分はメーカーから提供された材料表をもとに算出した値です。
● 商品の内容変更に伴い、栄養データも変わることがあります。
● 四群別の点数は、メーカーから提供された材料表をもとに算出しました。

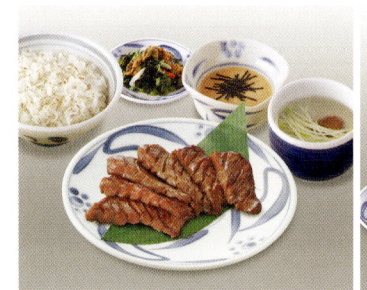

❶ たんとろセット — 704 kcal — 8.8点
- たんぱく質 27.3g
- カリウム 772mg
- 脂質 20.0g
- コレステロール 90mg
- 炭水化物 98.5g
- 食物繊維 3.5g
- 食塩相当量 4.8g
- 添加糖分 0.7g
- ♥ 0
- ♠ 3.1
- ♣ 0.8
- ♦ 4.9

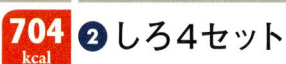

❷ しろ4セット — 780 kcal — 9.8点
- たんぱく質 28.5g
- カリウム 832mg
- 脂質 28.0g
- コレステロール 118mg
- 炭水化物 98.6g
- 食物繊維 5.4g
- 食塩相当量 5.3g
- 添加糖分 0.7g
- ♥ 0
- ♠ 4.1
- ♣ 0.8
- ♦ 4.9

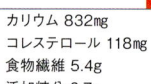

❸ ねぎしセット — 634 kcal — 7.9点
- たんぱく質 22.2g
- カリウム 721mg
- 脂質 14.8g
- コレステロール 63mg
- 炭水化物 98.5g
- 食物繊維 5.4g
- 食塩相当量 4.4g
- 添加糖分 1.4g
- ♥ 0
- ♠ 2.2
- ♣ 0.8
- ♦ 4.9

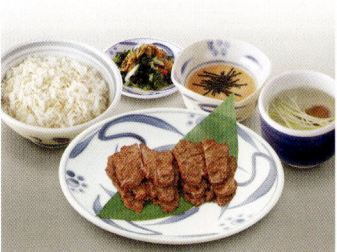

❹ がんこちゃんセット — 698 kcal — 8.7点
- たんぱく質 26.8g
- カリウム 772mg
- 脂質 19.5g
- コレステロール 87mg
- 炭水化物 98.6g
- 食物繊維 5.4g
- 食塩相当量 4.8g
- 添加糖分 1.4g
- ♥ 0
- ♠ 3.0
- ♣ 0.8
- ♦ 4.9

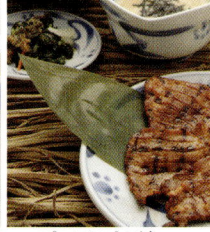

❺ 辛子味噌たん焼きセット — 665 kcal — 8.3点
- たんぱく質 21.0g
- カリウム 794mg
- 脂質 16.4g
- コレステロール 63mg
- 炭水化物 104.6g
- 食物繊維 5.4g
- 食塩相当量 5.5g
- 添加糖分 1.4g
- ♥ 0
- ♠ 2.2
- ♣ 0.8
- ♦ 5.3

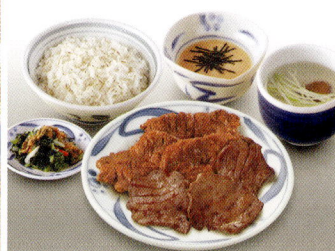

❻ うす切白たん&牛カルビラッキーハーフミックスセット — 830 kcal — 10.4点
- たんぱく質 26.8g
- カリウム 868mg
- 脂質 31.8g
- コレステロール 91mg
- 炭水化物 102.5g
- 食物繊維 5.4g
- 食塩相当量 6.0g
- 添加糖分 1.4g
- ♥ 0
- ♠ 4.5
- ♣ 0.8
- ♦ 5.1

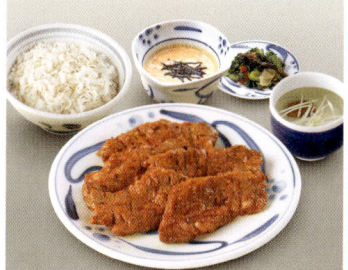

牛たんねぎし

❼ 牛カルビブラッキーセット　909 kcal　11.4点
- たんぱく質 24.9g
- カリウム 928mg
- 脂質 39.3g
- コレステロール 76mg
- 炭水化物 106.5g
- 食物繊維 5.4g
- 食塩相当量 6.8g
- 添加糖分 1.4g
- ♠ 0
- ♥ 5.2
- ♣ 0.8
- ♦ 5.4

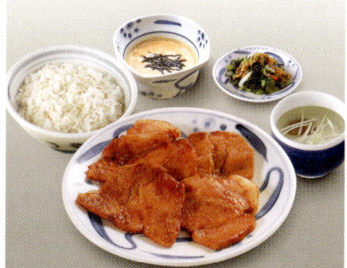

❽ 豚旨辛焼セット　792 kcal　9.9点
- たんぱく質 27.6g
- カリウム 1038mg
- 脂質 27.4g
- コレステロール 66mg
- 炭水化物 109.0g
- 食物繊維 5.4g
- 食塩相当量 5.5g
- 添加糖分 1.4g
- ♠ 0
- ♥ 3.6
- ♣ 0.8
- ♦ 5.5

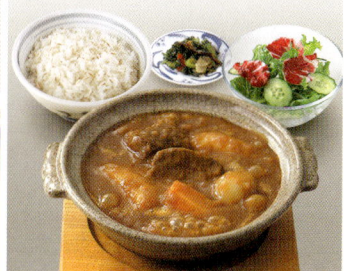

❾ 土鍋和風シチューセット　904 kcal　11.3点
- たんぱく質 24.6g
- カリウム 798mg
- 脂質 38.0g
- コレステロール 67mg
- 炭水化物 111.3g
- 食物繊維 6.9g
- 食塩相当量 5.2g
- 添加糖分 0.7g
- ♠ 0.3
- ♥ 4.0
- ♣ 0.6
- ♦ 6.4

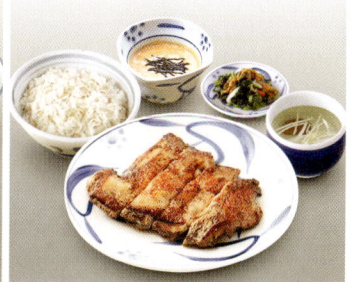

❿ 鶏ジューシー焼セット　854 kcal　10.7点
- たんぱく質 47.2g
- カリウム 1243mg
- 脂質 25.2g
- コレステロール 202mg
- 炭水化物 103.8g
- 食物繊維 5.4g
- 食塩相当量 5.7g
- 添加糖分 1.9g
- ♠ 0
- ♥ 4.6
- ♣ 0.9
- ♦ 5.2

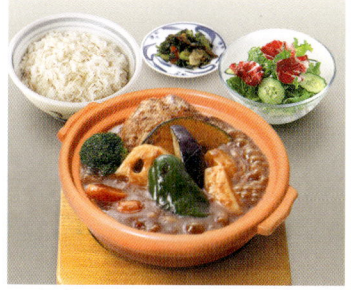

⓫ 野菜たっぷりブラウンシチュー土鍋ハンバーグセット　1124 kcal　14.1点
- たんぱく質 32.1g
- カリウム 1225mg
- 脂質 46.8g
- コレステロール 121mg
- 炭水化物 137.4g
- 食物繊維 11.3g
- 食塩相当量 6.7g
- 添加糖分 0.7g
- ♠ 0.3
- ♥ 3.0
- ♣ 1.6
- ♦ 9.2

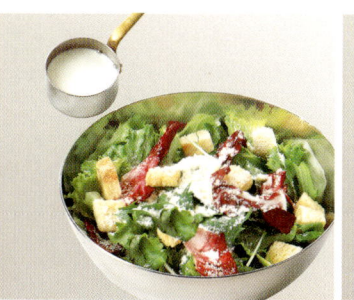

⓬ まぜまぜシーザーサラダ　265 kcal　3.3点
- たんぱく質 9.3g
- カリウム 183mg
- 脂質 19.9g
- コレステロール 45mg
- 炭水化物 12.1g
- 食物繊維 1.2g
- 食塩相当量 1.6g
- 添加糖分 0g
- ♠ 0.3
- ♥ +
- ♣ 0.1
- ♦ 2.9

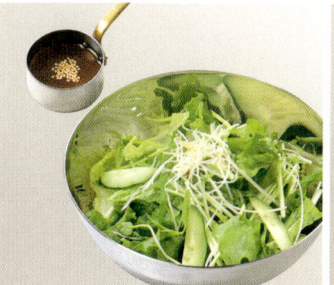

⓭ まぜまぜチョレギサラダ　308 kcal　3.9点
- たんぱく質 0.9g
- カリウム 161mg
- 脂質 32.1g
- コレステロール 0mg
- 炭水化物 2.9g
- 食物繊維 1.1g
- 食塩相当量 4.5g
- 添加糖分 0g
- ♠ 0
- ♥ 0
- ♣ 0.1
- ♦ 3.8

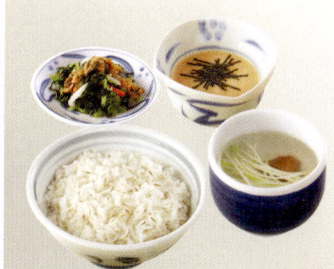

⓮ 麦とろセット　477 kcal　6.0点
- たんぱく質 10.9g
- カリウム 603mg
- 脂質 3.2g
- コレステロール 5mg
- 炭水化物 98.4g
- 食物繊維 5.4g
- 食塩相当量 3.4g
- 添加糖分 1.4g
- ♠ 0
- ♥ 0.3
- ♣ 0.8
- ♦ 4.9

牛たんねぎし

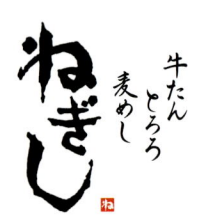

牛たん とろろ 麦めし
ねぎし

❶ たんとろセット
たんとろ（白たん厚切り）
仕込み調味料
麦めし
テールスープ
お新香
とろろ

❷ しろ4セット
たんとろ（白たん厚切り）
仕込み調味料
麦めし
テールスープ
お新香
とろろ

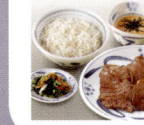

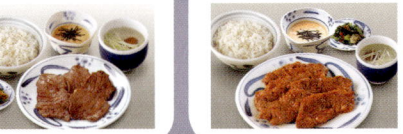

❸ ねぎしセット
塩味たん（白たん薄切り）
仕込み調味料
麦めし
とろろ
テールスープ
お新香

❼ 牛カルビブラッキーセット
牛カルビ（薄切り）
仕込み調味料
麦めし
とろろ
テールスープ
お新香

❹ がんこちゃんセット
がんこ（赤たん薄切り）
仕込み調味料
麦めし
とろろ
テールスープ
お新香

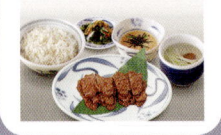

❺ 辛子味噌たん焼きセット
からし味噌たん（白たん薄切り）
漬け込み味噌
麦めし
とろろ
テールスープ
お新香

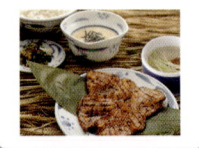

❻ うす切白たん＆牛カルビブラッキーハーフミックスセット
塩味たん（白たん薄切り）
牛カルビ
仕込み調味料
麦めし
とろろ
テールスープ
お新香

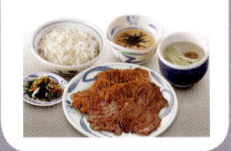

⓫ 野菜たっぷりブラウンシチュー土鍋ハンバーグセット
ハンバーグ
ブラウンソース
じゃが芋
玉葱
人参
かぼちゃ
れんこん
ブロッコリー
茄子
ピーマン
麦めし
サラダ
お新香

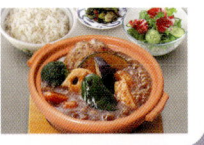

材料表について

●メーカーから提供された材料表を掲載しました。材料名は基本的にメーカーから提供されたものを生かしてあります。
●調味料など、細かな材料については省略しました。
●商品は手作りのため、若干の誤差を生じることがあります。商品の内容変更に伴い、材料も変わることがあります。

⑧ 豚旨辛焼セット

豚肩ロース
漬け込みたれ
麦めし
とろろ
テールスープ
お新香

⑨ 土鍋和風シチューセット

牛バラ肉
じゃが芋
玉葱
人参
ブラウンソース
麦めし
サラダ
お新香

⑩ 鶏ジューシー焼セット

鶏もも肉漬け込みたれ
麦めし
とろろ
テールスープ
お新香

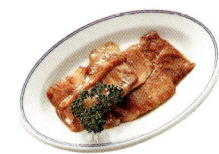

⑫ まぜまぜシーザーサラダ

サラダ野菜
クルトンノンフライタイプ
トレビス
パルメザンチーズ
シーザードレッシング

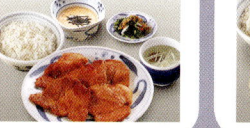

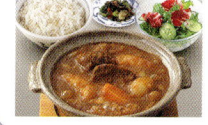

⑬ まぜまぜチョレギサラダ

サラダ野菜
チョレギドレッシング
きゅうり
長ネギ
白ゴマ

⑭ 麦とろセット

とろろ
麦めし
テールスープ
お新香

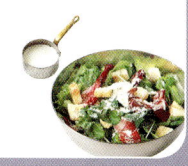

---

column

焼肉のデータ (一般的な値)

お店によって、メニューによって量も、味つけも異なります。
傾向を知るための目安に。

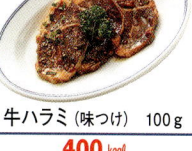

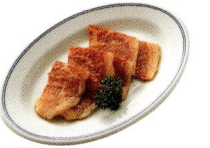

牛カルビ肉 (味つけ) 100 g
501 kcal 6.3点 塩分 1.4g

牛ハラミ (味つけ) 100 g
400 kcal 5.0点 塩分 1.4g

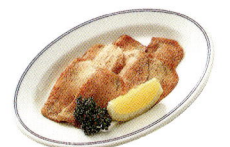

牛ロース肉 (塩) 100 g
318 kcal 4.0点 塩分 1.0g

タン塩 100 g
270 kcal 3.4点 塩分 1.0g

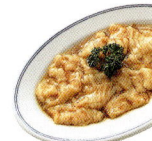

牛ミノ (味つけ) 100 g
229 kcal 2.9点 塩分 1.4g

焼肉のたれ 大さじ1
23 kcal 0.3点 塩分 1.7g

コチュジャン 小さじ1
18 kcal 0.2点 塩分 0.5g

『毎日の食事のカロリーガイド 改訂版』(女子栄養大学出版部) を参考

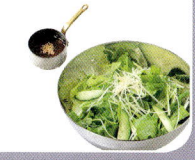

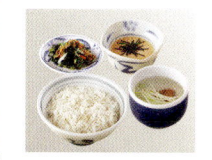

和食店のメニューを調べてみました

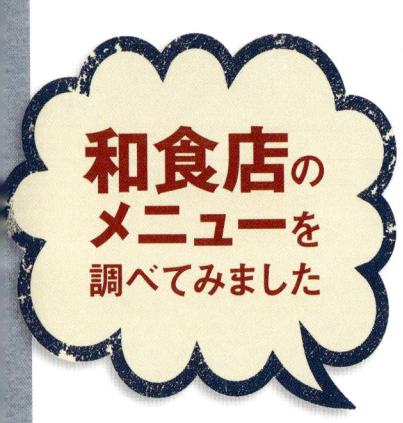

照り焼きやフライなどの和定食や丼もの、うどんなど、おなじみのメニューの栄養データや材料を調べてみました。店によってボリュームや味つけは違いますが、参考値として活用してください。

※材料表は詳細な分量や調味料、いため油、揚げ油などは省略しました。

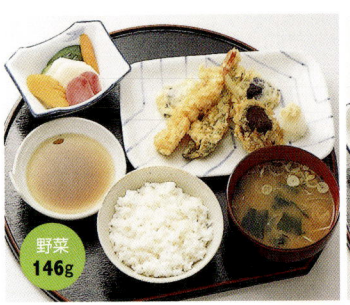

天ぷら定食　772 kcal　9.7点

たんぱく質 21.2g	カリウム 927mg
脂質 22.7g	コレステロール 72mg
炭水化物 114.3g	食物繊維 5.1g
食塩相当量 5.9g	添加糖分 4.0g

野菜 146g

♥ + / ♣ 0.5 / ♠ 0.5 / ♦ 8.7

材料（1人分）
- 天ぷら盛り合わせ
  - エビ、キスの天ぷら……各1尾
  - なす、しいたけ、れんこんの天ぷら各1個
- おろし大根……30g
- おろししょうが……3g
- 天つゆ（しょうゆ、みりん、だし）
- 漬物盛り合わせ（きゅうり、たくあん、かぶ、山ごぼう）……60g
- ごはん……200g
- わかめとねぎのみそ汁（ねぎ5g、わかめ5gなど）

アドバイス
低脂肪の魚介類と野菜などの具材は低エネルギーですが、衣と揚げ油で高エネルギーに。なすのように具材自体が油をたっぷり吸うものはエネルギー高めなので、衣を残して食べるのがおすすめです。天つゆはさっとつける程度にし、塩分を調整しましょう。

ブリの照り焼き定食　677 kcal　8.5点

たんぱく質 30.6g	カリウム 958mg
脂質 19.2g	コレステロール 72mg
炭水化物 88.5g	食物繊維 3.5g
食塩相当量 5.7g	添加糖分 3.0g

野菜 100g

♥ 0 / ♣ 3.3 / ♠ 0.3 / ♦ 4.9

材料（1人分）
- ブリの照り焼き……1切れ
  - （ブリ100g、しょうゆ、みりん）
- おろし大根……30g
- しょうがの酢漬け……1本
- 漬物盛り合わせ（きゅうり、たくあん、かぶ、山ごぼう）……60g
- ごはん……200g
- わかめとねぎのみそ汁（ねぎ5g、わかめ5gなど）

アドバイス
ブリはEPAやDHAなどの不飽和脂肪酸が豊富なので積極的にとりたい素材。写真の定食にはありませんが、酸化を防ぐ緑黄色野菜のおかずがついている定食がおすすめです。照り焼きは表面に味をつけるので、煮魚よりも塩分が低め。ただし、漬物やみそ汁がつくと定食としては高塩分になります。

鶏肉の照り焼き定食　805 kcal　10.1点

たんぱく質 35.0g	カリウム 1137mg
脂質 27.9g	コレステロール 111mg
炭水化物 96.6g	食物繊維 4.3g
食塩相当量 6.1g	添加糖分 3.8g

野菜 160g

♥ 0 / ♣ 3.0 / ♠ 0.7 / ♦ 6.4

材料（1人分）
- 鶏肉の照り焼き……½枚分
  - （鶏もも肉125g、しょうゆ、みりん）
- つけ合わせ
  - キャベツ、パセリ……40g
  - ポテトサラダ……50g
- 漬物盛り合わせ（きゅうり、たくあん、かぶ、山ごぼう）……60g
- ごはん……200g
- わかめとねぎのみそ汁（ねぎ5g、わかめ5gなど）

アドバイス
鶏肉の皮はコラーゲンが豊富ですが、肉の4倍のエネルギーなので、皮を残せばその分ごはんをたっぷり食べられます。また、写真の鶏もも肉が、鶏胸肉に代わると10〜15kcal低くなります。せん切りキャベツはたっぷりに見えますが40gとそれほど多くありません。

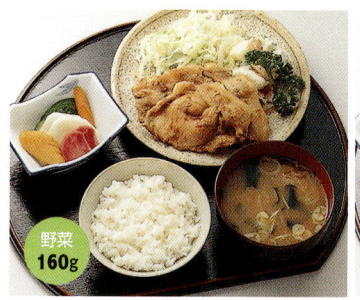

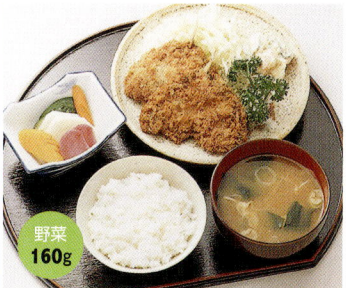

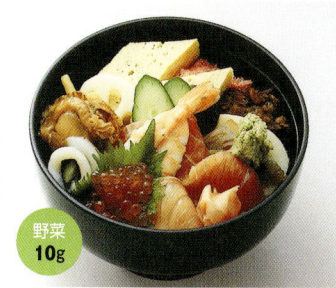

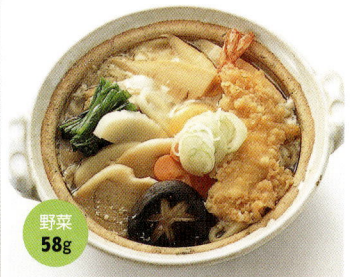

しょうが焼き定食　823 kcal

野菜 160g

たんぱく質 29.8g	カリウム 1071mg	10.3点
脂質 32.6g	コレステロール 73mg	♠ 0
炭水化物 95.7g	食物繊維 4.3g	♥ 3.3
食塩相当量 5.8g	添加糖分 3.0g	♣ 0.7
		♦ 6.3

材料（1人分）
- しょうが焼き……………3～4枚
  （豚肉100g、おろししょうが、しょうゆなど）
- つけ合わせ
  - キャベツ、パセリ）……………40g
  - ポテトサラダ……………50g
- 漬物盛り合わせ（きゅうり、たくあん、かぶ、山ごぼう）……………60g
- ごはん……………200g
- わかめとねぎのみそ汁
  （ねぎ5g、わかめ5gなど）

アドバイス
豚肉は赤身の部分にビタミンB₁が豊富で、疲労回復に役立ちます。豚ロース肉は脂肪が多いので、脂身を残してエネルギーを調整しましょう。つけ合わせのキャベツにはドレッシングをかけずに、ポテトサラダをソース代わりにしていっしょに食べるのがおすすめです。

アジフライ定食　895 kcal

野菜 160g

たんぱく質 34.5g	カリウム 1135mg	11.2点
脂質 32.8g	コレステロール 119mg	♠ 0.1
炭水化物 110.2g	食物繊維 5.2g	♥ 1.6
食塩相当量 5.4g	添加糖分 0g	♣ 0.7
		♦ 8.8

材料（1人分）
- アジフライ……………2尾分（約150g）
  （アジ100g、フライ衣など）
- つけ合わせ
  - キャベツ、パセリ）……………40g
  - ポテトサラダ……………50g
- 漬物盛り合わせ（きゅうり、たくあん、かぶ、山ごぼう）……………60g
- ごはん……………200g
- わかめとねぎのみそ汁
  （ねぎ5g、わかめ5gなど）

アドバイス
アジフライは表面積が大きいので重さのわりに衣が多く、高エネルギーに。2枚を1枚に減らしたり、ポテトサラダを残す、ごはんの量などでエネルギー調整を。ソースやしょうゆをかけずにレモンやとさからしで食べれば、塩分は増えません。

江戸前ちらし　667 kcal

野菜 10g

たんぱく質 25.8g	カリウム 386mg	8.3点
脂質 8.3g	コレステロール 156mg	♠ 0.3
炭水化物 116.4g	食物繊維 1.7g	♥ 1.6
食塩相当量 3.6g	添加糖分 6.5g	♣ 0.1
		♦ 6.3

材料（1人分）
- すし飯……………280g
- マグロとろ……9g　マグロ赤身……9g
- ハマチ……9g　イクラ……5g
- アジ……8g　イカ……5g
- エビ・ゆで……………7g
- ホタテ貝煮付け……………7g
- アサリ・味つけ……………1g
- 厚焼き卵…20g　蒸しかまぼこ…15g
- でんぶ　しいたけ　きゅうり
- わさび　しょうがの甘酢漬け

アドバイス
具は低脂肪の魚介類が主体なので、見た目よりも第2群のエネルギー量点数が低めです。すし飯に塩分があるのと、イクラなどの塩蔵品や魚自体にナトリウム由来の塩分があるため、丼全体では塩分は高め。つけじょうゆは、小さじ½（塩分0.4g）までにしましょう。

なべ焼きうどん　497 kcal

野菜 58g

たんぱく質 23.6g	カリウム 721mg	6.2点
脂質 7.8g	コレステロール 76mg	♠ +
炭水化物 75.5g	食物繊維 3.9g	♥ 1.1
食塩相当量 5.8g	添加糖分 10.0g	♣ 0.2
		♦ 4.9

材料（1人分）
- うどん・ゆで……………225g
- エビ天ぷら……………1尾（エビ25g）
- 鶏もも肉……………25g
- かまぼこ……………1枚
- 生しいたけ……………1枚
- たけのこ・ゆで……………29g
- ほうれん草……………15g
- にんじん……………8g
- ねぎ……5g　焼き麸……5g
- うどんだし……………300g

アドバイス
たんぱく質源と野菜が入っていて、めん料理のなかでも栄養バランスのよい一品です。煮込んでいるうちにうどんが汁を吸い込むため、汁を残しにくいのが難点です。減塩するには、天ぷらの衣や麸など、汁を吸いやすいものを残すのもおすすめです。

南国酒家

NANGOKUSYUKA

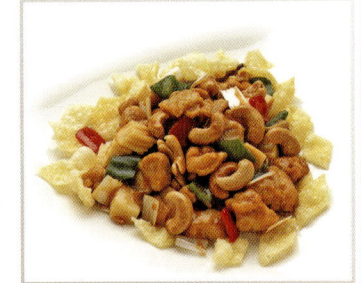

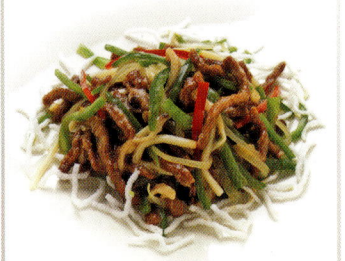

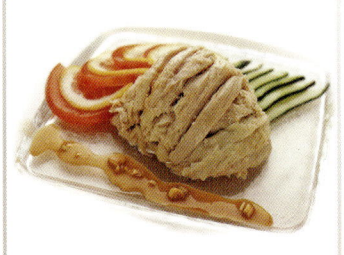

★各メニューの材料は50～51ページ

栄養データについて

● エネルギーをはじめとした栄養データおよび四群別の点数は、メーカーから提供された材料表から算出しました。

● メニュー写真は1人分のものと2人分のものがありますが、栄養データは1人分の値です。

● 1品ごと手作りのため、材料の分量には多少誤差があり、エネルギー等のデータにも誤差があります。

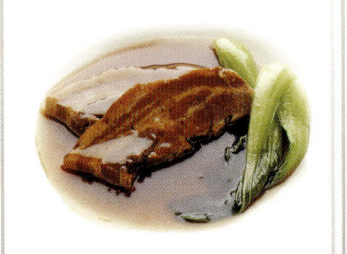

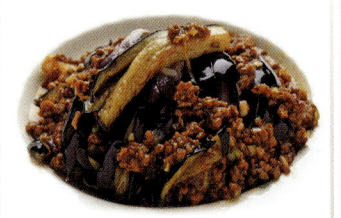

① 鶏肉とカシューナッツの炒め (腰果炒鶏丁) — 383 kcal / 4.8点
- たんぱく質 15.5g
- 脂質 28.3g
- 炭水化物 16.4g
- 食塩相当量 1.4g
- カリウム 507mg
- コレステロール 51mg
- 食物繊維 3.4g
- 添加糖分 1.0g
- ♥ 0 / ♣ 1.3 / ♦ 0.2 / ◆ 3.3

写真は2人分、データは1人分

② 特選和牛とピーマンの細切り炒め (青椒炒牛絲) — 345 kcal / 4.3点
- たんぱく質 10.9g
- 脂質 28.5g
- 炭水化物 8.1g
- 食塩相当量 1.7g
- カリウム 316mg
- コレステロール 49mg
- 食物繊維 1.5g
- 添加糖分 0.8g
- ♥ 0 / ♣ 1.3 / ♦ 0.2 / ◆ 2.8

写真は2人分、データは1人分

③ 細切り鶏肉ゴマ辛子ソース (香麻棒棒鶏) — 226 kcal / 2.8点
- たんぱく質 14.4g
- 脂質 13.3g
- 炭水化物 11.9g
- 食塩相当量 1.8g
- カリウム 321mg
- コレステロール 47mg
- 食物繊維 2.0g
- 添加糖分 6.4g
- ♥ 0 / ♣ 1.4 / ♦ 0.1 / ◆ 1.3

写真は2人分、データは1人分

④ ハーブ豚の広東風煮込み (南乳香扣肉) — 444 kcal / 5.6点
- たんぱく質 14.1g
- 脂質 38.2g
- 炭水化物 6.9g
- 食塩相当量 1.5g
- カリウム 544mg
- コレステロール 64mg
- 食物繊維 0.9g
- 添加糖分 2.2g
- ♥ 0 / ♣ 4.0 / ♦ 0.1 / ◆ 1.5

写真は2人分、データは1人分

⑤ 茄子と挽肉の辛子炒め (魚香扒茄子) — 244 kcal / 3.1点
- たんぱく質 5.0g
- 脂質 18.5g
- 炭水化物 12.3g
- 食塩相当量 1.7g
- カリウム 334mg
- コレステロール 19mg
- 食物繊維 2.6g
- 添加糖分 1.4g
- ♥ 0 / ♣ 0.4 / ♦ 0.4 / ◆ 2.3

写真は2人分、データは1人分

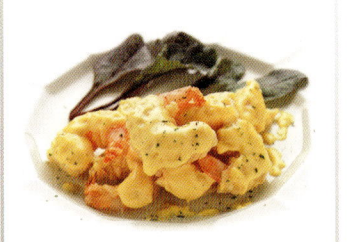

⑥ 天然えびのマンゴーマヨネーズソース (奶醬汁明蝦) — 425 kcal / 5.3点
- たんぱく質 11.3g
- 脂質 36.8g
- 炭水化物 11.4g
- 食塩相当量 1.3g
- カリウム 199mg
- コレステロール 146mg
- 食物繊維 0.2g
- 添加糖分 4.0g
- ♥ 0.4 / ♣ 0.5 / ♦ 0.1 / ◆ 4.3

写真は2人分、データは1人分

南国酒家

⑦ 天然えびのチリソース煮 (辣爆鮮蝦仁) — 251 kcal / 3.1点

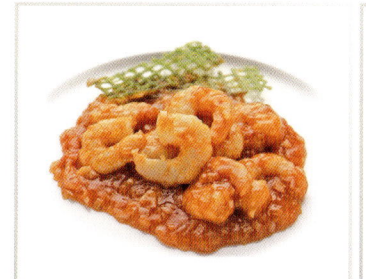

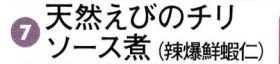

たんぱく質 10.4g	カリウム 314mg
脂質 15.8g	コレステロール 87mg
炭水化物 13.4g	食物繊維 1.1g
食塩相当量 2.6g	添加糖分 2.5g

♥ 0 / ♦ 0.5 / ♣ 0.1 / ◆ 2.5

写真は2人分、データは1人分

⑧ 気仙沼産ふかひれ姿有機醤油煮込み (紅焼大八翅) — 419 kcal / 5.2点

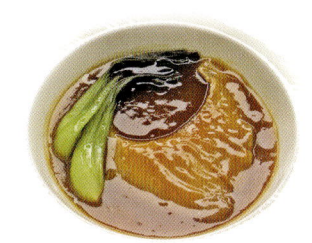

たんぱく質 18.7g	カリウム 510mg
脂質 27.8g	コレステロール 62mg
炭水化物 14.9g	食物繊維 0.2g
食塩相当量 6.1g	添加糖分 1.5g

♥ 0 / ♦ 0.6 / + / ♣ 4.6

写真、データともに1人分

⑨ ハーブ豚の広東風酢豚 (香古老汁肉) — 366 kcal / 4.6点

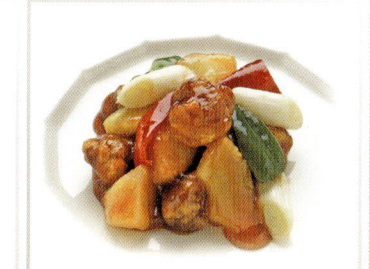

たんぱく質 16.6g	カリウム 439mg
脂質 21.9g	コレステロール 63mg
炭水化物 23.6g	食物繊維 1.3g
食塩相当量 1.7g	添加糖分 10.0g

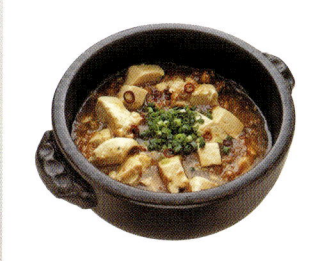

♥ 0 / ♦ 2.8 / ♣ 0.4 / ◆ 1.4

写真は2人分、データは1人分

⑩ マーボー豆腐土鍋仕立て (麻婆滑豆腐) — 283 kcal / 3.5点

たんぱく質 13.0g	カリウム 489mg
脂質 17.0g	コレステロール 23mg
炭水化物 16.3g	食物繊維 0.8g
食塩相当量 4.0g	添加糖分 3.0g

♥ 0 / ♦ 1.3 / ♣ 0.1 / ◆ 2.1

写真は2人分、データは1人分

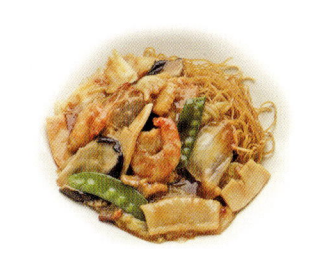

⑪ 海鮮三種 (えび、イカ、帆立) のあっさり炒め (翡翠炒三鮮) — 218 kcal / 2.7点

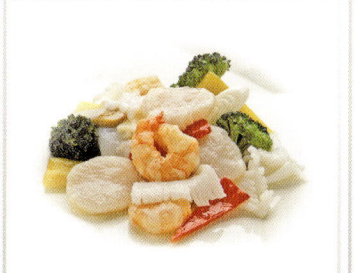

たんぱく質 14.9g	カリウム 419mg
脂質 12.5g	コレステロール 108mg
炭水化物 10.3g	食物繊維 1.6g
食塩相当量 1.8g	添加糖分 1.0g

♥ 0 / ♦ 0.8 / ♣ 0.2 / ◆ 1.7

写真は2人分、データは1人分

⑫ 具だくさん五目あんかけやきそば (鮮八珍炒麺) — 821 kcal / 10.3点

たんぱく質 41.6g	カリウム 1256mg
脂質 32.6g	コレステロール 187mg
炭水化物 83.4g	食物繊維 7.2g
食塩相当量 6.3g	添加糖分 3.0g

♥ 0 / ♦ 2.4 / ♣ 0.5 / ◆ 7.4

写真、データともに1人分

⑬ タンタン麺 (辣担担湯麺) — 715 kcal / 8.9点

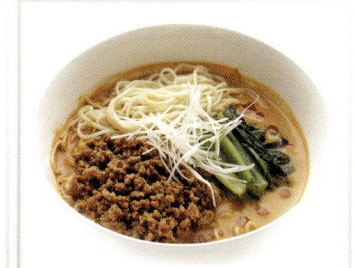

たんぱく質 27.3g	カリウム 1294mg
脂質 30.0g	コレステロール 43mg
炭水化物 79.9g	食物繊維 5.7g
食塩相当量 3.6g	添加糖分 0g

♥ 0 / ♦ 1.1 / ♣ 0.2 / ◆ 7.6

写真、データともに1人分

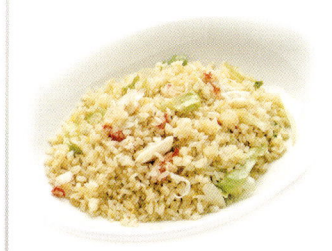

⑭ たらば蟹とレタスのチャーハン (蟹肉生菜飯) — 429 kcal / 5.4点

たんぱく質 13.9g	カリウム 267mg
脂質 16.8g	コレステロール 196mg
炭水化物 50.7g	食物繊維 0.9g
食塩相当量 2.0g	添加糖分 0g

♥ 0.8 / ♦ 0.3 / ♣ 0.1 / ◆ 4.2

写真、データともに1人分

南国酒家

南国酒家
NANGOKUSYUKA

材料表について
- メーカーから提供された材料表を掲載しました。
- 分量は2人分のものと1人分のものがあります。
- 時季によって材料が変わることがあります。
- 1品ごと手作りのため、材料の分量には多少誤差があります。

---

① 鶏肉とカシューナッツの炒め (腰果炒鶏丁)

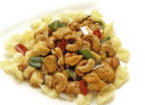

○2人分
- 鶏肉 …… 100 g
- 竹の子 …… 60 g
- ピーマン …… 20 g
- 赤ピーマン …… 5 g
- 椎茸 …… 15 g
- ねぎ …… 8 g
- カシューナッツ …… 50 g
- 揚げワンタン …… 2枚
- 酒 …… 大さじ1
- スープ …… 大さじ1
- 炒めタレ …… 大さじ1強
- 水溶き片栗粉 …… 大さじ1強
- ごま油 …… 小さじ1
- 鶏油 …… 小さじ1
- 揚げ油 …… 適量

② 特選和牛とピーマンの細切り炒め (青椒炒牛絲)

○2人分
- 牛肉細切り …… 100 g
- 玉ねぎ …… 20 g
- 椎茸 …… 7 g
- ピーマン …… 60 g
- 赤ピーマン …… 5 g
- 竹の子 …… 20 g
- 揚げ春雨 …… 適量
- 酒 …… 大さじ½
- 塩 …… 小さじ⅓
- 溜まり醤油 …… 小さじ½
- うま味調味料 …… 小さじ1
- 砂糖 …… 小さじ½
- ラード …… 大さじ1
- ごま油 …… 小さじ1
- 鶏油 …… 小さじ1
- 揚げ油 …… 適量

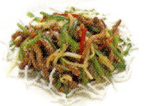

③ 細切り鶏肉ゴマ辛子ソース (香麻棒棒鶏)

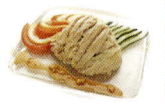

○2人分
- 蒸し鶏 …… 110 g
- きゅうり …… 20 g
- クラゲ …… 25 g
- トマト …… 30 g
- ねぎ・しょうが …… 各10 g
- ごまダレ …… 60 ml

④ ハーブ豚の広東風煮込み (南乳香扣肉)

○2人分
- ハーブ豚 …… 160 g
- ほうれん草※ …… 60 g
- 南乳入りスープ …… 150 ml
- スープ …… 100 ml
- 水溶き片栗粉 …… 大さじ1
- ラード …… 大さじ1
- ごま油 …… 小さじ1
- 鶏油 …… 小さじ1

※ほうれん草は時季により青梗菜に変更

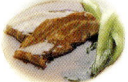

⑤ 茄子と挽肉の辛子炒め (魚香扒茄子)

○2人分
- 豚挽き肉 …… 30 g
- なす …… 200 g
- 長ねぎ …… 10 g
- とうがらし …… 輪切り8片
- 酒 …… 大さじ1
- ごま油 …… 大さじ½
- にんにく …… 1かけ
- ラード …… 大さじ1
- 炒めタレ …… 大さじ1½
- 水溶き片栗粉 …… 大さじ1½
- 揚げ油 …… 適量

⑥ 天然えびのマンゴーマヨネーズソース (奶醤汁明蝦)

○2人分
- エビ …… 100 g
- ベビーリーフ …… 8 g
- 片栗粉 …… 大さじ1
- マンゴーソース …… 130 g
- 揚げ油 …… 適量
- ドライパセリ …… 適量

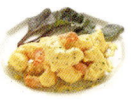

❼ 天然えびのチリソース煮 (辣爆鮮蝦仁)

○2人分
- エビ …… 100 g
- 長ねぎ …… 60 g
- ケチャップ …… 25 g
- にんにく・しょうが混合 …… 小さじ1
- 豆板醤 …… 小さじ1弱
- 酒 …… 大さじ1
- うま味調味料 …… 小さじ1
- 砂糖 …… 小さじ1½強
- 塩 …… 小さじ⅓
- ラード …… 大さじ1½
- スープ …… 150 ml
- 水溶き片栗粉 …… 大さじ2
- ごま油 …… 小さじ1
- 鶏油 …… 小さじ1
- 揚げ油 …… 適量
- ライスペーパー※ …… 10 g（揚げたもの）

※ 49ページの栄養データにライスペーパーは含まない

❽ 気仙沼産ふかひれ姿有機醤油煮込み (紅焼大扒翅)

○1人分
- フカひれ（姿）…… 60 g
- 青梗菜 …… 15 g
- 酒 …… 大さじ2
- 醤油 …… 30 ml
- うま味調味料 …… 小さじ1強
- ごま油 …… 小さじ1弱
- 水溶き片栗粉 …… 大さじ2
- ラード …… 大さじ1
- スープ …… 350 ml
- カキ油 …… 小さじ1
- 砂糖 …… 小さじ½
- 鶏油 …… 大さじ1

❾ ハーブ豚の広東風酢豚 (香古老汁肉)

○2人分
- ハーブ豚 …… 180 g
- 片栗粉（油通し用）…… 大さじ1
- りんご …… 40 g
- パイナップル …… 35 g
- パプリカ（赤・緑）…… 各10 g
- 長ねぎ …… 40 g
- 甘酢タレ …… 250 ml
- 水溶き片栗粉 …… 大さじ1
- 揚げ油 …… 適量

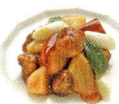

❿ マーボー豆腐土鍋仕立て (麻婆滑豆腐)

○2人分
- 絹ごし豆腐 …… 220 g
- 豚挽き肉 …… 40 g
- ラード …… 大さじ1
- 万能ねぎ …… 20 g
- 豆板醤 …… 小さじ1
- カキ油 …… 小さじ1
- スープ …… 280 ml
- 砂糖 …… 小さじ2
- 水溶き片栗粉 …… 大さじ2
- にんにく・しょうが混合 …… 小さじ1強
- 甜麺醤 …… 大さじ1
- 醤油 …… 30 ml
- うま味調味料 …… 小さじ1
- 酒 …… 大さじ1
- ごま油 …… 小さじ1
- 鶏油 …… 小さじ1

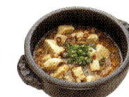

⓫ 海鮮三種 (えび、イカ、帆立) のあっさり炒め (翡翠炒三鮮)

○2人分
- イカ …… 40 g
- エビ …… 40 g
- 帆立貝 …… 70 g
- マッシュルーム …… 20 g
- ブロッコリー …… 30 g
- 長ねぎ …… 50 g
- パプリカ（赤・黄）…… 各10 g
- ラード …… 大さじ1
- 水溶き片栗粉 …… 大さじ2
- 塩ダレ …… 30 ml
- 鶏油 …… 大さじ1
- 揚げ油 …… 適量

⓬ 具だくさん五目あんかけやきそば (鮮八珍炒麺)

○1人分
- 豚肉 …… 30 g
- 帆立貝 …… 40 g
- 焼き豚 …… 25 g
- 竹の子 …… 40 g
- 長ねぎ …… 15 g
- エビ …… 30 g
- イカ …… 30 g
- 椎茸 …… 25 g
- 白菜 …… 120 g
- 絹さや …… 10 g
- 焼きめん …… 150 g
- 酒 …… 大さじ1
- うま味調味料 …… 小さじ1
- 胡椒 …… 少々
- 溜まり醤油 …… 小さじ1
- ごま油・鶏油 …… 各小さじ1
- ラード …… 大さじ1
- 塩 …… 小さじ½
- 砂糖 …… 小さじ1
- 白絞油 …… 小さじ1
- 水溶き片栗粉 …… 大さじ2

⓭ タンタン麺 (辣担担湯麺)

○1人分
- 玉めん …… 120 g
- 豚挽き肉 …… 40 g
- 小松菜 …… 40 g
- ねぎ …… 20 g
- スープ …… 470 ml
- そばタレ …… 15 ml
- ラード …… 大さじ1
- 甜麺醤 …… 大さじ1
- にんにく・しょうが混合 …… 小さじ⅓
- 辣油・酢 …… 各小さじ⅓
- 練りごまタレ …… 80 ml

⓮ たらば蟹とレタスのチャーハン (蟹肉生菜飯)

○2人分
- 蟹肉 …… 60 g
- 溶き卵 …… 80 ml
- レタス …… 100 g
- ごはん …… 260 g
- うま味調味料 …… 小さじ1
- ラード …… 大さじ2
- 醤油 …… 小さじ⅓
- 塩 …… 小さじ⅓
- 酒 …… 小さじ1
- 胡椒 …… 少々

南国酒家

リンガーハット

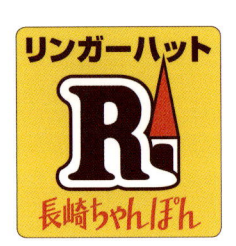

リンガーハット 長崎ちゃんぽん

★各メニューの材料は54〜55ページ

栄養データについて

● 栄養データはメーカーから提供されたデータです（2013年10月1日時点のもの）。
● 商品は手作りのため、若干の誤差を生じることがあります。商品の内容変更に伴い、栄養データも変わることがあります。
● 四群別の点数は、メーカーから提供された材料表をもとに算出しました。
● 野菜やめんの重量については、メーカーのホームページを参照しました。皿うどんの揚げめんや太めん皿うどんのめんは商品を購入し、計量した値です。
● 野菜の種類は季節によって変動します。

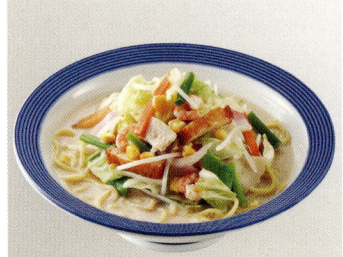

❶ 長崎ちゃんぽん 632 kcal 7.9点

たんぱく質 24.4g	カリウム —	♠ 0
脂質 19.3g	コレステロール —	♥ 1.3
炭水化物 87.3g	食物繊維 —	♣ 0.8
食塩相当量 7.3g	添加糖分 —	♦ 5.8

野菜255g、めん200g

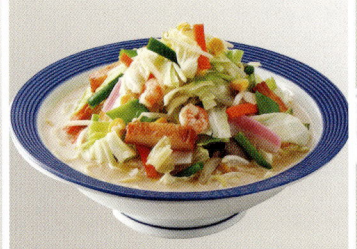

❷ 野菜たっぷりちゃんぽん 732 kcal 9.2点

たんぱく質 28.2g	カリウム —	♠ 0
脂質 24.5g	コレステロール —	♥ 1.3
炭水化物 99.0g	食物繊維 —	♣ 1.5
食塩相当量 9.2g	添加糖分 —	♦ 6.4

野菜480g、めん200g

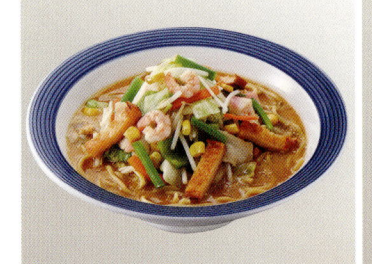

❸ かきちゃんぽん 529 kcal 6.6点

たんぱく質 27.6g	カリウム —	♠ 0
脂質 15.3g	コレステロール —	♥ 1.6
炭水化物 68.8g	食物繊維 —	♣ 0.8
食塩相当量 8.5g	添加糖分 —	♦ 4.2

❹ みそちゃんぽん 665 kcal 8.3点

たんぱく質 28.2g	カリウム —	♠ 0
脂質 20.5g	コレステロール —	♥ 1.3
炭水化物 89.0g	食物繊維 —	♣ 0.8
食塩相当量 8.7g	添加糖分 —	♦ 6.2

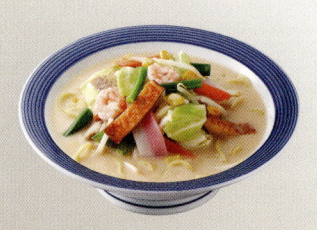

❺ スモールちゃんぽん 328 kcal 4.1点

たんぱく質 13.2g	カリウム —	♠ 0
脂質 9.8g	コレステロール —	♥ 0.6
炭水化物 45.4g	食物繊維 —	♣ 0.4
食塩相当量 5.6g	添加糖分 —	♦ 3.1

野菜127g、めん100g

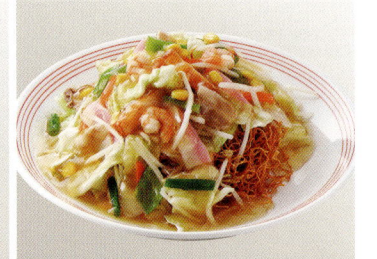

❻ 長崎皿うどん 729 kcal 9.1点

たんぱく質 18.4g	カリウム —	♠ 0
脂質 33.7g	コレステロール —	♥ 1.3
炭水化物 88.9g	食物繊維 —	♣ 0.8
食塩相当量 6.7g	添加糖分 —	♦ 7.0

揚げめん70g

リンガーハット

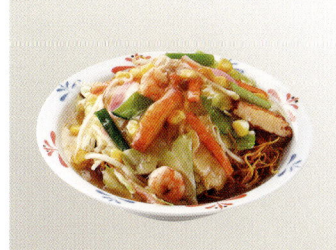

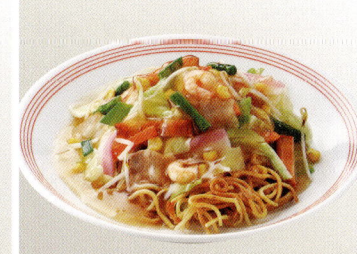

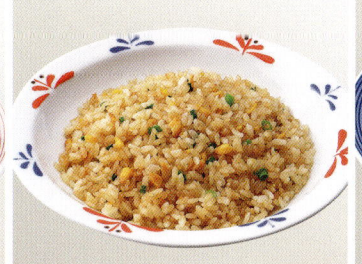

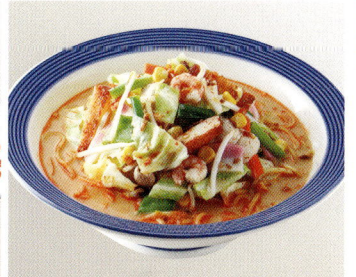

❼ スモール皿うどん　369 kcal　4.6点
- たんぱく質 9.7g
- 脂質 16.8g
- 炭水化物 45.4g
- 食塩相当量 3.6g
- カリウム ―
- コレステロール ―
- 食物繊維 ―
- 添加糖分 ―
- ♠ 0
- ♥ 0.6
- ♣ 0.4
- ♦ 3.6

揚げめん40g

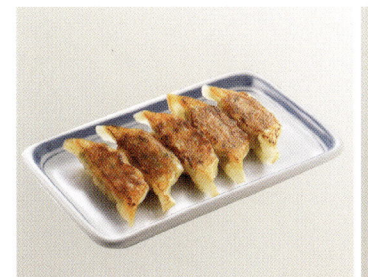

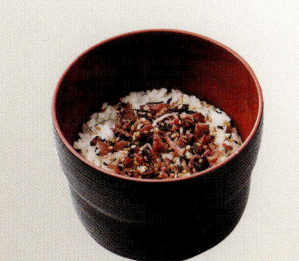

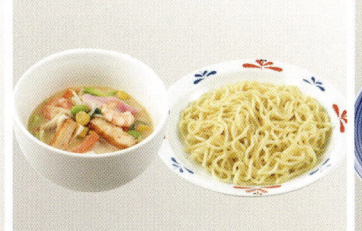

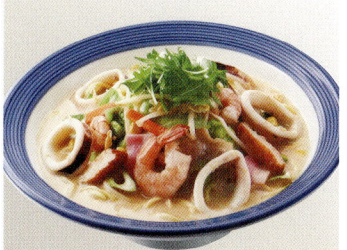

❽ 太めん皿うどん　767 kcal　9.6点
- たんぱく質 22.7g
- 脂質 24.2g
- 炭水化物 111.6g
- 食塩相当量 8.1g
- カリウム ―
- コレステロール ―
- 食物繊維 ―
- 添加糖分 ―
- ♠ 0
- ♥ 1.3
- ♣ 0.8
- ♦ 7.5

めん200g

❾ チャーハン　522 kcal　6.5点
- たんぱく質 9.5g
- 脂質 16.7g
- 炭水化物 83.5g
- 食塩相当量 2.4g
- カリウム ―
- コレステロール ―
- 食物繊維 ―
- 添加糖分 ―
- ♠ 0.2
- ♥ 0.2
- ♣ +
- ♦ 6.1

ごはん240g

❿ ピリカラちゃんぽん　677 kcal　8.5点
- たんぱく質 25.5g
- 脂質 22.7g
- 炭水化物 88.8g
- 食塩相当量 7.5g
- カリウム ―
- コレステロール ―
- 食物繊維 ―
- 添加糖分 ―
- ♠ 0
- ♥ 1.3
- ♣ 0.8
- ♦ 6.4

⓫ ぎょうざ5個　199 kcal　2.5点
- たんぱく質 4.7g
- 脂質 14.1g
- 炭水化物 13.1g
- 食塩相当量 0.7g
- カリウム ―
- コレステロール ―
- 食物繊維 ―
- 添加糖分 ―
- ♠ 0
- ♥ 0.3
- ♣ 0.2
- ♦ 2.0

⓬ 梅しらすごはん　235 kcal　2.9点
- たんぱく質 4.3g
- 脂質 1.3g
- 炭水化物 49.1g
- 食塩相当量 0.7g
- カリウム ―
- コレステロール ―
- 食物繊維 ―
- 添加糖分 ―
- ♠ 0
- ♥ 0.1
- ♣ +
- ♦ 2.8

⓭ つけちゃん（とんこつみそ味）　502 kcal　6.3点
- たんぱく質 20.2g
- 脂質 11.1g
- 炭水化物 77.0g
- 食塩相当量 5.0g
- カリウム ―
- コレステロール ―
- 食物繊維 ―
- 添加糖分 ―
- ♠ 0
- ♥ 1.3
- ♣ 0.8
- ♦ 4.2

⓮ 海鮮とくちゃんぽん　497 kcal　6.2点
- たんぱく質 28.2g
- 脂質 13.4g
- 炭水化物 64.0g
- 食塩相当量 7.1g
- カリウム ―
- コレステロール ―
- 食物繊維 ―
- 添加糖分 ―
- ♠ 0
- ♥ 1.2
- ♣ 0.8
- ♦ 4.2

リンガーハット

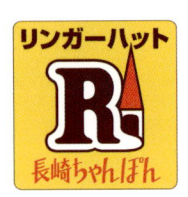

材料表について
- メーカーから提供された材料表を掲載しました。材料はめん以外の材料を記載してあります（調味料等は除く）。
- 商品は手作りのため、若干の誤差を生じることがあります。商品の内容変更に伴い、材料も変わることがあります。
- 野菜の種類は季節によって変動します。
- 材料名は基本的にメーカー提供のものを生かしてあります。

❶ 長崎ちゃんぽん
キャベツ
にんじん
玉ねぎ
青ネギ
もやし
枝豆
コーン
紅白ハンペン
揚げカマボコ
エビ
豚肉
スープ

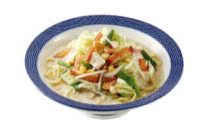

❷ 野菜たっぷりちゃんぽん
キャベツ
にんじん
玉ねぎ
青ネギ
もやし
枝豆
コーン
紅白ハンペン
揚げカマボコ
エビ
豚肉
スープ

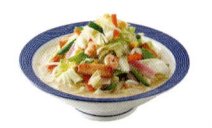

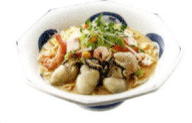

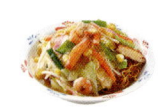

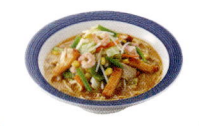

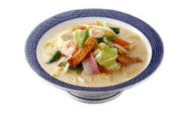

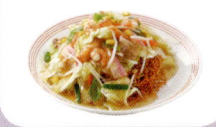

❸ かきちゃんぽん
キャベツ
にんじん
玉ねぎ
青ネギ
もやし
枝豆
コーン
紅白ハンペン
揚げカマボコ
エビ
豚肉
牡蠣
みそ(米みそ、米麹みそ、赤みそ、八丁みそ)

❼ スモール皿うどん
キャベツ
にんじん
玉ねぎ
青ネギ
もやし
枝豆
コーン
紅白ハンペン
揚げカマボコ
エビ
豚肉

❹ みそちゃんぽん
キャベツ
にんじん
玉ねぎ
青ネギ
もやし
枝豆
コーン
紅白ハンペン
揚げカマボコ
エビ
豚肉
4種のみそ（米みそ、米麹みそ、赤みそ、八丁みそ）
スープ

❺ スモールちゃんぽん
キャベツ
にんじん
玉ねぎ
青ネギ
もやし
枝豆
コーン
紅白ハンペン
揚げカマボコ
エビ
豚肉
スープ

❻ 長崎皿うどん
キャベツ
にんじん
玉ねぎ
青ネギ
もやし
枝豆
コーン
紅白ハンペン
揚げカマボコ
エビ
豚肉

⓫ ぎょうざ5個
皮
キャベツ
ネギ
ニラ
玉ねぎ
豚肉

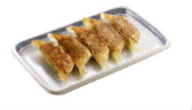

⑧ 太めん皿うどん

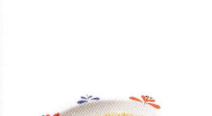

- キャベツ
- にんじん
- 玉ねぎ
- 青ネギ
- もやし
- 枝豆
- コーン
- 紅白ハンペン
- 揚げカマボコ
- エビ
- 豚肉
- 海鮮エキス

⑨ チャーハン

- ご飯
- ベーコン
- 卵
- ねぎ

⑩ ピリカラちゃんぽん

- キャベツ
- にんじん
- 玉ねぎ
- 青ネギ
- もやし
- 枝豆
- コーン
- 紅白ハンペン
- 揚げカマボコ
- エビ
- 豚肉
- ジャン
- スープ

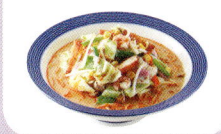

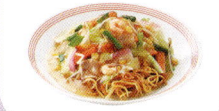

⑫ 梅しらすごはん

- 梅
- ゴマ
- しらす
- ごはん

⑬ つけちゃん（とんこつみそ味）

- キャベツ
- にんじん
- 玉ねぎ
- 青ネギ
- もやし
- 枝豆
- コーン
- 紅白ハンペン
- 揚げカマボコ
- エビ
- 豚肉
- スープ

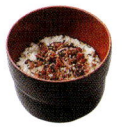

⑭ 海鮮とくちゃんぽん

- 真イカ
- 尾つきエビ
- 水菜
- 生姜スープ
- キャベツ
- にんじん
- 玉ねぎ
- 青ネギ
- もやし
- 枝豆
- コーン
- 紅白ハンペン
- 揚げカマボコ
- エビ
- 豚肉
- スープ

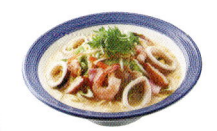

column

点心メニューのデータ（一般的な値）

お店によって、メニューによって量も、味つけも異なります。傾向を知るための目安に。
（塩分 はつけじょうゆなどを含まない値）

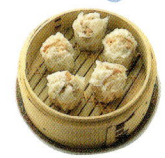

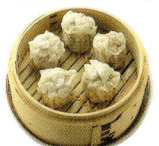

エビシューマイ
179 kcal
2.2 点　塩分 1.7g

小籠包
274 kcal
3.4 点　塩分 0.7g

肉シューマイ
282 kcal
3.5 点　塩分 1.5g

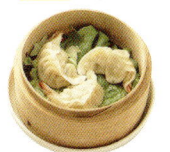

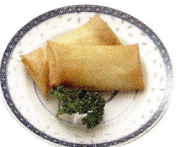

エビ蒸しギョーザ
144 kcal
1.8 点　塩分 1.9g

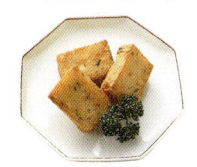

大根もち
234 kcal
2.9 点　塩分 0.3g

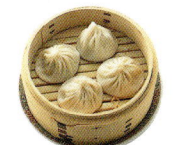

春巻き
369 kcal
4.6 点　塩分 1.1g

『毎日の食事のカロリーガイド　改訂版』（女子栄養大学出版部）を参考

メニュー選びの参考に… 中国料理の賢い食べ方

中国風の料理は油を使っているメニューが多いので、見た目よりもエネルギーが高くなります。コースメニューで食べるときや、ビュッフェスタイルで多種類のメニューから選んで食べるときは、エネルギーのとりすぎにならないように、じょうずに選んで食事を楽しみましょう。

賢い食べ方のポイント①
とり分ける量は ½ ～ ⅓ 人前を目安に

　主菜は、魚介類や豆腐などを使っているものを選んだら食べる量は ½ 人前程度に、肉料理を選んだら食べる量は ⅓ 人前程度を目安にすると、150～180kcalくらいになります。

　野菜料理は青菜などの緑黄色野菜のものを選ぶと、β-カロテン、ビタミンC、ビタミンEなどの抗酸化ビタミンが効率よくとれます。ただし、野菜料理も油を使うので、食べる量は ½ 人前程度にし、100～150kcalくらいにしましょう。

賢い食べ方のポイント②
点心は主食に近いものと考えて選ぶ

　ギョーザや春巻き、肉まん、シューマイなどの点心の皮は、小麦粉が主体なので、めんやごはんものと同じ主食に近いものと考えて調節します。

　1食500～600kcalにするなら主食か点心どちらか一方にするか両方を控えめにします（57ページの Ⓐ 参照）。1食800kcal程度にするなら、主食は肉まんやチャーハン（¼人前）にして、春巻きをプラスすることもできます（57ページの Ⓑ 参照）。

賢い食べ方のポイント③
エネルギー、塩分の調整には、主食はごはんに

　肉料理（酢豚、青椒肉絲、鶏唐揚げなど）、油を使った点心（焼きギョーザ、春巻きなど）、チャーハン、スープ、デザートまで選ぶと1000kcalを超え、塩分も過多になります（57ページの Ⓒ 参照）。スープはさほどエネルギーは高くありませんが塩分が多いので、主食にチャーハンやめん類を選ぶと塩分オーバーに。主食はごはんにしてスープを添えるようにすれば、エネルギー、塩分も調整しながら満足感が得られます。

賢い食べ方のポイント④
デザートは食事のエネルギーによって選ぶ

　杏仁豆腐やマンゴープリンはエネルギーが低め。シロップを残せば糖分もおさえられるので、比較的安心して食べられます。

　ごま団子、あんまん、マーラーカオ（中国風蒸しカステラ）はエネルギーが高いので、これらを食べたいときは食事のエネルギーをおさえておきましょう。

A 1食 500〜600 kcal の組み合わせ例

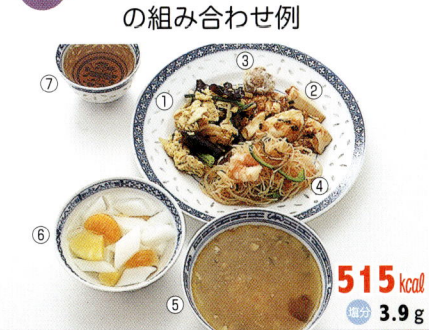

515 kcal 塩分 **3.9 g**

たんぱく質 16.8g	カリウム 470mg	**6.4点**
脂質 28.8g	コレステロール 189mg	♥ 0.7 / ♦ 1.2
炭水化物 45.0g	食物繊維 3.2g	♣ 0.1
食塩相当量 3.9g	添加糖分 20.5g	♦ 4.4

各料理のデータ

① きくらげと卵のいため物（⅓人前）	101 kcal	塩分 0.7g
② 麻婆豆腐（¼人前）	90 kcal	塩分 0.6g
③ シューマイ（1個）	37 kcal	塩分 0.2g
④ 焼きビーフン（¼人前）	88 kcal	塩分 0.5g
⑤ 中国風五目スープ（汁わん1杯）	86 kcal	塩分 1.9g
⑥ 杏仁豆腐（小鉢1杯）	113 kcal	塩分 0 g
⑦ ウーロン茶	0 kcal	塩分 0 g

B 1食 800 kcal の組み合わせ例

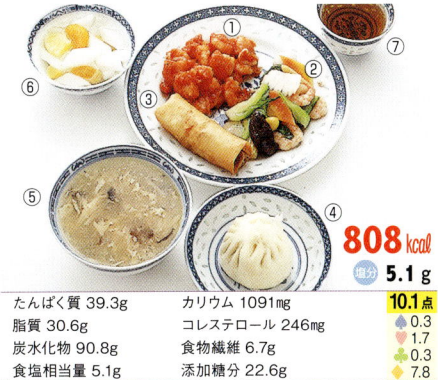

808 kcal 塩分 **5.1 g**

たんぱく質 39.3g	カリウム 1091mg	**10.1点**
脂質 30.6g	コレステロール 246mg	♥ 0.3 / ♦ 1.7
炭水化物 90.8g	食物繊維 6.7g	♣ 0.3
食塩相当量 5.1g	添加糖分 22.6g	♦ 7.8

各料理のデータ

① 小エビのチリソース（1人前弱）	178 kcal	塩分 1.4g
② 八宝菜（½人前）	165 kcal	塩分 1.1g
③ 春巻き（1本）	115 kcal	塩分 0.3g
④ 肉まん（1個）	201 kcal	塩分 0.7g
⑤ フカひれスープ（汁わん1杯）	36 kcal	塩分 1.6g
⑥ 杏仁豆腐（小鉢1杯）	113 kcal	塩分 0 g
⑦ ウーロン茶	0 kcal	塩分 0 g

C 1食 1000 kcal を超える組み合わせ例

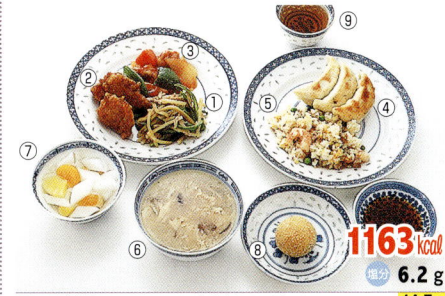

1163 kcal 塩分 **6.2 g**

たんぱく質 44.9g	カリウム 1133mg	**14.5点**
脂質 58.4g	コレステロール 211mg	♥ 0.3 / ♦ 4.6
炭水化物 95.6g	食物繊維 5.6g	♣ 0.4
食塩相当量 6.2g	添加糖分 31.6g	♦ 9.2

各料理のデータ

① 青椒肉絲（⅓人前）	98 kcal	塩分 0.7g
② 鶏のから揚げ（2個）	205 kcal	塩分 0.7g
③ 酢豚（⅓人前）	155 kcal	塩分 0.8g
④ ギョーザ（3個、たれ含む）	191 kcal	塩分 1.3g
⑤ チャーハン（¼人前）	200 kcal	塩分 1.1g
⑥ フカひれスープ（汁わん1杯）	36 kcal	塩分 1.6g
⑦ 杏仁豆腐（小鉢1杯）	113 kcal	塩分 0 g
⑧ ごま団子（1個）	165 kcal	塩分 0 g
⑨ ウーロン茶	0 kcal	塩分 0 g

コパン・コパン

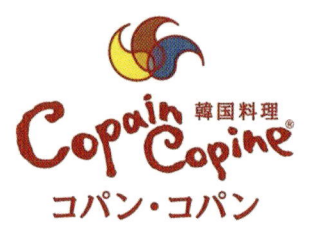

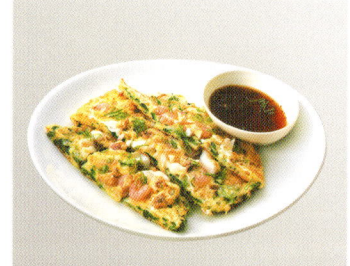

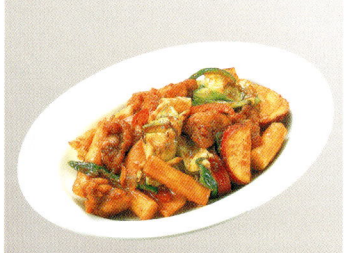

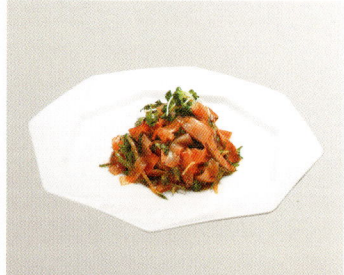

韓国料理 Copain Copine
コパン・コパン

★各メニューの材料は60～61ページ

栄養データについて
●栄養データはすべてメーカーから提供された材料表をもとに算出した値です。メーカーから提供された材料表は2013年9月時点のものです。
●商品の変更に伴い、栄養データも変わることがあります。

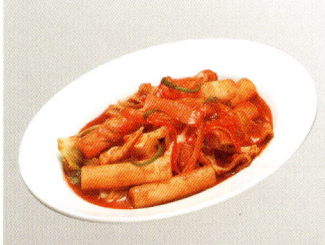

❶ 海鮮チヂミ — 635 kcal — 7.9点
- たんぱく質 32.2g
- カリウム 822mg
- 脂質 32.5g
- コレステロール 489mg
- 炭水化物 48.6g
- 食物繊維 3.3g
- 食塩相当量 7.1g
- 添加糖分 0.7g
- ♥ 1.5
- ♦ 0.9
- ♣ 0.3
- ◆ 5.2

❷ ダッカルビ — 626 kcal — 7.8点
- たんぱく質 23.3g
- カリウム 866mg
- 脂質 32.8g
- コレステロール 99mg
- 炭水化物 54.6g
- 食物繊維 4.8g
- 食塩相当量 5.0g
- 添加糖分 2.2g
- ♥ 0
- ♦ 2.6
- ♣ 0.9
- ◆ 4.3

❸ イカフェ — 123 kcal — 1.5点
- たんぱく質 11.3g
- カリウム 446mg
- 脂質 1.4g
- コレステロール 160mg
- 炭水化物 16.4g
- 食物繊維 1.9g
- 食塩相当量 1.4g
- 添加糖分 5.2g
- ♥ 0
- ♦ 0.5
- ♣ 0.3
- ◆ 0.7

❹ トッポギ — 556 kcal — 7.0点
- たんぱく質 20.9g
- カリウム 636mg
- 脂質 8.4g
- コレステロール 10mg
- 炭水化物 95.0g
- 食物繊維 3.4g
- 食塩相当量 8.1g
- 添加糖分 3.1g
- ♥ 0
- ♦ 1.1
- ♣ 0.4
- ◆ 5.5

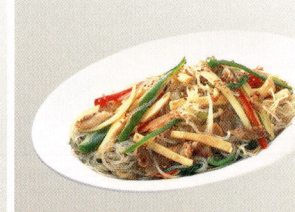

❺ チャプチェ — 295 kcal — 3.7点
- たんぱく質 5.3g
- カリウム 220mg
- 脂質 16.4g
- コレステロール 15mg
- 炭水化物 31.1g
- 食物繊維 1.7g
- 食塩相当量 2.6g
- 添加糖分 1.2g
- ♥ 0
- ♦ 0.5
- ♣ 0.2
- ◆ 3.0

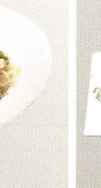

❻ キムチ4種盛合せ — 119 kcal — 1.5点
- たんぱく質 3.5g
- カリウム 700mg
- 脂質 3.6g
- コレステロール 3mg
- 炭水化物 19.0g
- 食物繊維 4.5g
- 食塩相当量 2.1g
- 添加糖分 2.0g
- ♥ 0
- ♦ +
- ♣ 0.8
- ◆ 0.7

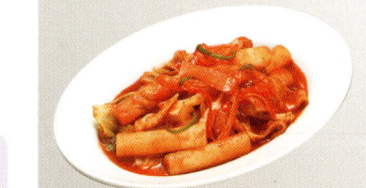

コパン・コパン

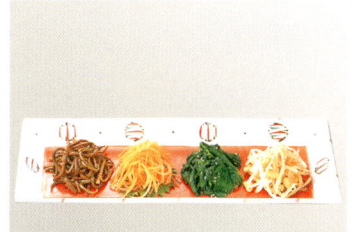

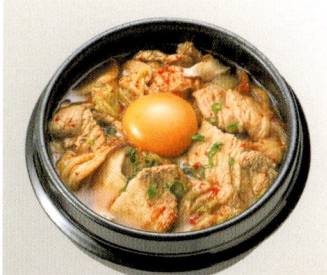

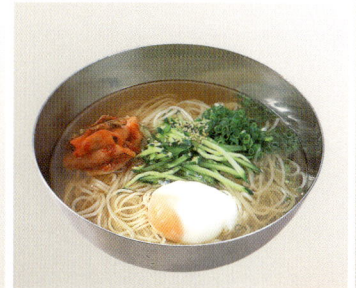

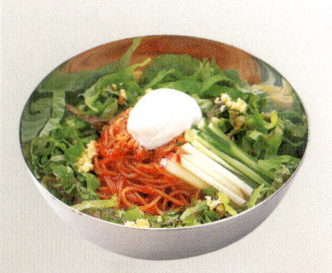

⑦ 野菜のナムル4種盛合せ
66 kcal / **0.8点**
- たんぱく質 2.4g
- 脂質 2.6g
- 炭水化物 8.5g
- 食塩相当量 2.0g
- カリウム 342mg
- コレステロール 0mg
- 食物繊維 2.9g
- 添加糖分 2.6g
- ♠ 0
- ♥ 0
- ♣ 0.4
- ♦ 0.4

⑧ 豚キムチチゲ
505 kcal / **6.3点**
- たんぱく質 22.8g
- 脂質 33.4g
- 炭水化物 23.6g
- 食塩相当量 5.8g
- カリウム 822mg
- コレステロール 245mg
- 食物繊維 4.4g
- 添加糖分 4.0g
- ♠ 0.8
- ♥ 3.8
- ♣ 0.8
- ♦ 0.9

⑨ コパン冷麺
368 kcal / **4.6点**
- たんぱく質 16.1g
- 脂質 9.3g
- 炭水化物 52.8g
- 食塩相当量 5.2g
- カリウム 640mg
- コレステロール 210mg
- 食物繊維 3.8g
- 添加糖分 0.7g
- ♠ 0.8
- ♥ 0
- ♣ 0.4
- ♦ 3.4

⑩ ビビン麺温玉のせ
433 kcal / **5.4点**
- たんぱく質 14.8g
- 脂質 10.7g
- 炭水化物 67.0g
- 食塩相当量 2.6g
- カリウム 307mg
- コレステロール 350mg
- 食物繊維 2.0g
- 添加糖分 8.9g
- ♠ 1.4
- ♥ 0
- ♣ 0.1
- ♦ 3.9

⑪ 海鮮スンドゥブセット
1053 kcal / **13.2点**
- たんぱく質 49.7g
- 脂質 32.1g
- 炭水化物 130.9g
- 食塩相当量 8.7g
- カリウム 1328mg
- コレステロール 315mg
- 食物繊維 4.5g
- 添加糖分 4.0g
- ♠ 0.8
- ♥ 3.9
- ♣ 0.6
- ♦ 7.9

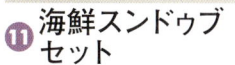

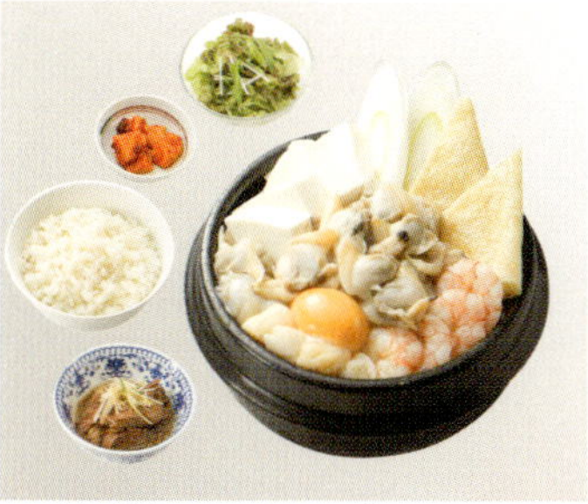

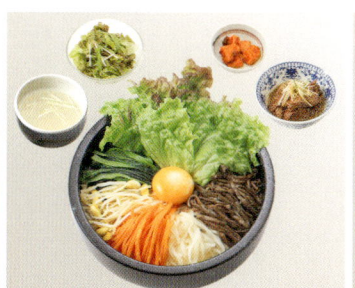

⑫ 石焼きビビンバセット
1014 kcal / **12.7点**
- たんぱく質 32.0g
- 脂質 38.5g
- 炭水化物 126.2g
- 食塩相当量 10.1g
- カリウム 925mg
- コレステロール 248mg
- 食物繊維 4.7g
- 添加糖分 4.4g
- ♠ 0.8
- ♥ 3.1
- ♣ 0.5
- ♦ 8.3

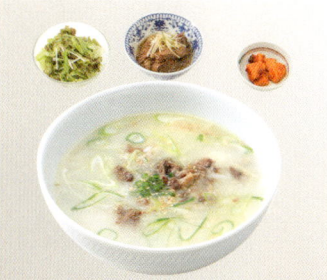

⑬ コムタンクッパセット
752 kcal / **9.4点**
- たんぱく質 22.7g
- 脂質 27.5g
- 炭水化物 98.0g
- 食塩相当量 6.5g
- カリウム 762mg
- コレステロール 57mg
- 食物繊維 3.9g
- 添加糖分 2.4g
- ♠ 0.1
- ♥ 2.6
- ♣ 0.4
- ♦ 6.3

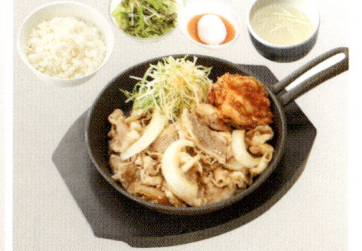

⑭ 鉄板キムチプルコギセット
1115 kcal / **13.9点**
- たんぱく質 33.9g
- 脂質 49.3g
- 炭水化物 124.6g
- 食塩相当量 7.4g
- カリウム 881mg
- コレステロール 284mg
- 食物繊維 4.0g
- 添加糖分 8.2g
- ♠ 0.8
- ♥ 5.0
- ♣ 0.5
- ♦ 7.6

コパン・コパン

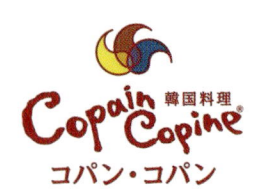

Copain Copine 韓国料理
コパン・コパン

材料表について
● メーカーから提供された材料表を掲載しました。材料名については、一般的な名称に変更したものもあります。
● 調理のさいに使用するいため油は省略しています。
● 材料表は2013年9月時点のものです。商品の内容変更に伴い、材料も変わることがあります。

❶ 海鮮チヂミ
合わせチヂミ生地
たまご
ごま油
ヤンニン(チヂミたれ)
芝エビ
タコ
スルメゲソ
アサリ

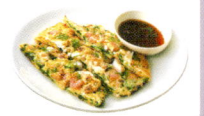

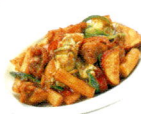

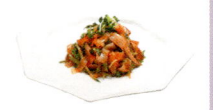

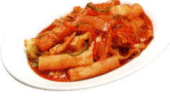

❷ ダッカルビ
鶏もも肉
玉ねぎ
人参
ピーマン
コプチャン味噌
ブラックペッパー
トッポギ
カレー粉
塩
鶏ガラスープ
さつま芋

❸ イカフェ
玉ねぎ
人参
胡瓜
春菊
大根
チョジャン
水菜
赤いか

❹ トッポギ
トッポギ
韓国さつま揚げ
玉ねぎ
人参
ピーマン
めんつゆ
コプチャン味噌
コチュジャン
キャベツ
鶏ガラスープ
塩

❺ チャプチェ
牛もも肉
玉ねぎ
人参
ピーマン
きのこ
春雨
塩
うま味調味料
グラニュー糖
めんつゆ
鶏ガラスープ

❻ キムチ4種盛合せ
白菜キムチ
オイキムチ
カクテキ
切干大根

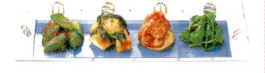

❼ 野菜のナムル 4種盛合せ

- ほうれん草ナムル
- 豆もやしナムル
- ゼンマイナムル
- 人参ナムル

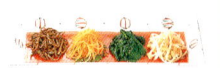

❽ 豚キムチチゲ

- 豚バラ肉
- 白菜キムチ
- ミックス野菜
  （玉ねぎ　人参　椎茸　えのき）
- 塩
- めんつゆ
- コプチャン味噌

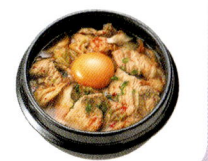

❾ コパン冷麺

- 盛岡冷麺スープ
- 温泉卵
- イカフェ胡瓜
- 白菜キムチ
- いり胡麻（白）
- 万能葱
- 盛岡冷麺の麺

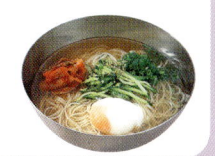

❿ ビビン麺温玉のせ

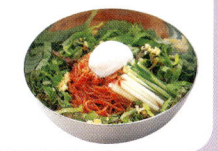

- 盛岡冷麺の麺
- チョジャン
- 卵白
- 卵黄
- りんご
- 飾り胡瓜
- 糸唐辛子
- サニーレタス
- 温泉卵

⓫ 海鮮スンドゥブセット

- スンドゥブ用合わせ味噌
- スンドゥブ用スープ
- カクテル
- スンドゥブ用ネギ
- あさりムキ身
- むきエビ
- ボイル貝柱
- 油揚げ
- 有頭むきエビ
- 卵
- 絹ごし豆腐
- 白飯
- ランチサラダ
- ランチ付け合わせ肉1人前
- カクテキ

⓬ 石焼きビビンバセット

- ビビ飯
  （白飯　胡麻油　塩
  　うま味調味料　白こしょう）
- ナムルセット
- サニーレタス
- コチュジャン
- ビビ肉
- 卵
- ランチスープ
- ランチサラダ
- ランチ付け合わせ肉1人前

⓭ コムタンクッパセット

- コムタンクッパスープ
  （テールスープ　エバミルク　胡麻油など）
- ビビ飯
  （白飯　胡麻油　塩
  　うま味調味料　白こしょう）
- クッパ葱
- 万能ねぎ
- いりごま（白）
- すじ肉
- カクテキ
- ランチサラダ
- ランチ付け合わせ肉1人分

⓮ 鉄板キムチプルコギセット

- 鉄板プルコギ
  （牛薄切り肉　玉ねぎ　プルコギたれ）
- 白菜キムチ
- ソウル葱
- 白飯
- ランチスープ
- ランチサラダ
- 温泉卵

コパン・コパン

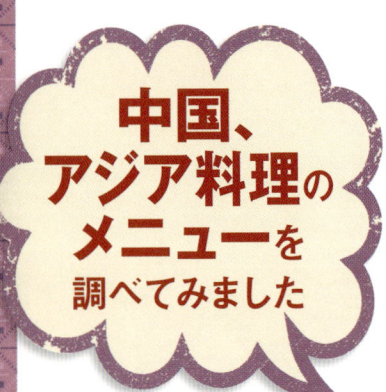

中国、アジア料理のメニューを調べてみました

中国料理店、タイやベトナムなどアジア料理店の定番メニューの栄養データと材料を調べてみました。店によってボリュームや味つけは違いますが、参考値として活用してください。

※材料表は詳細な分量や調味料、いため油、揚げ油などは省略しました。

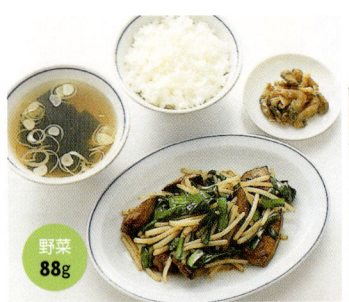

レバにらいため定食

野菜 88g

594 kcal / 7.4点

- たんぱく質 20.1g
- 脂質 19.3g
- 炭水化物 81.0g
- 食塩相当量 3.4g
- カリウム 521mg
- コレステロール 150mg
- 食物繊維 3.0g
- 添加糖分 0g

♠ 0 / ♥ 1.0 / ♣ 0.2 / ◆ 6.2

材料（1人分）
- レバにらいため……約150g
  （豚レバー60g、にら20g、もやし55gなど）
- ザーサイ……15g
- ごはん……200g
- スープ（ねぎ3g、わかめ10gなど）

アドバイス
豚レバーは牛や鶏のレバーに比べて鉄分が豊富です。レバにらいためは緑黄色野菜のにらもたっぷりなので、貧血気味の人や疲れが残っているときなどにおすすめです。スープとザーサイを半分ぐらいにすれば、塩分も適正な量に減らせます。

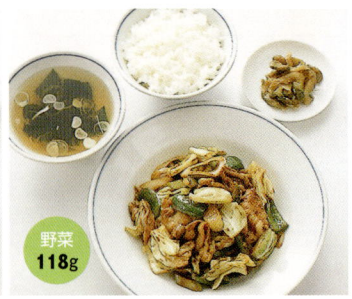

回鍋肉定食

野菜 118g

826 kcal / 10.3点

- たんぱく質 16.4g
- 脂質 42.7g
- 炭水化物 86.9g
- 食塩相当量 4.1g
- カリウム 587mg
- コレステロール 43mg
- 食物繊維 3.9g
- 添加糖分 1.5g

♠ 0 / ♥ 2.9 / ♣ 0.4 / ◆ 7.0

材料（1人分）
- 回鍋肉……約200g
  （豚バラ肉60g、キャベツ60g、ピーマン15g、ねぎ30gなど）
- ザーサイ……15g
- ごはん……200g
- スープ（ねぎ3g、わかめ10gなど）

アドバイス
回鍋肉は脂肪の多い豚バラ肉やロース肉を使うので第2群のエネルギー量点数が高い。しかし、目立つ脂身を残せば、かなりエネルギーを減らすことができます。加えてスープかザーサイを減らして塩分を調整すれば、野菜がたっぷり食べられるおすすめメニューに。

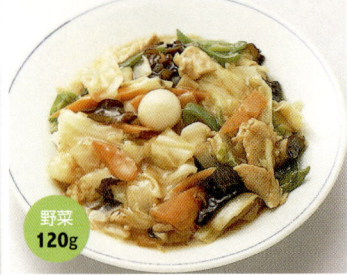

中華丼

野菜 120g

841 kcal / 10.5点

- たんぱく質 17.1g
- 脂質 28.9g
- 炭水化物 122.7g
- 食塩相当量 2.8g
- カリウム 631mg
- コレステロール 64mg
- 食物繊維 4.3g
- 添加糖分 1.5g

♠ 0.2 / ♥ 1.5 / ♣ 0.4 / ◆ 8.4

材料（1人分）
- ごはん……280g
- 豚バラ肉……30g
- うずら卵……1個
- キャベツ……100g
- ピーマン……10g
- にんじん……10g
- 竹の子……10g
- きくらげ……1.4g
- 合わせ調味料

アドバイス
野菜がたくさん食べられる具だくさんの丼です。店によって塩味のもの、しょうゆ味のものなどがあり、濃い味つけのお店も多いので、あんがしみ込んだごはんを残して、エネルギーと塩分を調整するとよいでしょう。

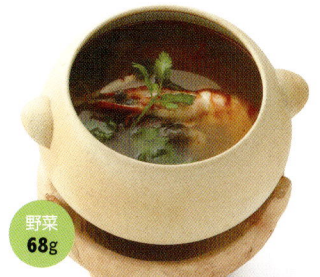

トムヤムクン

野菜 68g

65 kcal / **0.8点**

たんぱく質 11.6g	カリウム 249mg	♠ 0
脂質 1.3g	コレステロール 75mg	♥ 0.5
炭水化物 3.4g	食物繊維 2.2g	♣ 0.2
食塩相当量 2.1g	添加糖分 0g	♦ 0.1

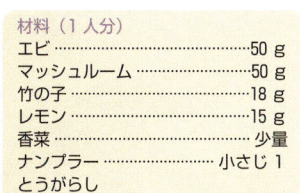

材料（1人分）
- エビ ……… 50g
- マッシュルーム ……… 50g
- 竹の子 ……… 18g
- レモン ……… 15g
- 香菜 ……… 少量
- ナンプラー ……… 小さじ1
- とうがらし

アドバイス
タイ料理の代表的なスープ。具はエビや野菜が中心で低エネルギー。青菜のいため物などを組み合わせれば、栄養のバランスが整った献立に。辛味のおかげで食欲がわくので、ごはんやお酒の摂りすぎに要注意。

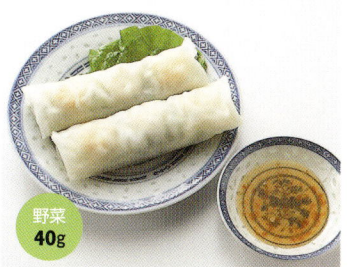

生春巻き

野菜 40g

122 kcal / **1.5点**

たんぱく質 5.9g	カリウム 181mg	♠ 0
脂質 0.3g	コレステロール 45mg	♥ 0.3
炭水化物 23.7g	食物繊維 0.6g	♣ 0.1
食塩相当量 0.1g	添加糖分 0g	♦ 1.1

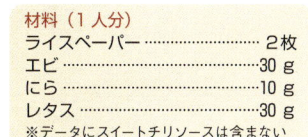

材料（1人分）
- ライスペーパー ……… 2枚
- エビ ……… 30g
- にら ……… 10g
- レタス ……… 30g

※データにスイートチリソースは含まない

アドバイス
ベトナムやタイ料理でおなじみのメニューです。エビや鶏肉など脂肪の少ないたんぱく質源とレタスなど生野菜が具なので安心です。スイートチリソース大さじ1をつけると32㎉、塩分0.5gプラスされます。

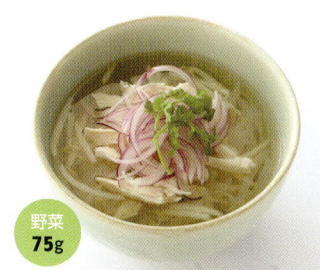

フォー

野菜 75g

458 kcal / **5.7点**

たんぱく質 20.4g	カリウム 343mg	♠ 0
脂質 2.4g	コレステロール 35mg	♥ 0.7
炭水化物 85.0g	食物繊維 2.0g	♣ 0.2
食塩相当量 3.3g	添加糖分 0g	♦ 4.8

材料（1人分）
- フォー ……… 100g
- 鶏むね肉 ……… 50g
- もやし ……… 50g
- 赤玉ねぎ ……… 25g
- 香菜 ……… 少量
- ヌクナム ……… 大さじ1

アドバイス
ベトナム料理で人気のめん料理です。あっさり味でめん料理の中では低エネルギーです。スープの塩味はベトナムの魚醤、ヌクナムによるもの。トッピングは鶏肉、牛肉、エビなどがありますが、エネルギー、塩分は大差ありません。

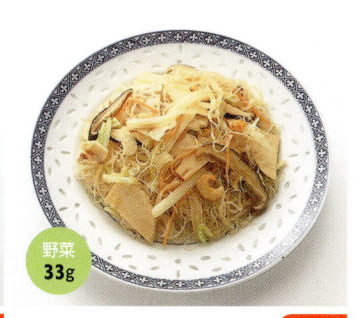

焼きビーフン

野菜 33g

627 kcal / **7.8点**

たんぱく質 14.2g	カリウム 367mg	♠ 0
脂質 31.4g	コレステロール 38mg	♥ 0.8
炭水化物 66.4g	食物繊維 2.7g	♣ 0.2
食塩相当量 3.0g	添加糖分 1.3g	♦ 6.8

材料（1人分）
- ビーフン ……… 75g
- 豚ロース肉 ……… 20g
- 竹の子 ……… 15g
- 白菜 ……… 10g
- にんじん ……… 5g
- 干ししいたけ ……… 3g
- 干しエビ ……… 5g

アドバイス
台湾、中国、タイなど、アジア各国で食べられるビーフン料理。いため油を多く使うので、エネルギーは高め。汁ビーフンになるといため油がない分低エネルギーですが、汁の塩分が気になるので、汁を残して調整を。

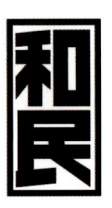

和民

和民
wa-ta-mi
JAPANESE DINING

★各メニューの材料は66〜67ページ

栄養データについて

● 掲載メニューはいずれも「和民」東日本メニューのものです（2013年6月時点のもの）。地域により、一部メニューの内容が異なる場合があります。
● エネルギーと食塩相当量はメーカーから提供されたデータです。それ以外の栄養データはメーカーから提供された材料表をもとに算出した値です。
● 一部のメニューを除き、つけじょうゆなどの調味料のデータは含まれていません。
● 四群別の点数は、メーカーから提供された材料表をもとに算出しました。

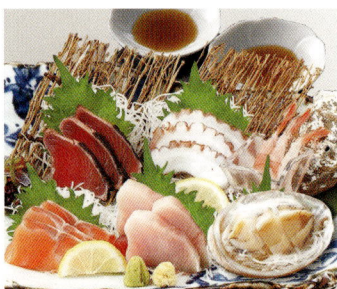

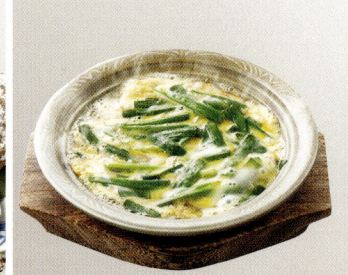

❶ 刺身6品盛合せ　342 kcal
たんぱく質 49.3g　カリウム 1229mg
脂質 8.3g　コレステロール 253mg
炭水化物 14.4g　食物繊維 1.9g
食塩相当量 10.2g　添加糖分 0g
4.3点　♠0　♥3.3　♣0.3　♦0.7
データはしょうゆを含んだ値

❷ にら玉とじ　381 kcal
たんぱく質 18.4g　カリウム 412mg
脂質 24.8g　コレステロール 441mg
炭水化物 11.7g　食物繊維 0.8g
食塩相当量 3.1g　添加糖分 6.0g
4.8点　♠1.9　♥1.4　♣0.1　♦1.4

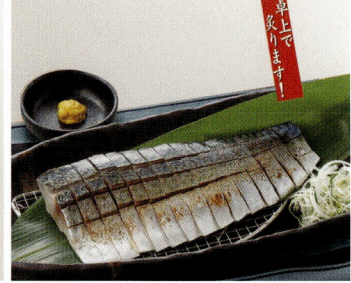

❸ 豪快 卓上炙り〆サバ　277 kcal
たんぱく質 14.7g　カリウム 176mg
脂質 21.4g　コレステロール 51mg
炭水化物 3.0g　食物繊維 0.2g
食塩相当量 1.4g　添加糖分 0g
3.5点　♠0　♥3.4　♣+　♦0.1

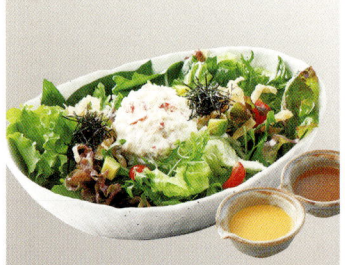

❹ たっぷり有機野菜の和民サラダ　505 kcal
たんぱく質 11.3g　カリウム 490mg
脂質 42.0g　コレステロール 58mg
炭水化物 20.9g　食物繊維 4.6g
食塩相当量 3.3g　添加糖分 0g
6.3点　♠0　♥0.4　♣1.0　♦4.9
データはドレッシングを含んだ値

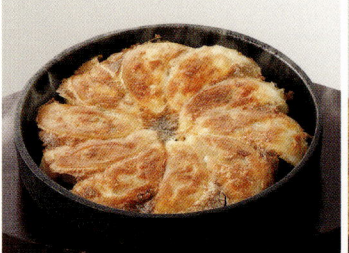

❺ パリッとジューシー！自慢の自家製餃子　457 kcal
たんぱく質 15.4g　カリウム 445mg
脂質 25.4g　コレステロール 43mg
炭水化物 36.9g　食物繊維 2.9g
食塩相当量 1.5g　添加糖分 0g
5.7点　♠0　♥1.4　♣0.3　♦4.0

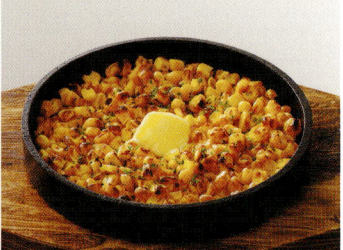

❻ バターコーンButter　187 kcal
たんぱく質 4.9g　カリウム 418mg
脂質 5.9g　コレステロール 9mg
炭水化物 29.8g　食物繊維 4.2g
食塩相当量 0.8g　添加糖分 0g
2.3点　♠0　♥0　♣1.8　♦0.5

和民

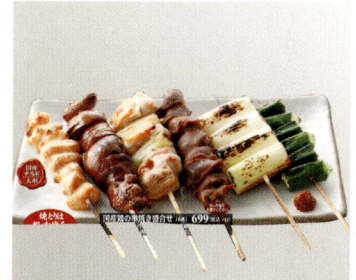

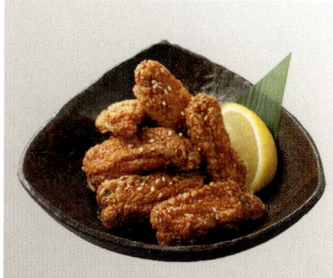

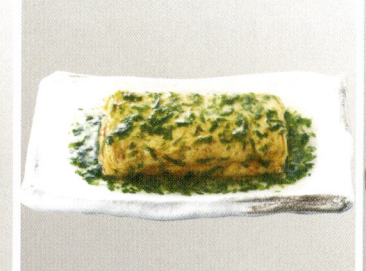

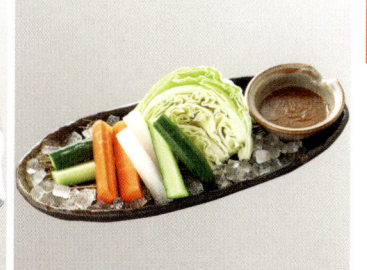

⑦ 国産鶏の串焼き盛合せ　491 kcal　6.1点
- たんぱく質 28.4g
- カリウム 520mg
- 脂質 36.4g
- コレステロール 361mg
- 炭水化物 7.0g
- 食物繊維 1.7g
- 食塩相当量 1.5g
- 添加糖分 2.0g
- ♠ 0
- ♥ 5.4
- ♣ 0.2
- ♦ 0.5

⑧ 旨ダレ手羽唐揚　512 kcal　6.4点
- たんぱく質 26.5g
- カリウム 313mg
- 脂質 35.8g
- コレステロール 168mg
- 炭水化物 16.6g
- 食物繊維 0.5g
- 食塩相当量 1.6g
- 添加糖分 4.5g
- ♠ 0
- ♥ 3.7
- ♣ +
- ♦ 2.7

⑨ だし巻き玉子　365 kcal　4.6点
- たんぱく質 19.1g
- カリウム 309mg
- 脂質 25.5g
- コレステロール 630mg
- 炭水化物 8.7g
- 食物繊維 0.4g
- 食塩相当量 1.5g
- 添加糖分 5.0g
- ♠ 2.8
- ♥ 0
- ♣ 0.1
- ♦ 1.7

⑩ 新鮮野菜を特製わさび味噌で。　182 kcal　2.3点
- たんぱく質 3.9g
- カリウム 457mg
- 脂質 9.0g
- コレステロール 0mg
- 炭水化物 22.8g
- 食物繊維 3.6g
- 食塩相当量 2.1g
- 添加糖分 9.0g
- ♠ 0
- ♥ 0
- ♣ 0.5
- ♦ 1.8

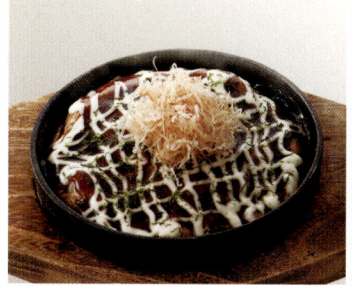

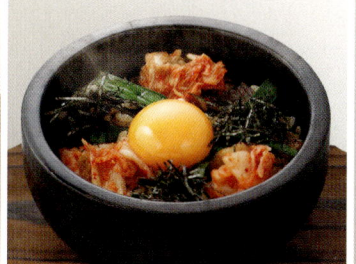

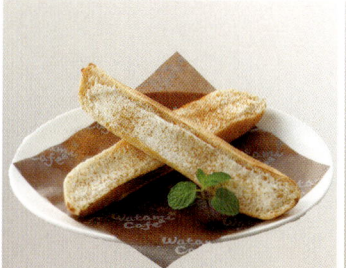

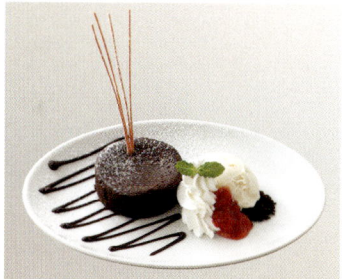

⑪ 和民のお好み焼　520 kcal　6.5点
- たんぱく質 22.1g
- カリウム 434mg
- 脂質 33.8g
- コレステロール 473mg
- 炭水化物 27.7g
- 食物繊維 2.1g
- 食塩相当量 3.2g
- 添加糖分 0g
- ♠ 1.9
- ♥ 2.0
- ♣ 0.1
- ♦ 2.5

⑫ 本格ビビンバ炒飯　514 kcal　6.4点
- たんぱく質 17.3g
- カリウム 443mg
- 脂質 23.8g
- コレステロール 234mg
- 炭水化物 53.8g
- 食物繊維 2.4g
- 食塩相当量 2.1g
- 添加糖分 0g
- ♠ 0.9
- ♥ 1.7
- ♣ 0.3
- ♦ 3.5

⑬ さくっとあつひや自家製プレミアムパンアイス　206 kcal　2.6点
- たんぱく質 4.6g
- カリウム 126mg
- 脂質 8.3g
- コレステロール 19mg
- 炭水化物 28.1g
- 食物繊維 0.6g
- 食塩相当量 2.0g
- 添加糖分 8.9g
- ♠ 0
- ♥ 0
- ♣ 0
- ♦ 2.6

⑭ とろ〜りフォンダンショコラ　534 kcal　6.7点
- たんぱく質 9.8g
- カリウム 417mg
- 脂質 31.8g
- コレステロール 151mg
- 炭水化物 52.4g
- 食物繊維 2.7g
- 食塩相当量 0.1g
- 添加糖分 30.0g
- ♠ 0
- ♥ 0
- ♣ 0
- ♦ 6.7

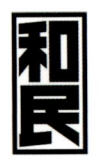

和民

wa-ta-mi
JAPANESE DINING

❶ 刺身6品盛合せ

大根つま	95g
大葉	4枚
甘エビ	3尾
あわび	1個
イカソーメン	½杯
カツオ	3切
トロビンチョウ	3切
オーロラサーモン	3切
海藻	10g
わさび	5g
おろし生姜	3g
しょうゆ	

❷ にら玉とじ

にら玉ダレ	150cc
豚バラ	30g
鶏卵	2個
ニラ	30g

❸ 豪快 卓上炙り〆サバ

大葉	1枚
白髪ネギ	5g
シメサバフィレ	1枚
からし	3g

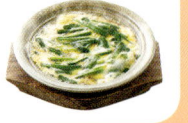

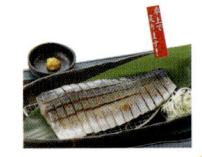

❹ たっぷり有機野菜の和民サラダ

サラダミックス	80g
大根	30g
プチトマト ¼カット	4切
カニマヨ	60g
アボカドダイスカット	9切
揚げシュウマイの皮	20g
刻みのり	適量
ドレッシング	40cc

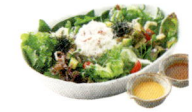

❺ パリッとジューシー！自慢の自家製餃子

サラダ油	5cc
ミニ餃子	10個
水	50cc
胡麻油	5cc

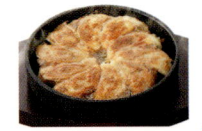

❻ バターコーン Butter

コーン	150g
醤油	5cc
パセリみじん	2振
バター	1切

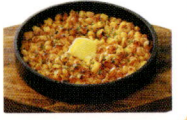

材料表について

● メーカーから提供された材料とその分量を掲載しました。調味料などは省略しています。

❼ 国産鶏の串焼き盛合せ

ぼんじり串、レバー串、ねぎま串、砂肝串、ネギ串、オクラ串	各1本
サラダ油	2g
塩	3振
タレ	適量

❽ 旨ダレ手羽唐揚

手羽中ハーフ	6本
手羽唐のタレ	15cc
いりごま	2振
レモン ⅛カット	1切

❾ だし巻き玉子

鶏卵	3個
出し巻きタレ	60cc
サラダ油	適量
大根おろし	15g

❿ 新鮮野菜を特製わさび味噌で。

キャベツ	1人前
大根	2切
人参	2切
きゅうり	4切
わさび味噌	50g

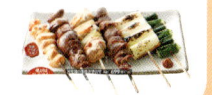

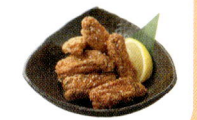

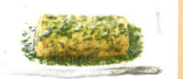

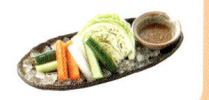

⓫ 和民のお好み焼

おねり	50g
鶏卵	2個
お好み具	1人前
豚バラカット	40g
サラダ油	2g
お好みソース	40cc
マヨネーズ	10g
青海苔極	小さじ1
糸かつお	1g

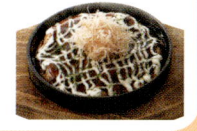

⓬ 本格ビビンバ炒飯

サラダ油	5cc
味付焼肉	40g
もやし	30g
ビビンバベース	1人前
ニラ	15g
醤油	2.5cc
胡麻油	2.5cc
キムチ	30g
鶏卵	1個
万能ネギ	3g
刻みのり	適量
コチュジャン	3g

⓭ さくっとあつひや自家製プレミアムパンアイス

パンアイス	小1個
シナモンパウダー	4振
ミントの葉	1枚

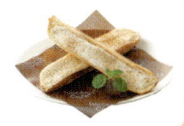

⓮ とろ〜りフォンダンショコラ

フォンダンショコラ	1個
チョコレートシロップ	5g
ブラッククランチ	3g
バニラアイス	30cc
ホイップ	5g
ダイスイチゴ	15g
パウダーシュガー	2振
カッペリーニ	4本
ミントの葉	1枚

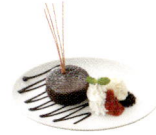

わたみん家

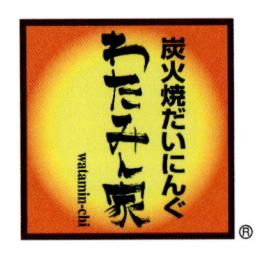

★各メニューの材料は70〜71ページ

栄養データについて

- 掲載メニューはいずれも「わたみん家」東日本メニューのものです（2013年6月時点のもの）。地域により、一部メニューの内容が異なる場合があります。
- エネルギーと食塩相当量はメーカーから提供されたデータです。それ以外の栄養データはメーカーから提供された材料表をもとに算出した値です。
- 刺し身等につけるしょうゆなどの調味料のデータは含まれていません。
- 四群別の点数は、メーカーから提供された材料表をもとに算出しました。

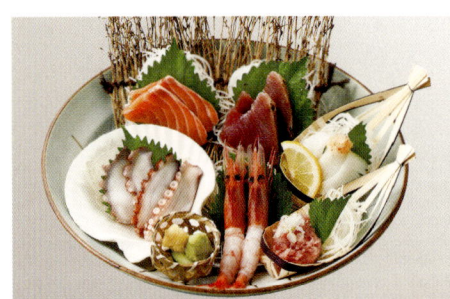

❶ 刺身6品盛合せ　290kcal　3.6点
- たんぱく質 27.9g
- 脂質 15.4g
- 炭水化物 8.0g
- 食塩相当量 3.2g
- カリウム 737mg
- コレステロール 99mg
- 食物繊維 2.2g
- 添加糖分 0g

♠ 0　♥ 3.1　♦ 0.3　♣ 0.2

❷ 有機大根のサラダ　94kcal　1.2点
- たんぱく質 2.0g
- 脂質 6.8g
- 炭水化物 6.7g
- 食塩相当量 2.0g
- カリウム 383mg
- コレステロール 8mg
- 食物繊維 2.1g
- 添加糖分 0g

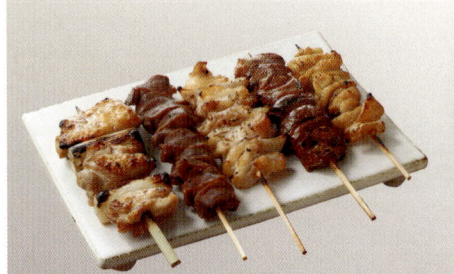

♠ 0　♥ 0　♦ 0.3　♣ 0.9

❸ 焼とり盛合せ　390kcal　4.9点
- たんぱく質 36.1g
- 脂質 24.9g
- 炭水化物 1.6g
- 食塩相当量 5.6g
- カリウム 579mg
- コレステロール 385mg
- 食物繊維 0.3g
- 添加糖分 0g

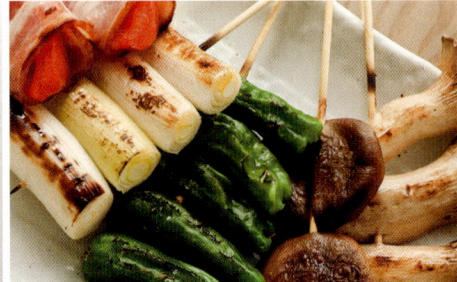

♠ 0　♥ 4.8　♦ 0.1　♣ 0

❹ 野菜串盛合せ　271kcal　3.4点
- たんぱく質 6.3g
- 脂質 24.4g
- 炭水化物 10.0g
- 食塩相当量 2.9g
- カリウム 512mg
- コレステロール 53mg
- 食物繊維 4.0g
- 添加糖分 0g

♠ 0　♥ 1.0　♦ 0.4　♣ 2.0

わたみん家

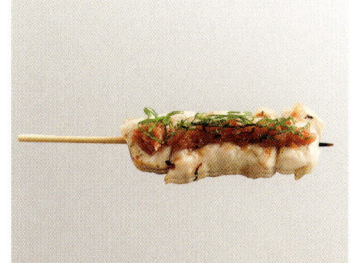

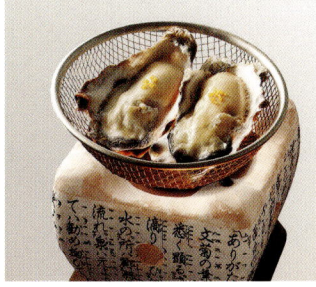

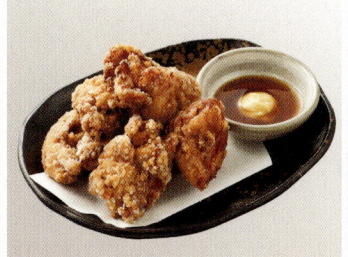

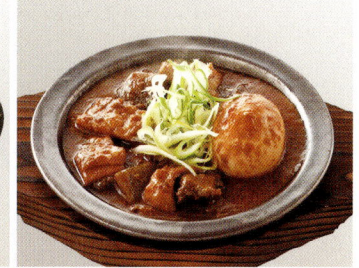

5 ささみ串 (梅しそ) **46 kcal**
- たんぱく質 9.7g
- カリウム 197mg
- 脂質 0.3g
- コレステロール 28mg
- 炭水化物 0.5g
- 食物繊維 0.2g
- 食塩相当量 0.9g
- 添加糖分 0g

0.6点
♥ 0
♦ 0.6
♣ +
◆ 0

6 国産カキの七輪焼 94 kcal
- たんぱく質 4.4g
- カリウム 159mg
- 脂質 4.4g
- コレステロール 36mg
- 炭水化物 6.8g
- 食物繊維 0g
- 食塩相当量 2.7g
- 添加糖分 2.0g

1.2点
♥ 0
♦ 0.5
♣ +
◆ 0.7

7 みんち特製やみつき銀座のザンギ (5個) **602 kcal**
- たんぱく質 28.5g
- カリウム 541mg
- 脂質 41.6g
- コレステロール 201mg
- 炭水化物 21.1g
- 食物繊維 0.8g
- 食塩相当量 4.0g
- 添加糖分 1.0g

7.5点
♥ 0.3
♦ 3.6
♣ +
◆ 3.6

8 みんち特製ただごとじゃない煮込 328 kcal
- たんぱく質 15.8g
- カリウム 320mg
- 脂質 23.8g
- コレステロール 318mg
- 炭水化物 9.8g
- 食物繊維 1.6g
- 食塩相当量 3.3g
- 添加糖分 0g

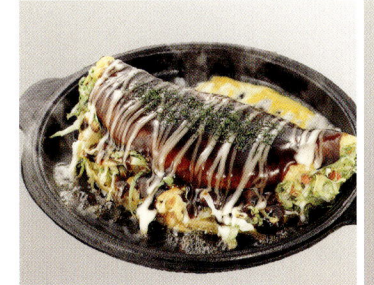

4.1点
♥ 0.9
♦ 2.9
♣ +
◆ 0.3

9 大阪キャベツ焼 461 kcal
- たんぱく質 13.3g
- カリウム 398mg
- 脂質 23.7g
- コレステロール 309mg
- 炭水化物 47.4g
- 食物繊維 2.8g
- 食塩相当量 2.3g
- 添加糖分 0g

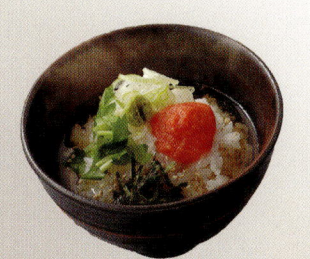

5.8点
♥ 1.3
♦ 0
♣ 0.2
◆ 4.3

10 鶏和だしのお茶漬 (明太) **392 kcal**
- たんぱく質 8.3g
- カリウム 269mg
- 脂質 21.1g
- コレステロール 29mg
- 炭水化物 39.4g
- 食物繊維 0.8g
- 食塩相当量 3.3g
- 添加糖分 0g

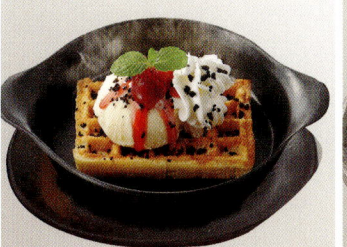

4.9点
♥ 0
♦ 0.4
♣ +
◆ 4.5

11 あつひやメープルワッフル 249 kcal
- たんぱく質 5.1g
- カリウム 132mg
- 脂質 12.5g
- コレステロール 71mg
- 炭水化物 28.1g
- 食物繊維 0.7g
- 食塩相当量 0.4g
- 添加糖分 10.5g

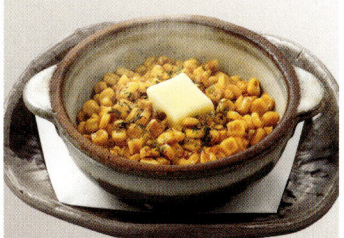

3.1点
♥ 0
♦ 0
♣ +
◆ 3.1

12 炭火焼コーンバター 244 kcal
- たんぱく質 5.1g
- カリウム 429mg
- 脂質 12.0g
- コレステロール 25mg
- 炭水化物 30.0g
- 食物繊維 4.2g
- 食塩相当量 1.9g
- 添加糖分 0g

3.1点
♥ 0
♦ 0
♣ 1.9
◆ 1.2

わたみん家

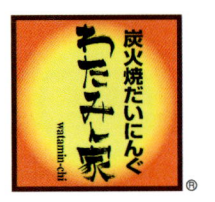

❶ 刺身6品盛合せ

サーモン	20g
カツオ	36g
真タコ	4枚
甘エビ	2尾
えんがわ	2切
ねぎとろ	20g
もみじおろし	1.5g
小口ネギ	36g
大根つま	60g
大葉	5枚
おろしわさび	5g
おろし生姜	8g
きゅうりスライス	2枚

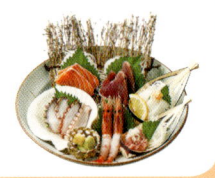

❷ 有機大根のサラダ

大根	100g
梅中華ドレッシング	30cc
マヨネーズ	5g
水菜	20g
刻みのり	0.5g

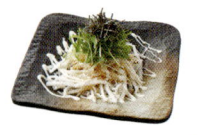

❸ 焼とり盛合せ

ねぎま串、ナンコツ串、皮串、砂肝串、レバー串	各1本
塩	2振りずつ
タレ	適量

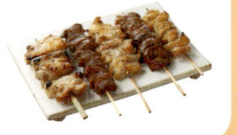

❹ 野菜串盛合せ

しいたけ串、エリンギ串	各1本
醤油バター	各5cc
長ネギ串、ししとう串、トマトベーコン串	各1本
塩	片面2振り

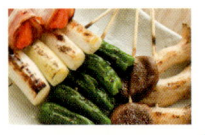

材料表について
● メーカーから提供された材料とその分量を掲載しました。調味料などは省略しています。

5 ささみ串 (梅しそ)

- ささみ串 ·········· 1 本
- 塩 ············ 片面 2 振り
- 南高梅たたき ······ 0.25 個
- 大葉 ·············· 0.5 枚

6 国産カキの七輪焼

- 殻付き牡蠣 ········· 2 個
- 出汁醤油 ·········· 15 cc
- ゆずすりおろし

7 みんち特製やみつき銀座のザンギ (5個)

- 鶏もも肉 ············ 5 個
- 酢味噌 ············· 5 g
- ポン酢 ············· 5 cc

8 みんち特製 ただごとじゃない煮込

- 煮込みの具 ········· 1 人前
- 玉子 ··············· 1 個
- こんにゃく ········· 30 g
- 青ねぎ ············· 5 g

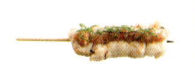

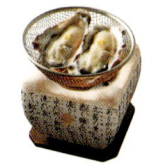

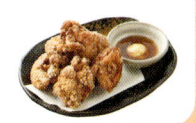

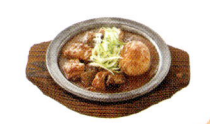

9 大阪キャベツ焼

- キャベツ ··········· 80 g
- 天ぷら粉 ··········· 40 g
- 鶏卵 ··············· 2/5 個
- サラダ油 ············ 5 cc
- お好みソース ······· 40 g
- マヨネーズ ········· 10 g
- 青海苔 ············· 0.1 g

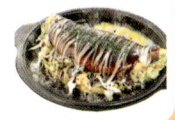

10 鶏和だしのお茶漬 (明太)

- 鶏和だし ·········· 180 g
- ご飯 ·············· 100 g
- 明太子 ············ 10 g
- ネギ ··············· 3 g
- 万能ネギ ············ 1 g
- みつば ············· 3 g
- 刻みのり ············ 1 g

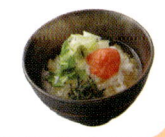

11 あつひや メープルワッフル

- ワッフルカット ······ 4 枚
- ハニーソース ······· 2.5 cc
- バニラアイス ······· 40 cc
- ホイップクリーム ····· 5 g
- ブラッククランチ ····· 1 g
- ダイスいちご ········ 5 g

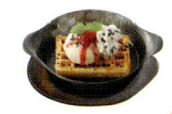

12 炭火焼コーンバター

- コーン ············ 150 g
- バター醤油 ········· 10 cc
- 塩 ················ 2 振り
- パセリみじん ······· 2 振り
- バター ············· 1 切

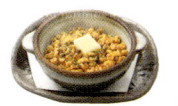

わたみん家

庄や

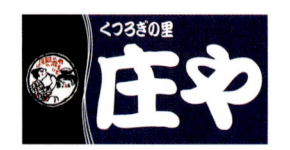

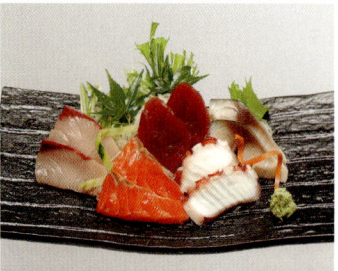

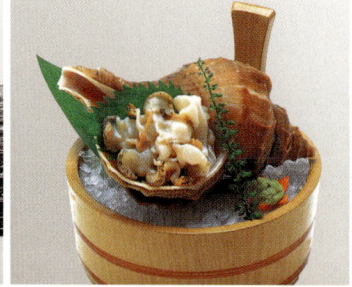

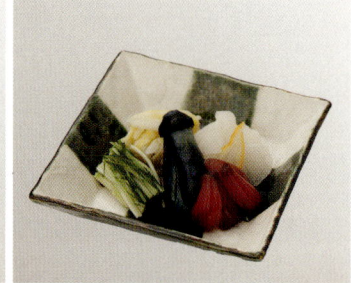

★各メニューの材料は74〜75ページ

栄養データについて
- 掲載メニューはいずれも「庄や」の東日本大型店舗メニューです（2013年10月時点のもの）。
- 栄養データと四群別の点数はメーカーから提供された材料表をもとに算出した値です。
- 刺し身等につけるしょうゆなどの調味料のデータは含まれていません。

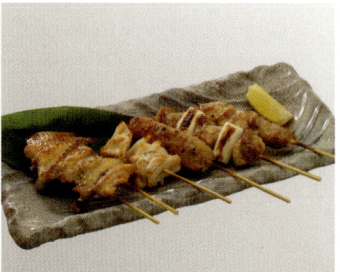

① 磯盛り 五種二貫盛り　261 kcal　3.3点
- たんぱく質 26.5g
- カリウム 508mg
- 脂質 14.7g
- コレステロール 94mg
- 炭水化物 3.0g
- 食物繊維 0.9g
- 食塩相当量 0.5g
- 添加糖分 0g
- ♥ 0
- ♦ 3.2
- ♣ 0.1
- ◆ 0

② 北海活つぶ貝刺身　28 kcal　0.4点
- たんぱく質 4.1g
- カリウム 112mg
- 脂質 0.1g
- コレステロール 23mg
- 炭水化物 2.3g
- 食物繊維 0.6g
- 食塩相当量 0.3g
- 添加糖分 0g
- ♥ 0
- ♦ 0.3
- ♣ 0.1
- ◆ 0

③ お新香盛り　69 kcal　0.9点
- たんぱく質 1.3g
- カリウム 223mg
- 脂質 0.1g
- コレステロール 0mg
- 炭水化物 16.8g
- 食物繊維 2.7g
- 食塩相当量 2.4g
- 添加糖分 0g
- ♥ 0
- ♦ 0
- ♣ 0.9
- ◆ 0

④ 串焼き盛り合せ（五本・塩）　418 kcal　5.2点
- たんぱく質 34.3g
- カリウム 493mg
- 脂質 24.4g
- コレステロール 177mg
- 炭水化物 12.1g
- 食物繊維 0.1g
- 食塩相当量 1.8g
- 添加糖分 0g
- ♥ 0
- ♦ 5.2
- ♣ +
- ◆ 0

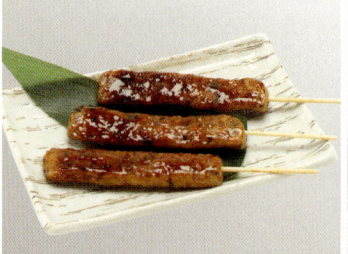

⑤ つくね串（一本・たれ）　108 kcal　1.4点
- たんぱく質 6.0g
- カリウム 92mg
- 脂質 5.8g
- コレステロール 24mg
- 炭水化物 6.2g
- 食物繊維 0g
- 食塩相当量 0.8g
- 添加糖分 2.0g
- ♥ +
- ♦ 1.0
- ♣ 0
- ◆ 0.4

データは1本あたり

⑥ いか一夜干し　332 kcal　4.2点
- たんぱく質 36.6g
- カリウム 572mg
- 脂質 18.6g
- コレステロール 565mg
- 炭水化物 2.6g
- 食物繊維 0g
- 食塩相当量 1.9g
- 添加糖分 0g
- ♥ 0
- ♦ 2.3
- ♣ +
- ◆ 1.9

庄や

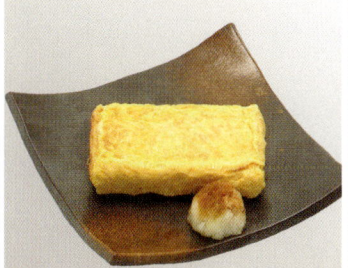

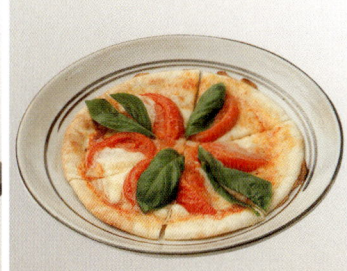

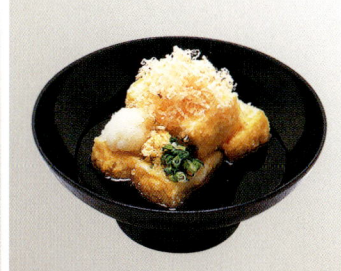

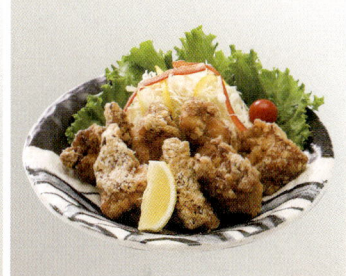

❼ 出汁巻き玉子 394 kcal 4.9点
たんぱく質 26.3g	カリウム 428mg	♥ 4.0
脂質 28.5g	コレステロール 886mg	♠ 0
炭水化物 3.9g	食物繊維 0.7g	♣ 0.1
食塩相当量 2.1g	添加糖分 1.0g	♦ 0.8

❽ マルゲリータ 662 kcal 8.3点
たんぱく質 25.4g	カリウム 422mg	♥ 1.7
脂質 22.2g	コレステロール 27mg	♠ 0
炭水化物 90.8g	食物繊維 4.8g	♣ 0.3
食塩相当量 2.9g	添加糖分 0g	♦ 6.3

❾ 揚げ出し豆腐 302 kcal 3.8点
たんぱく質 15.4g	カリウム 424mg	♥ 0
脂質 18.6g	コレステロール 2mg	♠ 1.9
炭水化物 16.1g	食物繊維 1.3g	♣ 0.1
食塩相当量 1.0g	添加糖分 2.0g	♦ 1.8

❿ 鶏唐揚げ 693 kcal 8.7点
たんぱく質 37.2g	カリウム 787mg	♥ 0.2
脂質 49.1g	コレステロール 263mg	♠ 5.3
炭水化物 21.3g	食物繊維 1.2g	♣ 0.2
食塩相当量 3.1g	添加糖分 0g	♦ 3.0

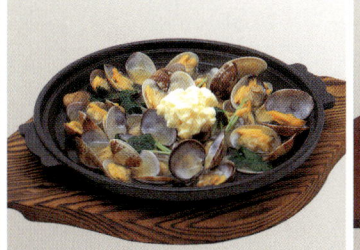

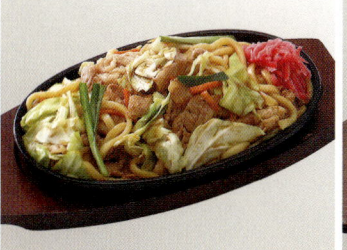

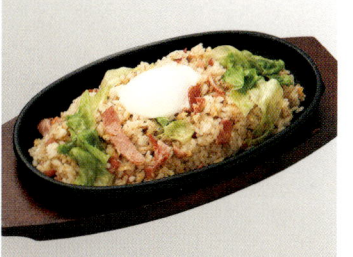

⓫ 海鮮サラダ 252 kcal 3.2点
たんぱく質 20.9g	カリウム 940mg	♥ 0
脂質 13.0g	コレステロール 141mg	♠ 1.5
炭水化物 13.0g	食物繊維 3.8g	♣ 0.5
食塩相当量 3.2g	添加糖分 0.6g	♦ 1.2

データはドレッシングを含んだ値

⓬ あさりバター 122 kcal 1.5点
たんぱく質 7.0g	カリウム 231mg	♥ 0
脂質 8.5g	コレステロール 65mg	♠ 0.4
炭水化物 3.9g	食物繊維 0g	♣ +
食塩相当量 2.9g	添加糖分 0g	♦ 1.1

⓭ 讃岐焼うどん 533 kcal 6.7点
たんぱく質 15.0g	カリウム 518mg	♥ 0
脂質 25.2g	コレステロール 21mg	♠ 0.7
炭水化物 59.6g	食物繊維 4.8g	♣ 0.6
食塩相当量 6.0g	添加糖分 0g	♦ 5.4

⓮ BLTチャーハン 834 kcal 10.4点
たんぱく質 23.7g	カリウム 378mg	♥ 1.9
脂質 36.3g	コレステロール 439mg	♠ 1.5
炭水化物 96.4g	食物繊維 1.1g	♣ 0.1
食塩相当量 3.7g	添加糖分 0g	♦ 6.9

庄や

材料表について
- 掲載メニューはいずれも「庄や」の東日本大型店舗（2013年10月時点のもの）メニューです。
- メーカーから提供された材料表を掲載しました。材料名は基本的にメーカー提供のものを生かしてあります。
- 調味料など詳細な材料、調理のさいに適宜使う油は省略しました。

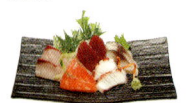

① 磯盛り 五種二貫盛り
まぐろ赤身
はまち
ボイルタコ
ルイベ（サーモン）
〆鯖
大根つま
水菜
人参
胡瓜
わさび

② 北海 活つぶ貝刺身
つぶ貝
大根つま
大葉
大根
タバホ（穂じそ）
人参
わさび

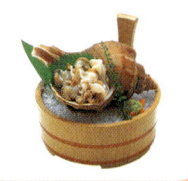

③ お新香盛り
白菜漬
千枚漬
茄子ビール漬
水菜漬
ワイン漬らっきょ

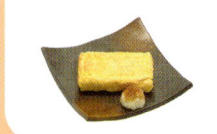

⑦ 出汁巻き玉子
玉子
白だしつゆ
出汁
大根おろし

④ 串焼き 盛り合せ（五本・塩）
鳥もも串
鶏ねぎ間串
つくね串
鳥なんこつ串
手羽串
焼きダレ
精粒塩
レモン

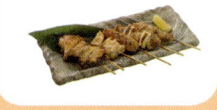

⑤ つくね串（一本・たれ）
つくね串
焼きタレ
レモン
精粒塩

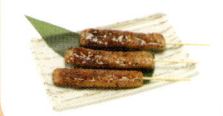

⑥ いか一夜干し
いか一夜干し
レモン
マヨネーズ
七味唐辛子

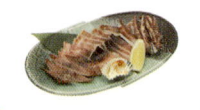

⑪ 海鮮サラダ
マグロ赤身
はまち
生イカ
ルイベ（サーモン）
ボイルタコ
味付いくら
水菜
赤パプリカ
黄パプリカ
レタス
トレビツ
胡瓜
ミニトマト
わさびドレッシング

⑧ マルゲリータ

- クラスト
- ピザソース
- 玉ねぎ
- トマト
- モッツァレラチーズ
- スイートバジル
- シュレッドチーズ
- オリーブオイル

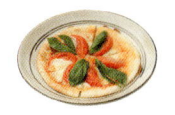

⑨ 揚げ出し豆腐

- 豆腐（もめん）
- 片栗粉
- 大根おろし
- おろし生姜
- 万能ねぎ
- 糸がき
- 天つゆ
- 揚げ油

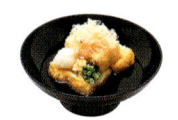

⑩ 鶏唐揚げ

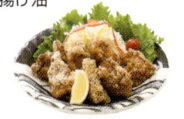

- とりもも正肉
- 漬け込みだれ
- キャベツ
- レモン
- ミニトマト
- グリンカール
- 赤パプリカ
- 黄パプリカ
- マヨネーズ
- 揚げ油

⑫ あさりバター

- あさり
- みつ葉
- バター（有塩）
- 白こしょう
- 吸地

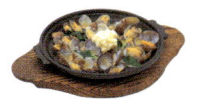

⑬ 讃岐焼うどん

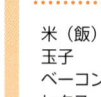

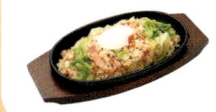

- 生讃岐うどん
- 豚小間肉
- キャベツ
- 玉ねぎ
- 人参
- ニラ
- 焼きうどんソース
- 鶏ガラスープ
- 精粒塩
- 白こしょう
- 紅生姜

⑭ BLTチャーハン

- 米（飯）
- 玉子
- ベーコン
- レタス
- 精粒塩
- 白こしょう
- 鶏ガラスープ
- 醤油
- 温泉玉子

column

アルコール飲料のデータ❶ （一般的な値）

ビール	グラス	81 kcal	1.0 点
	小ジョッキ	121 kcal	1.5 点
	中ジョッキ	202 kcal	2.5 点
	大ジョッキ	282 kcal	3.5 点
	中びん	208 kcal	2.6 点
黒ビール	中ジョッキ	232 kcal	2.9 点
発泡酒	中ジョッキ	227 kcal	2.8 点
ノンアルコールビール	小びん	0〜53 kcal	0〜0.7 点

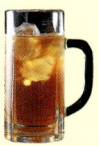

ウーロンハイ（焼酎 50㎖）	中ジョッキ	103 kcal	1.3 点
ハイボール（焼酎 50㎖）	中ジョッキ	119 kcal	1.5 点
生レモンサワー（焼酎 50㎖）	中ジョッキ	108 kcal	1.4 点
生グレープフルーツサワー（焼酎 50㎖）	中ジョッキ	126 kcal	1.6 点
梅酒ソーダ（梅酒 50㎖）	中ジョッキ	78 kcal	1.0 点
ホッピー 1本＋焼酎 50㎖		143 kcal	1.8 点

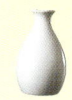

日本酒	1合	180 ㎖	196 kcal	2.5 点

『毎日の食事のカロリーガイド　改訂版』
『外食・デリカ・コンビニのカロリーガイド』（女子栄養大学出版部）を参考

やるき茶屋

やるき茶屋

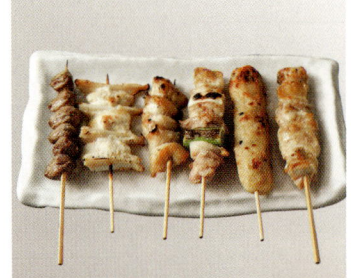

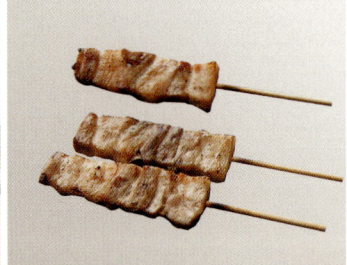

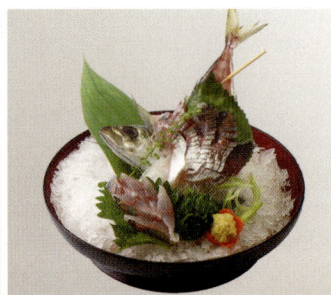

❶ 串焼き盛り合せ (6串) — 419 kcal — 5.2点
- たんぱく質 40.4g
- カリウム 594mg
- 脂質 23.7g
- コレステロール 271mg
- 炭水化物 7.4g
- 食物繊維 0.1g
- 食塩相当量 1.3g
- 添加糖分 0g

♥ 0 / ♦ 5.2 / ♣ + / ♠ 0

データはレモンを含んだ値

❷ 豚バラ串 (1串) — 132 kcal — 1.7点
- たんぱく質 4.6g
- カリウム 86mg
- 脂質 10.4g
- コレステロール 22mg
- 炭水化物 3.2g
- 食物繊維 0g
- 食塩相当量 0.6g
- 添加糖分 0g

♥ 0 / ♦ 1.7 / ♣ 0 / ♠ 0

データは1串あたり、レモンを含んだ値

❸ あじ姿造り — 62 kcal — 0.8点
- たんぱく質 9.6g
- カリウム 293mg
- 脂質 1.6g
- コレステロール 32mg
- 炭水化物 1.7g
- 食物繊維 0.9g
- 食塩相当量 0.2g
- 添加糖分 0g

♥ 0 / ♦ 0.6 / ♣ 0.2 / ♠ 0

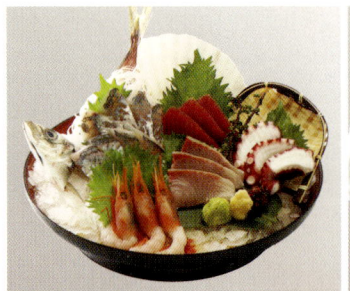

❹ 地蔵盛り五点盛り (2～3人前) — 313 kcal — 3.9点
- たんぱく質 41.0g
- カリウム 1133mg
- 脂質 10.9g
- コレステロール 149mg
- 炭水化物 10.2g
- 食物繊維 3.5g
- 食塩相当量 0.7g
- 添加糖分 0g

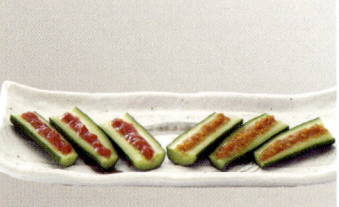

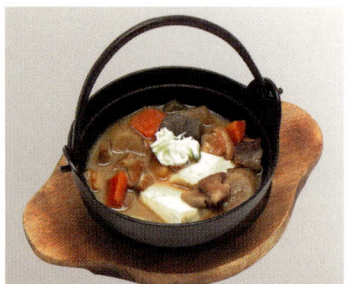

♥ 0 / ♦ 3.3 / ♣ 0.6 / ♠ 0

❺ 梅きゅう・もろきゅう — 60 kcal — 0.8点
- たんぱく質 2.0g
- カリウム 278mg
- 脂質 0.9g
- コレステロール 0mg
- 炭水化物 11.9g
- 食物繊維 1.9g
- 食塩相当量 1.6g
- 添加糖分 0g

♥ 0 / ♦ 0 / ♣ 0.2 / ♠ 0.6

❻ 豚もつ煮込み — 207 kcal — 2.6点
- たんぱく質 14.7g
- カリウム 441mg
- 脂質 9.1g
- コレステロール 53mg
- 炭水化物 12.3g
- 食物繊維 3.1g
- 食塩相当量 1.4g
- 添加糖分 2.0g

♥ 0 / ♦ 2.0 / ♣ 0.3 / ♠ 0.3

★各メニューの材料は78～79ページ

栄養データについて

- 掲載メニューはいずれも「やるき茶屋」大型店メニューです（2013年10月時点のもの）。
- 栄養データと四群別の点数はメーカーから提供された材料表をもとに算出した値です。
- 刺し身等につけるしょうゆなどの調味料のデータは含まれていません。

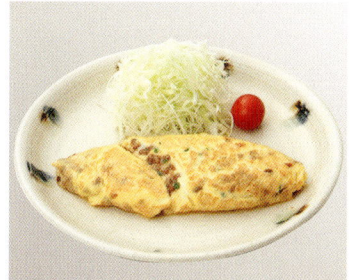

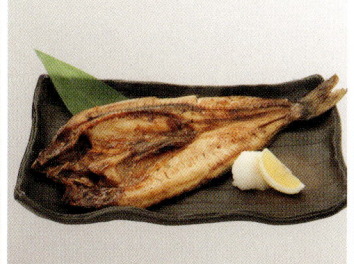

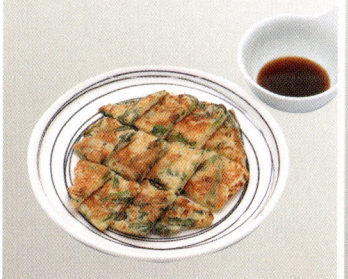

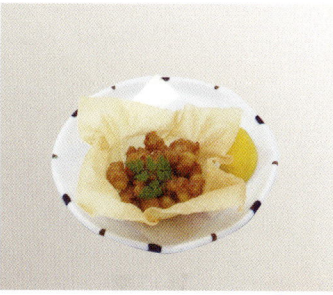

やるき茶屋

⑦ 納豆オムレツ　455 kcal　5.7点
- たんぱく質 29.5g
- 脂質 31.3g
- 炭水化物 10.8g
- 食塩相当量 2.3g
- カリウム 678mg
- コレステロール 557mg
- 食物繊維 4.3g
- 添加糖分 0g
- ♥ 2.6
- ♣ 1.3
- ♠ 0.1
- ♦ 1.7

⑧ ほっけ焼き　307 kcal　3.8点
- たんぱく質 38.4g
- 脂質 14.5g
- 炭水化物 2.3g
- 食塩相当量 3.6g
- カリウム 790mg
- コレステロール 172mg
- 食物繊維 0.5g
- 添加糖分 0g
- ♥ 0
- ♣ 3.7
- ♠ 0.1
- ♦ 0

⑨ ネギチヂミ　472 kcal　5.9点
- たんぱく質 9.8g
- 脂質 12.9g
- 炭水化物 79.9g
- 食塩相当量 4.2g
- カリウム 418mg
- コレステロール 2mg
- 食物繊維 4.6g
- 添加糖分 0g
- ♥ 0
- ♣ 0
- ♠ 0.4
- ♦ 5.5

⑩ 鶏ひざ軟骨揚げ　169 kcal　2.1点
- たんぱく質 15.0g
- 脂質 7.4g
- 炭水化物 10.5g
- 食塩相当量 2.3g
- カリウム 233mg
- コレステロール 32mg
- 食物繊維 0.1g
- 添加糖分 0g
- ♥ 0
- ♣ 0.7
- ♠ +
- ♦ 1.4

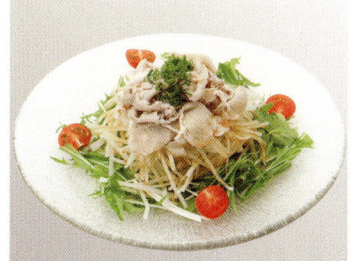

⑪ 豚しゃぶシャキシャキサラダ　283 kcal　3.5点
- たんぱく質 10.2g
- 脂質 17.6g
- 炭水化物 19.2g
- 食塩相当量 3.8g
- カリウム 787mg
- コレステロール 35mg
- 食物繊維 3.6g
- 添加糖分 0g
- ♥ 0
- ♣ 2.4
- ♠ 0.5
- ♦ 0.6

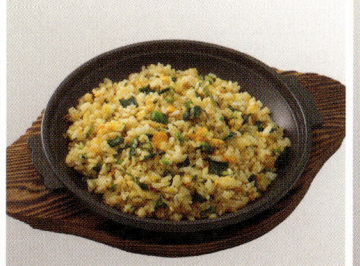

⑫ やるきチャーハン　672 kcal　8.4点
- たんぱく質 13.6g
- 脂質 23.5g
- 炭水化物 96.0g
- 食塩相当量 2.5g
- カリウム 368mg
- コレステロール 218mg
- 食物繊維 1.7g
- 添加糖分 0g
- ♥ 1.0
- ♣ 0
- ♠ 0.2
- ♦ 7.2

⑬ しじみラーメン　263 kcal　3.3点
- たんぱく質 10.8g
- 脂質 2.1g
- 炭水化物 48.0g
- 食塩相当量 6.7g
- カリウム 255mg
- コレステロール 22mg
- 食物繊維 2.8g
- 添加糖分 0g
- ♥ 0
- ♣ 0.4
- ♠ 0.1
- ♦ 2.8

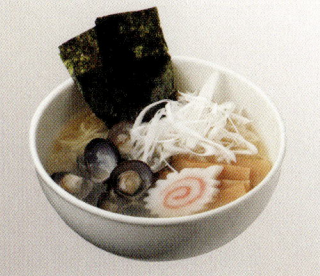

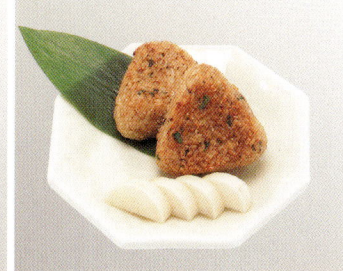

⑭ 焼おにぎり(1個)　221 kcal　2.8点
- たんぱく質 5.3g
- 脂質 3.1g
- 炭水化物 41.8g
- 食塩相当量 2.2g
- カリウム 110mg
- コレステロール 2mg
- 食物繊維 1.0g
- 添加糖分 0g
- ♥ 0
- ♣ +
- ♠ +
- ♦ 2.8

データは1個あたり

やるき茶屋

やるき茶屋

材料表について

- 掲載メニューはいずれも「やるき茶屋」大型店メニューです（2013年10月時点のもの）。
- メーカーから提供された材料表を掲載しました。材料名は基本的にメーカー提供のものを生かしてあります。
- 調味料など詳細な材料、調理のさいに適宜使う油は省略しました。

① 串焼き盛り合せ（6串）

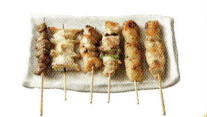

- もも串
- ボン尻串
- 砂肝串
- 鶏ネギ間串
- 鳥軟骨串
- つくね串（合鴨入）
- 焼きだれ
- 食塩
- レモン

② 豚バラ串（1串）

- 豚バラ串
- 焼きタレ
- 食塩
- レモン

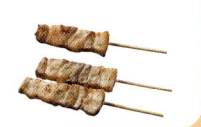

③ あじ姿造り

- あじ
- 大根つま
- 大葉
- タバホ（穂じそ）
- 人参
- 万能ねぎ
- おろし生姜
- 大根

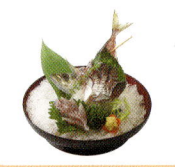

⑦ 納豆オムレツ

- 生玉子
- 粒納豆
- 万能ねぎ
- サウザンドレ
- 精粒塩
- バター（有塩）
- キャベツ（千切）
- ミニトマト

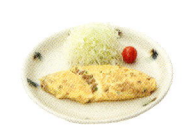

④ 地蔵盛り 五点盛り（2～3人前）

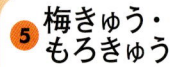

- あじ
- まぐろ
- ハマチ
- ボイルタコ
- 甘エビ
- 大根つま
- 大葉
- タバホ（穂じそ）
- 人参
- わさび
- 大根

⑤ 梅きゅう・もろきゅう

- きゅうり
- 梅肉
- もろ味噌

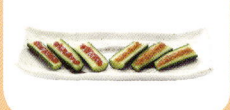

⑥ 豚もつ煮込み

- 豚もつ
- ごぼう
- 黒こんにゃく
- 大根
- 人参
- 豆腐（もめん）
- にんにく
- 生姜
- 鷹の爪
- 味噌
- 醤油
- 長ねぎ

⑪ 豚しゃぶ シャキシャキサラダ

- 豚バラスライス
- 大根千切
- 水菜
- ミニトマト
- 万能ねぎ
- 青しそドレッシング

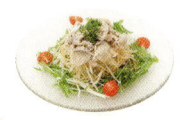

⑧ ほっけ焼き

しまほっけ
大根おろし
レモン

⑨ ネギチヂミ

チヂミの粉
水
ニラ
長ねぎ
油淋ソース

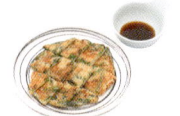

⑩ 鶏ひざ軟骨揚げ

鶏ひざ軟骨
【下味】
　塩
　こしょう
　にんにくおろし
　生姜おろし
　だしの素
　白だし
　醤油
　コチュジャン
　ごま油
【付け合せ】
　春巻の皮（揚げ）
　チャービル
　レモン

⑫ やるきチャーハン

白飯（炊き上がり）
生玉子
セロリ
レタス
大根
醤油
だしの素
食塩
白こしょう

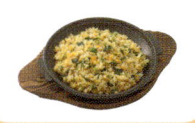

⑬ しじみラーメン

しじみ
ラーメン
地鶏でとった
　塩ちゃんこ出汁
なると
メンマ
長ねぎ
焼きのり

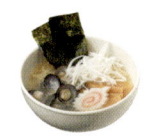

⑭ 焼おにぎり (1個)

合わせご飯
白飯
いりゴマ
大葉
上削り節
だしの素
白だし
醤油
大根漬

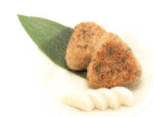

---

column

アルコール飲料のデータ ❷ (一般的な値)

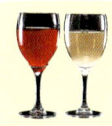

ワイン	グラス赤	100 mℓ	73 kcal	0.9 点
	グラス白	100 mℓ	73 kcal	0.9 点
	カラフェ	500 mℓ	365 kcal	4.6 点

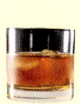

ウイスキー	30 mℓ	69 kcal	0.9 点
焼酎 25度	50 mℓ	73 kcal	0.9 点
焼酎 35度	50 mℓ	103 kcal	1.3 点
泡盛 25度	50 mℓ	72 kcal	0.9 点
ジン	30 mℓ	80 kcal	1.0 点
ウォッカ	30 mℓ	68 kcal	0.9 点
梅酒	50 mℓ	78 kcal	1.0 点

紹興酒	50 mℓ	64 kcal	0.8 点
マッコリ	150 mℓ	63 kcal	0.8 点

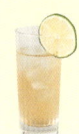

カシスソーダ	200 mℓ	100 kcal	1.3 点
ジントニック	200 mℓ	148 kcal	1.9 点
カンパリオレンジ	200 mℓ	170 kcal	2.1 点
モスコミュール	200 mℓ	157 kcal	2.0 点

『毎日の食事のカロリーガイド　改訂版』
『外食・デリカ・コンビニのカロリーガイド』（女子栄養大学出版部）を参考

銀座ライオン

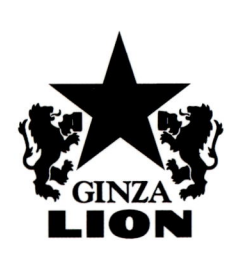

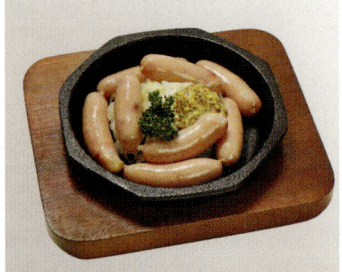

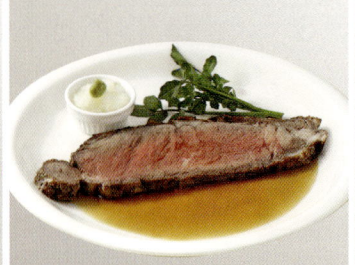

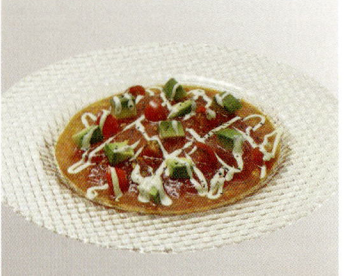

GINZA LION

★各メニューの材料は82〜83ページ

栄養データについて

- 栄養データはメーカーから提供された材料表（2013年7月時点のもの）から算出した値です。
- 栄養データは若干の誤差を生じることがあります。商品内の内容変更に伴い、栄養データも変わることがあります。
- 四群別の点数は、メーカーから提供された材料表をもとに算出しました。
- 店舗によって盛り付けや価格が異なったり、取り扱いのないメニューもあります。

❶ 黒豚ソーセージ　455 kcal　5.7点
- たんぱく質 17.2g
- 脂質 39.9g
- 炭水化物 7.0g
- 食塩相当量 3.5g
- カリウム 326mg
- コレステロール 68mg
- 食物繊維 0.8g
- 添加糖分 0g
- ♥ 0
- ♦ 4.8
- ♣ 0.1
- ◆ 0.8

❷ 銀座ローストビーフ（和風ソース）　196 kcal　2.5点
- たんぱく質 22.2g
- 脂質 9.6g
- 炭水化物 3.1g
- 食塩相当量 2.2g
- カリウム 452mg
- コレステロール 67mg
- 食物繊維 0.5g
- 添加糖分 0g
- ♥ 0
- ♦ 2.3
- ♣ +
- ◆ 0.2

❸ マグロカルパッチョ　213 kcal　2.7点
- たんぱく質 21.5g
- 脂質 10.2g
- 炭水化物 8.5g
- 食塩相当量 2.9g
- カリウム 620mg
- コレステロール 40mg
- 食物繊維 1.5g
- 添加糖分 0g
- ♥ 0
- ♦ 1.1
- ♣ 0.6
- ◆ 1.0

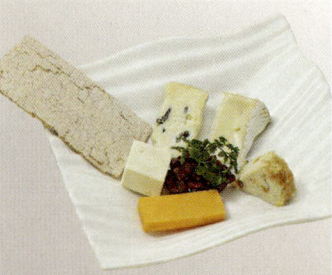

❹ チーズの盛合せ　281 kcal　3.5点
- たんぱく質 10.9g
- 脂質 19.7g
- 炭水化物 15.2g
- 食塩相当量 1.2g
- カリウム 161mg
- コレステロール 56mg
- 食物繊維 0.7g
- 添加糖分 0g
- ♥ 2.7
- ♦ 0
- ♣ 0.4
- ◆ 0.4

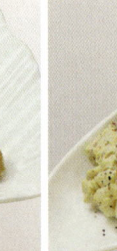

❺ 生ビール好きのポテトサラダ　307 kcal　3.8点
- たんぱく質 5.5g
- 脂質 19.0g
- 炭水化物 28.9g
- 食塩相当量 2.2g
- カリウム 621mg
- コレステロール 26mg
- 食物繊維 1.9g
- 添加糖分 0g
- ♥ 0
- ♦ 0.6
- ♣ 1.2
- ◆ 2.0

❻ ムール貝のワイン蒸し　170 kcal　2.1点
- たんぱく質 21.0g
- 脂質 2.9g
- 炭水化物 8.6g
- 食塩相当量 2.8g
- カリウム 537mg
- コレステロール 94mg
- 食物繊維 0.4g
- 添加糖分 0g
- ♥ 0
- ♦ 1.7
- ♣ 0.1
- ◆ 0.3

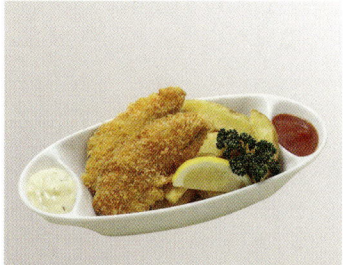

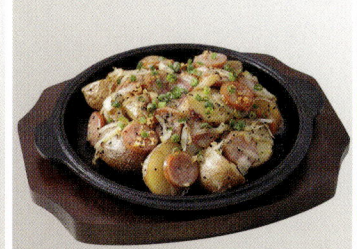

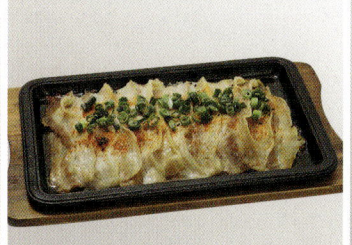

銀座ライオン

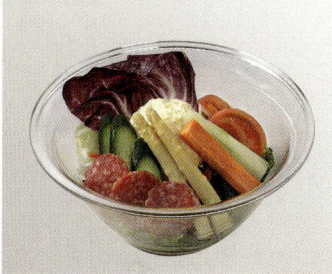

⑦ フィッシュ＆チップス　589 kcal　7.4点
- たんぱく質 16.5g
- 脂質 36.8g
- 炭水化物 46.0g
- 食塩相当量 1.5g
- カリウム 1009mg
- コレステロール 94mg
- 食物繊維 3.9g
- 添加糖分 0g
- ♠ 0.1
- ♥ 0.6
- ♦ +
- ♣ 6.7

⑧ ポテトとソーセージのガーリック炒め　620 kcal　7.8点
- たんぱく質 12.1g
- 脂質 44.4g
- 炭水化物 43.1g
- 食塩相当量 2.4g
- カリウム 1065mg
- コレステロール 34mg
- 食物繊維 3.7g
- 添加糖分 0g
- ♠ 0
- ♥ 2.6
- ♦ 2.3
- ♣ 2.9

⑨ 黒豚ばら肉の柚子胡椒焼き　463 kcal　5.8点
- たんぱく質 17.7g
- 脂質 39.5g
- 炭水化物 6.5g
- 食塩相当量 2.6g
- カリウム 454mg
- コレステロール 67mg
- 食物繊維 3.0g
- 添加糖分 0g
- ♠ 0
- ♥ 4.6
- ♦ 0.4
- ♣ 0.8

⑩ コンビネーションサラダ　204 kcal　2.6点
- たんぱく質 8.9g
- 脂質 13.1g
- 炭水化物 14.3g
- 食塩相当量 1.2g
- カリウム 697mg
- コレステロール 134mg
- 食物繊維 3.5g
- 添加糖分 0g
- ♠ 0.5
- ♥ 0.6
- ♦ 0.8
- ♣ 0.7

データはドレッシングを含まない値

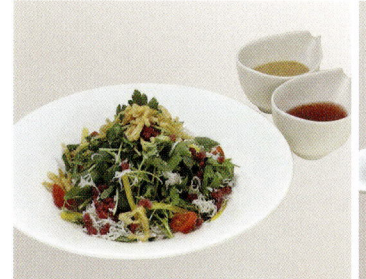

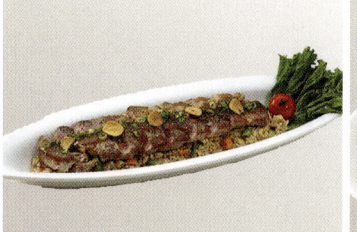

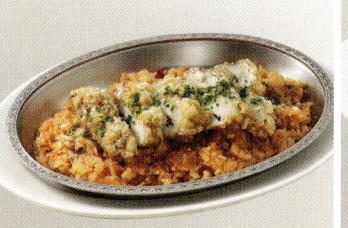

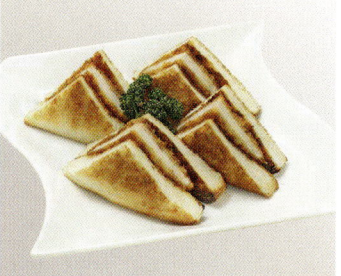

⑪ 10品目の和風サラダ　73 kcal　0.9点
- たんぱく質 5.2g
- 脂質 3.2g
- 炭水化物 10.1g
- 食塩相当量 1.6g
- カリウム 500mg
- コレステロール 24mg
- 食物繊維 3.2g
- 添加糖分 0g
- ♠ 0
- ♥ 0.4
- ♦ 0
- ♣ 0.5

データはドレッシングを含まない値

⑫ ステーキガーリックピラフ　974 kcal　12.2点
- たんぱく質 25.1g
- 脂質 49.4g
- 炭水化物 98.8g
- 食塩相当量 3.3g
- カリウム 564mg
- コレステロール 59mg
- 食物繊維 1.9g
- 添加糖分 0g
- ♠ 0
- ♥ 3.7
- ♦ 0.3
- ♣ 8.2

⑬ ビヤホールのチキンライス　834 kcal　10.4点
- たんぱく質 24.1g
- 脂質 32.1g
- 炭水化物 104.0g
- 食塩相当量 3.1g
- カリウム 571mg
- コレステロール 99mg
- 食物繊維 1.6g
- 添加糖分 0g
- ♠ 0.1
- ♥ 2.5
- ♦ 0.2
- ♣ 7.6

⑭ 揚げたてカツサンド　704 kcal　8.8点
- たんぱく質 28.7g
- 脂質 38.5g
- 炭水化物 55.6g
- 食塩相当量 5.5g
- カリウム 561mg
- コレステロール 103mg
- 食物繊維 2.4g
- 添加糖分 0g
- ♠ 0.2
- ♥ 3.3
- ♦ +
- ♣ 5.3

銀座ライオン

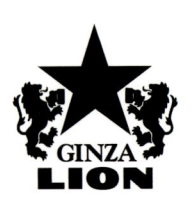

① 黒豚ソーセージ

黒豚ソーセージ	8本
サラダ油	5g
ザワークラウト	30g
パセリ	
粒マスタード	10g

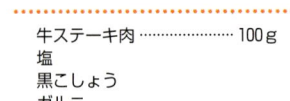

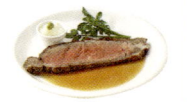

② 銀座ローストビーフ（和風ソース）

牛ステーキ肉	100g
塩	
黒こしょう	
ガルニ	
わさび	3g
大根おろし	20g
クレソン	
ローストビーフソース	36ml

③ マグロカルパッチョ

キハダマグロ	1パック
アボカド（さいの目切り）	8個
ミニトマト（カットしたもの）	8個
わさびマヨネーズタイプ	8g
黒こしょう	適宜
特製まぐろソース	35ml

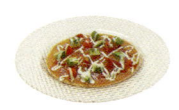

④ チーズの盛合せ

ブルーチーズ	1個
チェダーチーズ	1切れ
ナッツ＆フルーツチーズ	1個
カマンベールチーズ	1個
クリームチーズ	1切れ
クリスピーシン	1枚
クランベリー（乾燥）	10g
チャービル	

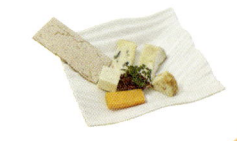

⑤ 生ビール好きのポテトサラダ

合わせポテトサラダ	150g
グリーンリーフ	10g
カブリクリスピーシン	1枚
パプリカパウダー	適宜
黒こしょう	適宜

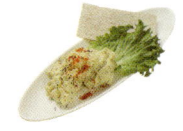

⑥ ムール貝のワイン蒸し

ムール貝	20～25粒
セロリ	
にんにくの薄切り	5g
ワイン	30ml

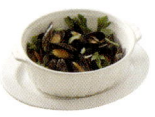

材料表について

● メーカーから提供された材料表を掲載しました。材料名はメーカーから提供された材料表（2013年7月時点のもの）を参考に、一般的な名称で記載しました。

● 分量は大まかな値で、細かな配合は省略しています。

● 商品の内容変更に伴い、材料も変わることがあります。

銀座ライオン

❼ フィッシュ&チップス

- 真ダラ …………………… 60 g
- 塩こしょう ……………… 少量
- フライ衣
- フレンチポテト ………… 100 g
- 油 ………………………… 適宜
- トマトケチャップ ……… 20 g
- タルタルソース ………… 20 g
- パセリ
- レモン
- モルトビネガー ………… 10 g

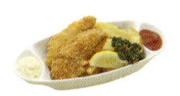

❽ ポテトとソーセージのガーリック炒め

- じゃが芋 ………………… 100 g
- 油 ………………………… 適宜
- チョリソー ……………… 40 g
- にんにく ………………… 3 g
- 玉ねぎ …………………… 40 g
- ベーコン ………………… 20 g
- 塩 ………………………… 少量
- こしょう ………………… 少量
- フライドガーリック（粗びき） … 少量
- 青ねぎ …………………… 5 g

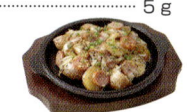

❾ 黒豚ばら肉の柚子胡椒焼き

- 豚バラ肉 ………………… 8 枚
- 塩こしょう ……………… 適宜
- もやし …………………… 180 g
- もやし用調味料 ………… 5 g
- 油
- 七味唐辛子 ……………… 少量
- 青ねぎ …………………… 5 g
- 柚子こしょうソース …… 30 g

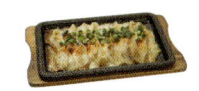

❿ コンビネーションサラダ

- レタス …………………… 120 g
- トレビス ………………… 10 g
- トマト
- きゅうり
- セロリ
- ホワイトアスパラガス
- ポテトサラダ …………… 30 g
- 卵サラダ ………………… 30 g
- パプリカ（赤、黄）
- ※ドレッシングは数種類から選ぶ

⓫ 10品目の和風サラダ

- 水菜 ……………………… 50 g
- 三つ葉 …………………… 10 g
- 玉ねぎ・紫玉ねぎ ……… 60 g
- 大葉 ……………………… 2 枚
- パプリカ（黄） ………… 10 g
- ミニトマト ……………… 1 個
- 油揚げ …………………… 5 g
- 梅チップ ………………… 10 g
- シラス干し ……………… 10 g
- ※ドレッシングは数種類から選ぶ

⓬ ステーキガーリックピラフ

- 牛サーロインステーキ肉
- ミニトマト ……………… 1 個
- ガーリックピラフ ……… 270 g
- 焼き油
- 青ねぎ …………………… 5 g
- 大根おろしソース ……… 20 g
- フライドガーリック
- グリーンリーフ

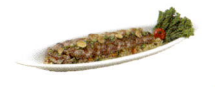

⓭ ビヤホールのチキンライス

- 竜田揚げ ………………… 1 個
- チキンライスソース
- ごはん …………………… 250 g
- パルメザンチーズ ……… 少量
- パセリ
- 油（炒め油、揚げ油）

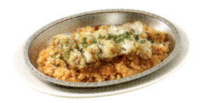

⓮ 揚げたてカツサンド

- パン ……………………… 2 枚
- ロースカツ ……………… 1 枚
- 中濃ソース ……………… 50 g
- マスタード ……………… 20 g
- パセリ
- 揚げ油

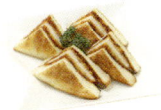

83

メニュー選びの参考に… 居酒屋メニューの賢い食べ方

お酒の飲みすぎ、肥満、糖尿病は脂肪肝の3大要因といわれています。
食べすぎや飲みすぎが続くと、代謝されない脂肪が肝臓にたまり脂肪肝になります。
肝炎などの発病率も高くなるので、肝臓をいたわるおつまみの選択術を覚え、お酒とじょうずにつき合いましょう。

賢い食べ方のポイント① エネルギーをなるべくおさえる

85ページのメニュー例はどちらも鶏肉の料理を選んでいますが、「Aエネルギーの高い組み合わせ」は皮つきの鶏肉を揚げているので、「Bエネルギーの低い組み合わせ」の焼きとりの倍ぐらいのエネルギーになっています。から揚げでも皮の部分を残せば、エネルギーをおさえられます。

賢い食べ方のポイント② 主菜は低脂肪のものを選ぶ

焼きとりを食べるなら、ささ身、レバー、砂肝などが低エネルギー、低脂肪でおすすめです。反対に皮や手羽先などは高エネルギー、高脂肪なので要注意です。味つけはたれよりは塩のほうが低エネルギーです。そのほかの料理では、刺し身や焼き魚、煮魚、冷ややっこも低脂肪メニューでおすすめです。

賢い食べ方のポイント③ 良質のたんぱく質、ビタミン類をしっかりとる

良質のたんぱく質を含んでいるのは第1群、第2群の食品です。脂質が少なく低エネルギーの食材を覚えておいて、油を使っていない調理法のメニューを選びます。

ビタミン類がとれるのは第3群の野菜、芋類です。85ページの「Aエネルギーの高い組み合わせ例」のポテトサラダはマヨネーズが多く高エネルギーなうえ、ビタミン類はあまりとれません。フライドポテトもビタミン類はほとんど期待できません。芋は煮物や蒸し料理ならビタミン類がとれます。

ビタミン類をとるなら青菜、かぼちゃ、ブロッコリーなど緑黄色野菜を使ったメニューです。お浸しやごまあえ、煮物、いため物などで、緑黄色野菜をできれば60g以上とりたいものです。

賢い食べ方のポイント④ 最後の〆はがまんして

お酒を飲むと食欲が出るので、最後にめん類やごはん物が食べたくなりますが、食べてしまうと1000kcal以上になってしまいます。お酒を飲んだら〆のめんやごはんものはじっと我慢して。甘いデザートも同様です。

賢い食べ方のポイント⑤ 塩分にも気をつけましょう

酒のつまみは濃い味で、塩分が多いので、刺し身などにつけるしょうゆはできるだけ少量にしましょう。また、干物、塩辛、魚卵（いくらなど）、漬物なども塩分が高いので、控えておくほうが安心です。

Ⓐ エネルギーの**高い**組み合わせ例

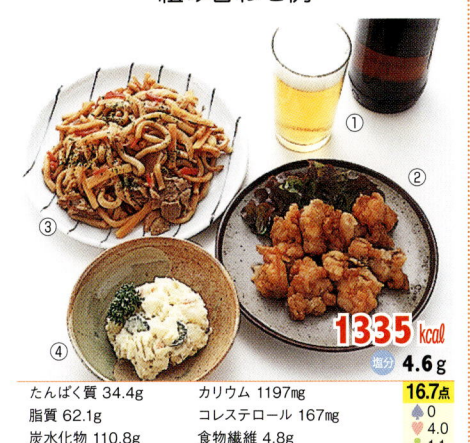

1335 kcal　塩分 **4.6 g**　**16.7点**

たんぱく質 34.4g	カリウム 1197mg
脂質 62.1g	コレステロール 167mg
炭水化物 110.8g	食物繊維 4.8g
食塩相当量 4.6g	添加糖分 0g

- ♥ 0
- ♠ 4.0
- ♣ 1.1
- ♦ 11.6

各料理のデータとエネルギーを減らすくふう

①ビール大びん（633ml）　**253 kcal**　塩分 **0 g**
　➡ ハイボール中ジョッキにすると **−134 kcal**

②鶏のから揚げ　**342 kcal**　塩分 **1.1 g**
（小さめ6〜7個）➡ から揚げの皮をとれば **−117 kcal**

③焼きうどん　**534 kcal**　塩分 **2.5 g**
　➡ おにぎり（サケ1個）にすると **−345 kcal**

④ポテトサラダ　**206 kcal**　塩分 **1.0 g**
　➡ 青菜のごまあえにすると **−123 kcal**

Ⓑ エネルギーの**低い**組み合わせ例

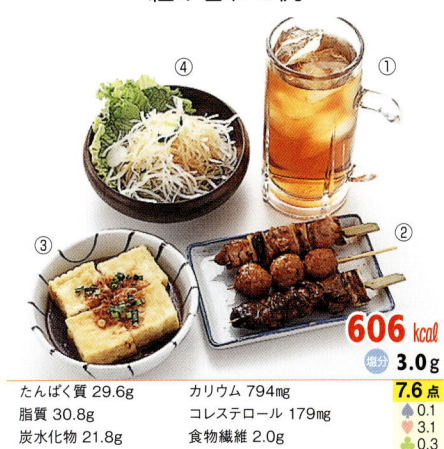

606 kcal　塩分 **3.0 g**　**7.6点**

たんぱく質 29.6g	カリウム 794mg
脂質 30.8g	コレステロール 179mg
炭水化物 21.8g	食物繊維 2.0g
食塩相当量 3.0g	添加糖分 4.8g

- ♥ 0.1
- ♠ 3.1
- ♣ 0.3
- ♦ 4.1

各料理のデータとエネルギーを減らすくふう

①ウーロンハイ中ジョッキ　**103 kcal**　塩分 **0 g**

②焼きとり・たれ3本　**166 kcal**　塩分 **1.1 g**
（ねぎま、つくね、レバー）
　➡ 焼きとり・塩3本（ささ身、砂肝、レバー）にすると **−52 kcal**

③揚げ出し豆腐　**242 kcal**　塩分 **1.3 g**
　➡ 冷ややっこにすると **−122 kcal**

④大根サラダ　**95 kcal**　塩分 **0.6 g**

お酒の賢い選び方

　痛風の心配がある人は、プリン体を多く含むものを控えましょう。プリン体が多いものといえばビールですが、ビール以外のお酒にもプリン体は含まれています。また、痛風はエネルギーの代謝異常なので、アルコール類を飲みすぎれば病状を悪化させます。
　メタボリックシンドロームや糖尿病の改善でも、お酒の種類ではなく、どれだけ飲むかが問題です。量がコントロールしやすいのは、焼酎やウイスキーなどをうすめに作ってゆっくり飲む方法です。適量をおいしく楽しく飲むことを心がけましょう。

お酒に含まれるプリン体の量

お酒の種類	100mlあたりのプリン体量	概量あたりのプリン体量
ビール	3.3〜8.4 mg	1杯300mlで9.9〜25.2 mg
地ビール	4.6〜16.7 mg	1杯300mlで13.8〜50.1 mg
発泡酒	2.8〜3.9 mg	1缶350mlで9.8〜13.7 mg
発泡酒（プリン体カット）	0.1 mg	1缶350mlで0.4 mg
低アルコールまたはノンアルコールビール	2.8〜13.0 mg	1びん334mlで9.4〜43.4 mg
ウイスキー	0.1 mg	1杯30mlで微量
ブランデー	0.4 mg	1杯30mlで0.1 mg
焼酎（25%）	0 mg（微量）	1杯30mlで微量
日本酒	1.2 mg	1合180mlで2.2 mg
ワイン	0.4 mg	1杯100mlで0.4 mg

『食品成分表2013』（女子栄養大学出版部）を参考

カレーハウス CoCo 壱番屋

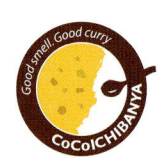

CURRY HOUSE CoCo 壱番屋

★各メニューの材料は88〜89ページ

栄養データについて

● エネルギーと食塩相当量はメーカーから提供されたデータです（2013年9月13日時点のもの）。それ以外の栄養データは商品を購入し、計量して算出した値です。
● ライスの量は一部のメニューを除き、200gから100g単位で変更できます（89ページ参照）。
● メニューによってはビーフソース、ハッシュドビーフソース、甘口ポークソースに変更できます（89ページ参照）。
● サラダの野菜は予告なく変更する場合があります。ドレッシングは3種類から選べます（89ページ参照）。
● メニューは随時変更されます。最新の情報はメーカーホームページを参照してください。

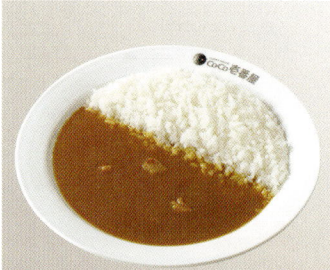

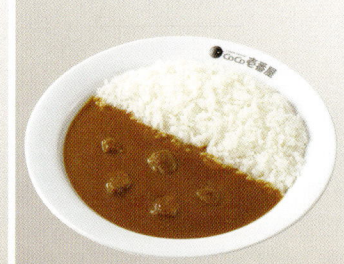

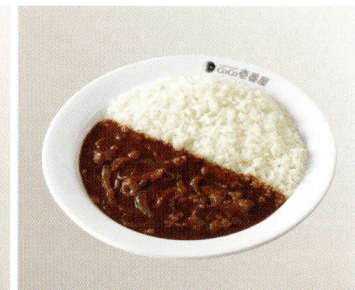

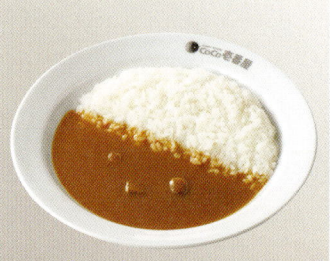

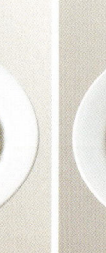

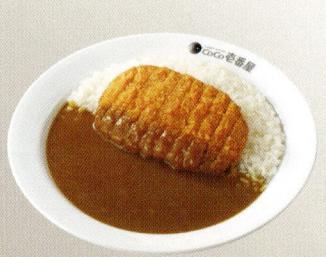

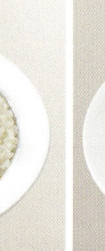

① ポークカレー　748 kcal

たんぱく質 11.3g	カリウム 242mg
脂質 19.6g	コレステロール 13mg
炭水化物 126.1g	食物繊維 2.3g
食塩相当量 3.2g	添加糖分 0g

9.4点　♥ 0　◆ 0.3　♣ +　♠ 9.1

ライス300g、辛さ普通の場合

② ビーフカレー　863 kcal

たんぱく質 18.4g	カリウム 366mg
脂質 28.6g	コレステロール 40mg
炭水化物 125.4g	食物繊維 2.3g
食塩相当量 3.1g	添加糖分 0g

10.8点　♥ 0　◆ 1.5　♣ +　♠ 9.3

ライス300g、辛さ普通の場合

③ ハッシュドビーフ　856 kcal

たんぱく質 14.1g	カリウム 222mg
脂質 30.4g	コレステロール 29mg
炭水化物 124.6g	食物繊維 1.7g
食塩相当量 2.8g	添加糖分 0g

10.7点　♥ 0　◆ 1.6　♣ +　♠ 9.1

ライス300gの場合

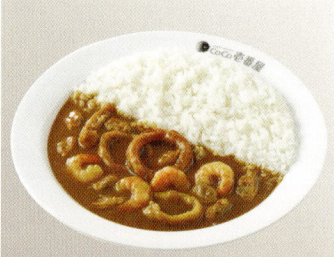

④ 甘口ポークカレー　728 kcal

たんぱく質 11.1g	カリウム 232mg
脂質 18.0g	コレステロール 13mg
炭水化物 124.7g	食物繊維 2.2g
食塩相当量 2.9g	添加糖分 0g

9.1点　♥ 0　◆ 0.3　♣ +　♠ 8.8

ライス300gの場合

⑤ ロースカツカレー　1097 kcal

たんぱく質 28.6g	カリウム 512mg
脂質 45.7g	コレステロール 83mg
炭水化物 133.8g	食物繊維 2.7g
食塩相当量 3.7g	添加糖分 0g

13.7点　♥ 0.1　◆ 2.9　♣ +　♠ 10.7

ライス300g、ポークソース、辛さ普通の場合

⑥ 海の幸カレー　869 kcal

たんぱく質 29.7g	カリウム 457mg
脂質 22.8g	コレステロール 192mg
炭水化物 129.1g	食物繊維 2.4g
食塩相当量 3.9g	添加糖分 0g

10.9点　♥ 0　◆ 1.4　♣ +　♠ 9.5

ライス300g、ポークソース、辛さ普通の場合

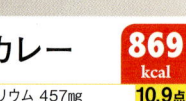

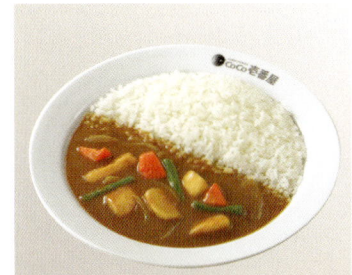

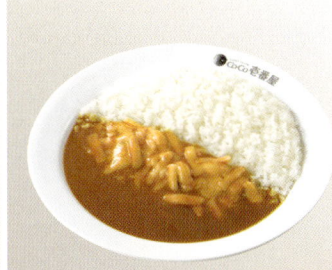

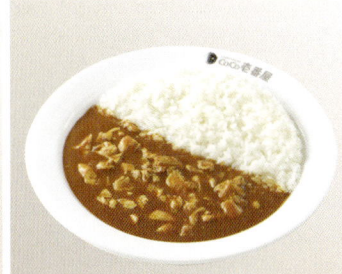

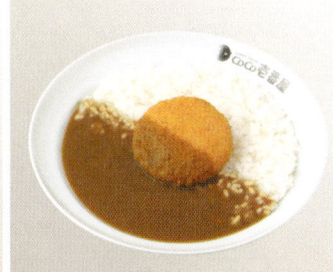

カレーハウス CoCo 壱番屋

❼ やさいカレー
826 kcal / 10.3点
- たんぱく質 13.1g
- 脂質 19.7g
- 炭水化物 144.1g
- 食塩相当量 3.2g
- カリウム 669mg
- コレステロール 13mg
- 食物繊維 4.4g
- 添加糖分 0g

♠ 0
♥ 0.3
+ 0.9
♣ 9.1

ライス300g、ポークソース、辛さ普通の場合

❽ チーズカレー
940 kcal / 11.8点
- たんぱく質 23.5g
- 脂質 34.6g
- 炭水化物 126.7g
- 食塩相当量 4.0g
- カリウム 278mg
- コレステロール 51mg
- 食物繊維 2.3g
- 添加糖分 0g

♠ 2.4
♥ 0.3
+
♣ 9.1

ライス300g、ポークソース、辛さ普通の場合

❾ チキンにこみカレー
851 kcal / 10.6点
- たんぱく質 21.8g
- 脂質 25.8g
- 炭水化物 126.1g
- 食塩相当量 3.7g
- カリウム 404mg
- コレステロール 56mg
- 食物繊維 2.3g
- 添加糖分 0g

♠ 0
♥ 1.5
+
♣ 9.1

ライス300g、ポークソース、辛さ普通の場合

❿ ハーフクリームコロッケカレー
561 kcal / 7.0点
- たんぱく質 9.8g
- 脂質 20.5g
- 炭水化物 81.2g
- 食塩相当量 2.5g
- カリウム 264mg
- コレステロール 8mg
- 食物繊維 1.3g
- 添加糖分 0g

♠ 0
♥ 0.2
+
♣ 6.8

ライス150g、ポークソース、辛さ普通の場合

⓫ スクランブルエッグカレー
893 kcal / 11.2点
- たんぱく質 20.5g
- 脂質 30.7g
- 炭水化物 126.3g
- 食塩相当量 3.8g
- カリウム 339mg
- コレステロール 328mg
- 食物繊維 2.3g
- 添加糖分 0g

♠ 1.4
♥ 0.3
+
♣ 9.5

ライス300g、ポークソース、辛さ普通の場合

⓬ なすとほうれん草のカレードリア
474 kcal / 5.9点
- たんぱく質 12.5g
- 脂質 15.7g
- 炭水化物 68.5g
- 食塩相当量 2.4g
- カリウム 608mg
- コレステロール 21mg
- 食物繊維 3.7g
- 添加糖分 0g

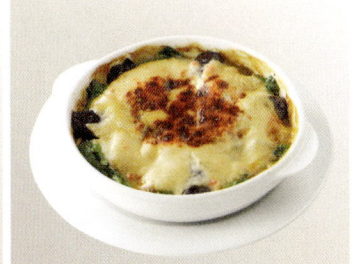

♠ 0
♥ 0.1
+ 0.2
♣ 4.5

とり扱っていない店舗があります

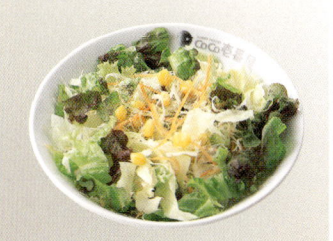

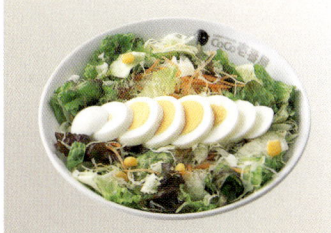

⓭ ヤサイサラダ
19 kcal / 0.2点
- たんぱく質 0.8g
- 脂質 0.1g
- 炭水化物 4.2g
- 食塩相当量 0g
- カリウム 148mg
- コレステロール 0mg
- 食物繊維 1.3g
- 添加糖分 0g

♠ 0
♥ 0
+ 0.2
♣ 0

データはドレッシングを含まない値

⓮ タマゴサラダ
101 kcal / 1.3点
- たんぱく質 7.7g
- 脂質 5.6g
- 炭水化物 4.4g
- 食塩相当量 0.3g
- カリウム 212mg
- コレステロール 228mg
- 食物繊維 1.3g
- 添加糖分 0g

♠ 1.1
♥ 0.2
+
♣ 0

データはドレッシングを含まない値

87

カレーハウス CoCo壱番屋

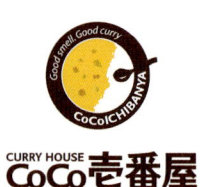

① ポークカレー
ライス　300g
ポークソース
（豚肉、玉ねぎ、人参）

② ビーフカレー
ライス　300g
ビーフソース
（牛肉、玉ねぎ、トマト、人参）

③ ハッシュドビーフ
ライス　300g
ハッシュドビーフ
（牛肉、玉ねぎ）

⑦ やさいカレー
ライス　300g
ポークソース
（豚肉、玉ねぎ、人参）
じゃがいも
いんげん
人参
玉ねぎ

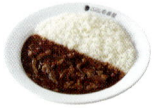

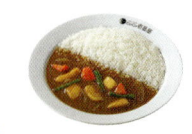

④ 甘口ポークカレー
ライス　300g
甘口ポークソース
（豚肉、玉ねぎ、人参）

⑤ ロースカツカレー
ライス　300g
ポークソース
（豚肉、玉ねぎ、人参）
ロースカツ

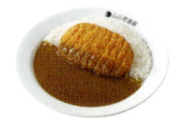

⑥ 海の幸カレー
ライス　300g
ポークソース
（豚肉、玉ねぎ、人参）
むきえび
イカフライ
あさり

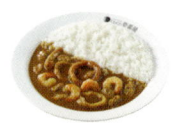

⑪ スクランブルエッグカレー
ライス　300g
ポークソース
（豚肉、玉ねぎ、人参）
スクランブルエッグ

材料表について
- ライス以外はおもな材料名のみ表記しています。
- サラダの野菜は87ページの写真のものです。予告なく変更する場合があります。
- 商品の内容変更に伴い、材料も変わることがあります。

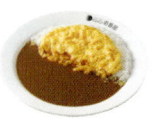

8 チーズカレー
ライス　300g
ポークソース
（豚肉、玉ねぎ、人参）
チーズ

9 チキンにこみカレー
ライス　300g
ポークソース
（豚肉、玉ねぎ、人参）
チキンにこみ

10 ハーフクリームコロッケカレー
ライス　150g
ポークソース
（豚肉、玉ねぎ、人参）
クリームコロッケ
（カニ入り）

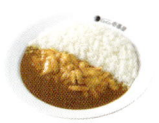

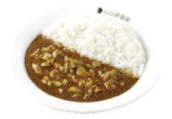

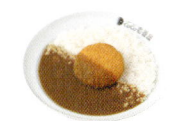

12 なすとほうれん草のカレードリア
ライス　150g
ポークソース
（豚肉、玉ねぎ、人参）
ほうれん草
ドリアシート
なす

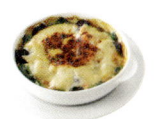

13 ヤサイサラダ
レタス
サニーレタス
キャベツ
人参
コーン

14 タマゴサラダ
ゆでたまご
レタス
サニーレタス
キャベツ
人参
コーン

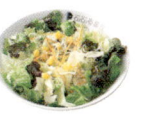

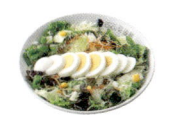

CURRY HOUSE CoCo壱番屋

ライス普通盛り 300g

ライスの量を変えると…

			普通盛りと比べて
普通盛り	(300g)	504 kcal	
小盛り	(200g)	336 kcal	−168 kcal
大盛り	(400g)	672 kcal	+168 kcal
大盛り	(500g)	840 kcal	+336 kcal

ロースカツカレーの場合（ライス普通盛り 300g）

カレーソースのバリエーション

			ポークソースと比べて	
ポークソース	1097 kcal	塩分 3.7g		
ビーフソース	1212 kcal	塩分 3.7g	+115 kcal	塩分 同じ
ハッシュドビーフソース	1205 kcal	塩分 3.3g	+108 kcal	塩分 −0.4g
甘口ポークソース	1077 kcal	塩分 3.4g	−20 kcal	塩分 −0.3g

※ハッシュドビーフソースはとり扱っていない店舗があります。

サラダにかけるドレッシング

オリジナルドレッシング	25 mℓ	40 kcal	塩分 1.5g
ごまドレッシング	25 mℓ	68 kcal	塩分 0.9g
ノンオイルドレッシング	25 mℓ	31 kcal	塩分 1.4g

カレーハウスCoCo壱番屋ホームページ掲載の情報（2013年9月13日時点のもの）から編集部作成

吉野家

YOSHINOYA

★各メニューの材料は92～93ページ

栄養データについて

- 店舗により販売メニューが異なります。
- 栄養データはメーカーから提供されたデータで、配合に基づく標準値です（2013年9月12日時点のもの）。一品ずつ手作りのため、実際の数値と誤差が出る場合があります。
- 食べるときに好みで使う調味料はデータに含まれていません。
- 定食のデータは漬物を含まない値です。漬物は地域や季節により変更する場合があります。
- 四群別の点数は、メーカーから提供された材料表をもとに算出しました。

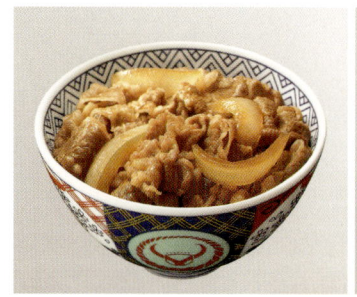

❶ 牛丼 並盛 — 674kcal／8.4点
- たんぱく質 20.4g
- 脂質 22.4g
- 炭水化物 97.8g
- 食塩相当量 3.0g
- カリウム —
- コレステロール —
- 食物繊維 —
- 添加糖分 —
- ♥ 0
- ♠ 3.1
- ♣ 0.1
- ♦ 5.2

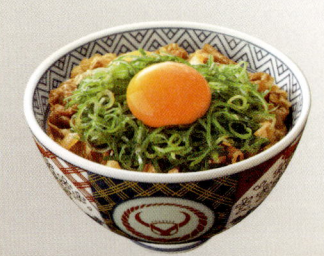

❷ 牛ねぎ玉丼 並盛 — 786kcal／9.8点
- たんぱく質 28.3g
- 脂質 29.1g
- 炭水化物 101.1g
- 食塩相当量 3.7g
- カリウム —
- コレステロール —
- 食物繊維 —
- 添加糖分 —
- ♥ 1.2
- ♠ 3.1
- ♣ 0.2
- ♦ 5.3

❸ ロース豚丼 十勝仕立て 並盛 — 772kcal／9.7点
- たんぱく質 26.7g
- 脂質 23.9g
- 炭水化物 110.2g
- 食塩相当量 2.9g
- カリウム —
- コレステロール —
- 食物繊維 —
- 添加糖分 —
- ♥ 0
- ♠ 3.4
- ♣ +
- ♦ 6.3

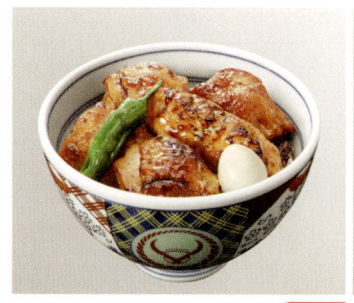

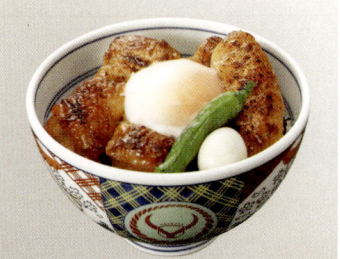

❹ 焼鳥つくね丼 並盛 — 661kcal／8.3点
- たんぱく質 35.1g
- 脂質 10.5g
- 炭水化物 104.7g
- 食塩相当量 3.6g
- カリウム —
- コレステロール —
- 食物繊維 —
- 添加糖分 —
- ♥ 0.2
- ♠ 2.0
- ♣ +
- ♦ 6.1

❺ 半玉鳥つくね丼 並盛 — 735kcal／9.2点
- たんぱく質 41.1g
- 脂質 15.5g
- 炭水化物 104.1g
- 食塩相当量 3.6g
- カリウム —
- コレステロール —
- 食物繊維 —
- 添加糖分 —
- ♥ 1.1
- ♠ 2.0
- ♣ +
- ♦ 6.1

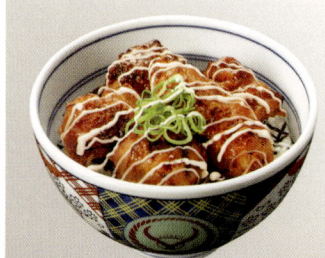

❻ 鳥マヨつくね丼 並盛 — 666kcal／8.3点
- たんぱく質 35.0g
- 脂質 11.0g
- 炭水化物 104.8g
- 食塩相当量 3.6g
- カリウム —
- コレステロール —
- 食物繊維 —
- 添加糖分 —
- ♥ +
- ♠ 2.0
- ♣ +
- ♦ 6.3

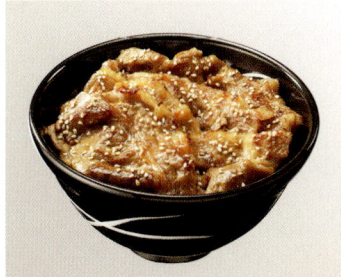

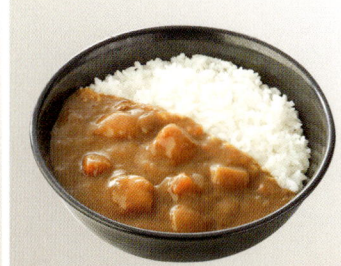

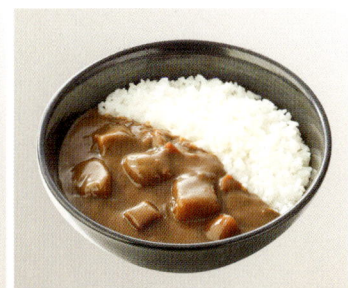

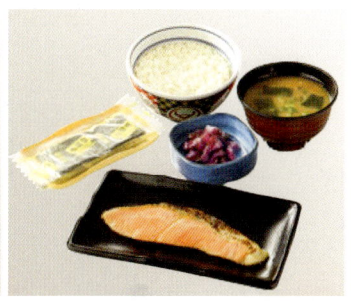

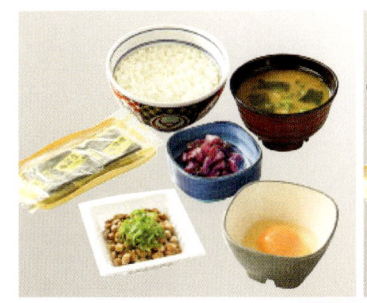

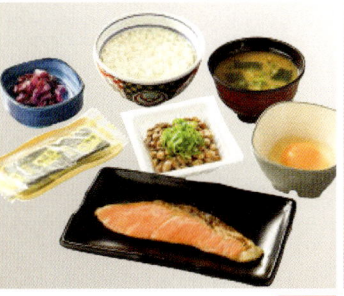

吉野家

⑦ 牛カルビ丼 並盛 **869 kcal**
- たんぱく質 24.0g
- 脂質 38.0g
- 炭水化物 104.0g
- 食塩相当量 2.1g
- カリウム −
- コレステロール −
- 食物繊維 −
- 添加糖分 −

10.9点
♠ 0
♥ 5.1
♣ 0
♦ 5.8

⑧ こく旨カレー 並盛 **569 kcal**
- たんぱく質 11.6g
- 脂質 7.0g
- 炭水化物 114.7g
- 食塩相当量 2.9g
- カリウム −
- コレステロール −
- 食物繊維 −
- 添加糖分 −

7.1点
♠ 0
♥ 0.3
♣ 0.8
♦ 6.0

⑨ 旨辛カレー 並盛 **610 kcal**
- たんぱく質 11.4g
- 脂質 11.9g
- 炭水化物 114.7g
- 食塩相当量 2.9g
- カリウム −
- コレステロール −
- 食物繊維 −
- 添加糖分 −

7.6点
♠ 0
♥ 0.3
♣ 0.8
♦ 6.5

⑩ 焼魚定食 **515 kcal**
- たんぱく質 20.0g
- 脂質 9.0g
- 炭水化物 88.2g
- 食塩相当量 7.8g
- カリウム −
- コレステロール −
- 食物繊維 −
- 添加糖分 −

6.4点
♠ 0
♥ 1.4
♣ 0.1
♦ 4.9

データは漬物を含まない値

⑪ 納豆定食 **601 kcal**
- たんぱく質 24.3g
- 脂質 13.6g
- 炭水化物 93.5g
- 食塩相当量 4.0g
- カリウム −
- コレステロール −
- 食物繊維 −
- 添加糖分 −

7.5点
♠ 1.2
♥ 1.3
♣ 0.1
♦ 4.9

データは漬物を含まない値

⑫ 特朝定食 **712 kcal**
- たんぱく質 35.7g
- 脂質 20.7g
- 炭水化物 93.7g
- 食塩相当量 8.0g
- カリウム −
- コレステロール −
- 食物繊維 −
- 添加糖分 −

8.9点
♠ 1.2
♥ 2.7
♣ 0.1
♦ 4.9

データは漬物を含まない値

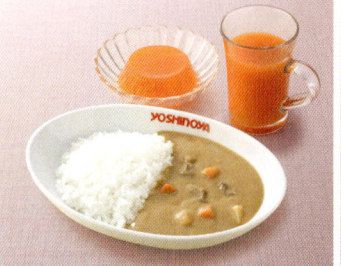

⑬ お子様セット（ミニカレーセット） **453 kcal**
- たんぱく質 7.0g
- 脂質 8.3g
- 炭水化物 87.6g
- 食塩相当量 1.7g
- カリウム −
- コレステロール −
- 食物繊維 −
- 添加糖分 −

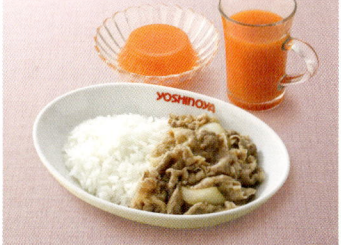

5.7点
♠ 0
♥ 0.3
♣ 0.3
♦ 5.1

⑭ お子様セット（ミニ牛丼セット） **479 kcal**
- たんぱく質 12.8g
- 脂質 14.7g
- 炭水化物 73.7g
- 食塩相当量 1.9g
- カリウム −
- コレステロール −
- 食物繊維 −
- 添加糖分 −

6.0点
♠ 0
♥ 1.6
♣ 0.1
♦ 4.3

吉野家

① 牛丼 並盛

- 牛肉
- 玉ねぎ
- タレ
- ご飯

② 牛ねぎ玉丼 並盛

- 牛肉
- 玉ねぎ
- タレ
- ご飯
- 玉子
- 青ねぎ

③ ロース豚丼 十勝仕立て 並盛

- 豚肉
- 青ねぎ
- タレ
- ご飯

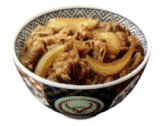

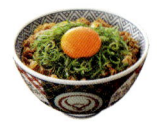

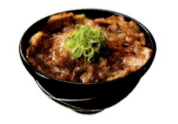

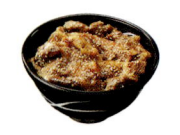

⑦ 牛カルビ丼 並盛

- 牛肉
- タレ
- ゴマ
- ご飯

④ 焼鳥つくね丼 並盛

- 鶏もも肉
- 鶏胸肉
- 玉ねぎ
- タレ
- ししとう
- 鶏の卵
- 焼のり
- ご飯

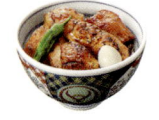

⑤ 半玉鳥つくね丼 並盛

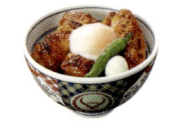

- 鶏もも肉
- 鶏胸肉
- 玉ねぎ
- タレ
- ししとう
- 鶏の卵
- 半熟玉子
- 焼のり
- ご飯

⑥ 鳥マヨつくね丼 並盛

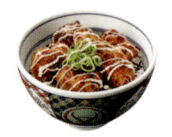

- 鶏もも肉
- 鶏胸肉
- 玉ねぎ
- タレ
- マヨネーズ
- 青ねぎ
- 焼のり
- ご飯

⑪ 納豆定食

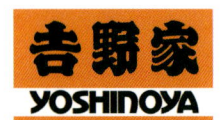

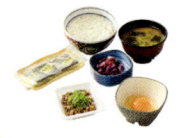

- 納豆
- 玉子
- 焼のり
- 漬物
- ご飯
- みそ汁

材料表について

● メーカーから提供された材料表を掲載しました。材料名は基本的にメーカー提供のものを生かしてあります。

● 材料の詳細な配合や調味料は省略してあります。

● 漬物は地域や季節により変更される場合があります。

8 こく旨カレー
並盛

牛肉
玉ねぎ
タレ
ご飯
カレーソース
（ジャガイモ、ニンジン、玉ねぎ等）

9 旨辛カレー
並盛

牛肉
玉ねぎ
タレ
ご飯
カレーソース
（ジャガイモ、ニンジン、玉ねぎ、マンゴー、リンゴ、トマト等）

10 焼魚定食

鮭
焼のり
漬物
ご飯
みそ汁

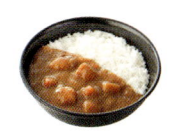

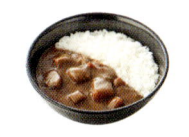

12 特朝定食

鮭
納豆
玉子
焼のり
漬物
ご飯
みそ汁

13 お子様セット
（ミニカレーセット）

カレーソース
（玉ねぎ、ジャガイモ、ニンジン、牛肉等）
ご飯
ジュース
ゼリー

14 お子様セット
（ミニ牛丼セット）

牛肉
玉ねぎ
タレ
ご飯
ジュース
ゼリー

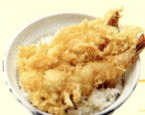

・column・

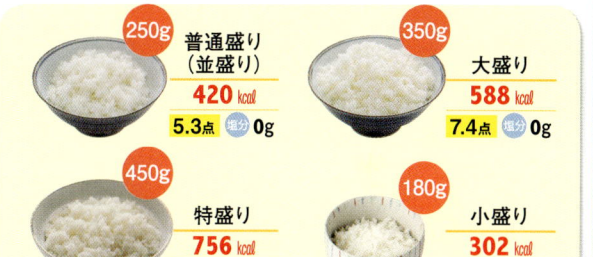

丼のごはんの量（一般的な値）

お店によって、メニューによって量は違います。
傾向を知るための目安に。

250g 普通盛り（並盛り） 420 kcal 5.3点 塩分 0g

350g 大盛り 588 kcal 7.4点 塩分 0g

450g 特盛り 756 kcal 9.5点 塩分 0g

180g 小盛り 302 kcal 3.8点 塩分 0g

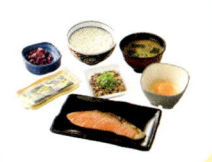

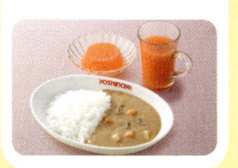

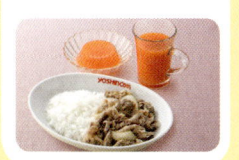

丼ものメニューのバリエーション（一般的な値）

お店によって、メニューによって量も、味つけも異なります。
傾向を知るための目安に。

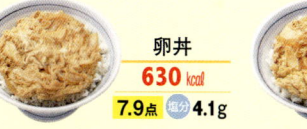

卵丼 630 kcal 7.9点 塩分 4.1g

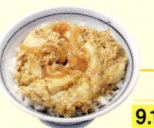

親子丼 731 kcal 9.1点 塩分 3.8g

天丼 805 kcal 10.1点 塩分 3.0g

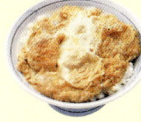

カツ丼 893 kcal 11.2点 塩分 4.3g

『毎日の食事のカロリーガイド　改訂版』（女子栄養大学出版部）を参考

そば処吉野家

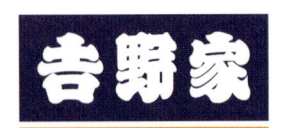

★各メニューの材料は96〜97ページ

栄養データについて

- 店舗により販売メニューが異なります。
- 栄養データはメーカーから提供されたデータで、配合に基づく標準値です（2013年7月1日時点のもの）。一品ずつ手作りのため、実際の数値と誤差が出る場合があります。
- 栄養データはそばのつゆも含んだ値です。
- 食べるときに好みで使う調味料はデータに含まれていません。
- 四群別の点数は、メーカーから提供された材料表をもとに算出しました。

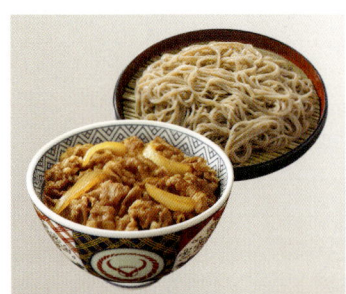

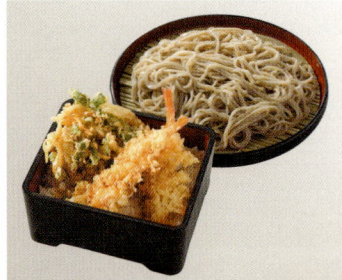

❶ 牛丼とそばセット　1024 kcal　12.8点
- たんぱく質 32.7g
- 脂質 25.2g
- 炭水化物 167.0g
- 食塩相当量 6.5g
- カリウム −
- コレステロール −
- 食物繊維 −
- 添加糖分 −
- ♠ 0
- ♥ 3.1
- ♣ 0.1
- ♦ 9.6

データはそばつゆを含んだ値

❷ 天重とそばセット　1314 kcal　16.4点
- たんぱく質 29.3g
- 脂質 36.1g
- 炭水化物 215.8g
- 食塩相当量 5.9g
- カリウム −
- コレステロール −
- 食物繊維 −
- 添加糖分 −
- ♠ +
- ♥ 0.4
- ♣ 0.1
- ♦ 15.9

データはそばつゆを含んだ値

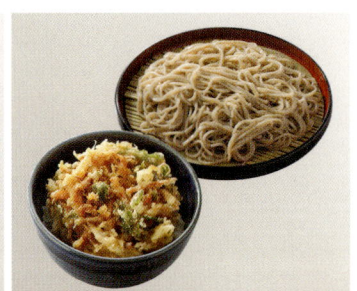

❸ かき揚げ丼とそばセット　1000 kcal　12.5点
- たんぱく質 20.4g
- 脂質 30.3g
- 炭水化物 160.4g
- 食塩相当量 5.2g
- カリウム −
- コレステロール −
- 食物繊維 −
- 添加糖分 −
- ♠ +
- ♥ +
- ♣ 0.1
- ♦ 12.4

データはそばつゆを含んだ値

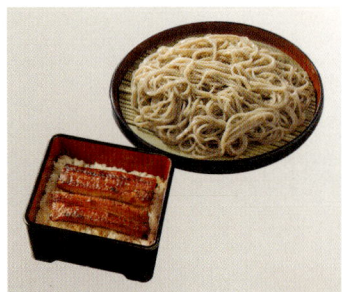

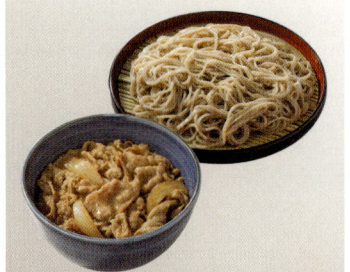

❹ うな重(小)とそばセット　871 kcal　10.9点
- たんぱく質 35.6g
- 脂質 20.5g
- 炭水化物 133.9g
- 食塩相当量 5.5g
- カリウム −
- コレステロール −
- 食物繊維 −
- 添加糖分 −
- ♠ 0
- ♥ 3.0
- ♣ 0.1
- ♦ 7.8

データはそばつゆを含んだ値

❺ ミニ牛丼とそばセット　789 kcal　9.9点
- たんぱく質 25.7g
- 脂質 17.7g
- 炭水化物 132.0g
- 食塩相当量 5.3g
- カリウム −
- コレステロール −
- 食物繊維 −
- 添加糖分 −
- ♠ 0
- ♥ 1.9
- ♣ 0.1
- ♦ 7.9

データはそばつゆを含んだ値

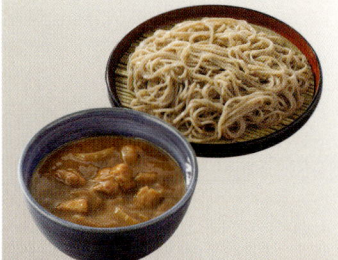

❻ そば屋のカレー丼とそばセット　720 kcal　9.0点
- たんぱく質 20.6g
- 脂質 8.8g
- 炭水化物 139.4g
- 食塩相当量 5.8g
- カリウム −
- コレステロール −
- 食物繊維 −
- 添加糖分 −
- ♠ 0
- ♥ 0.3
- ♣ 0.1
- ♦ 8.6

データはそばつゆを含んだ値

そば処吉野家

7 まぐろ丼とそばセット 658 kcal 8.2点
たんぱく質 26.7g　カリウム ―
脂質 4.2g　コレステロール ―
炭水化物 128.4g　食物繊維 ―
食塩相当量 3.6g　添加糖分 ―
♥ 0
♥ 0.6
♣ 0.1
♦ 7.5
データはそばつゆを含んだ値

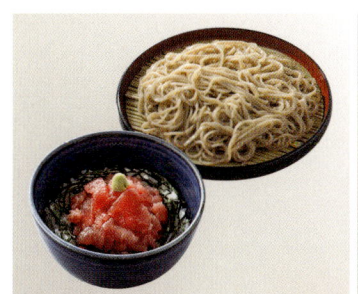

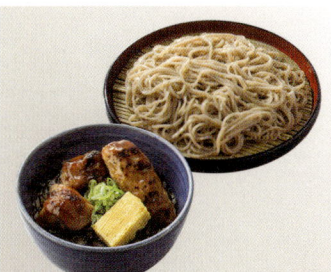

8 焼鳥丼とそばセット 834 kcal 10.4点
たんぱく質 36.3g　カリウム ―
脂質 15.7g　コレステロール ―
炭水化物 136.6g　食物繊維 ―
食塩相当量 5.7g　添加糖分 ―
♥ 0.3
♥ 2.2
♣ 0.1
♦ 7.8
データはそばつゆを含んだ値

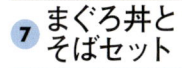

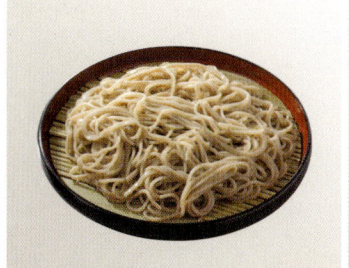

9 もりそば 350 kcal 4.4点
たんぱく質 12.3g　カリウム ―
脂質 2.8g　コレステロール ―
炭水化物 69.2g　食物繊維 ―
食塩相当量 3.5g　添加糖分 ―
♥ 0
♥ 0
♣ 0.1
♦ 4.3
データはそばつゆを含んだ値

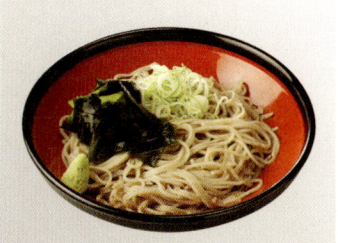

10 冷やしかけそば 351 kcal 4.4点
たんぱく質 12.4g　カリウム ―
脂質 2.8g　コレステロール ―
炭水化物 69.5g　食物繊維 ―
食塩相当量 3.5g　添加糖分 ―
♥ 0
♥ 0
♣ 0.1
♦ 4.3

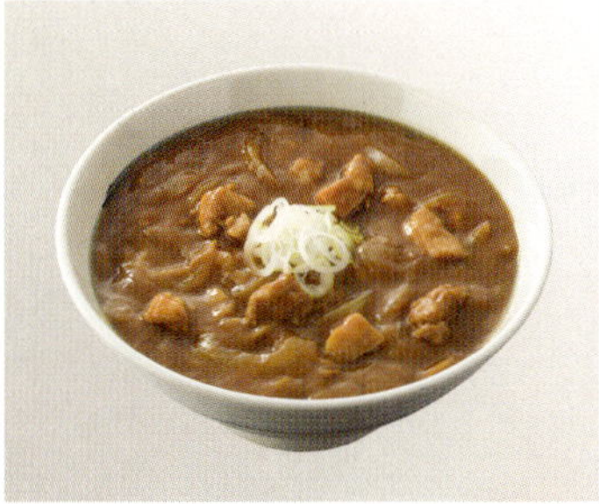

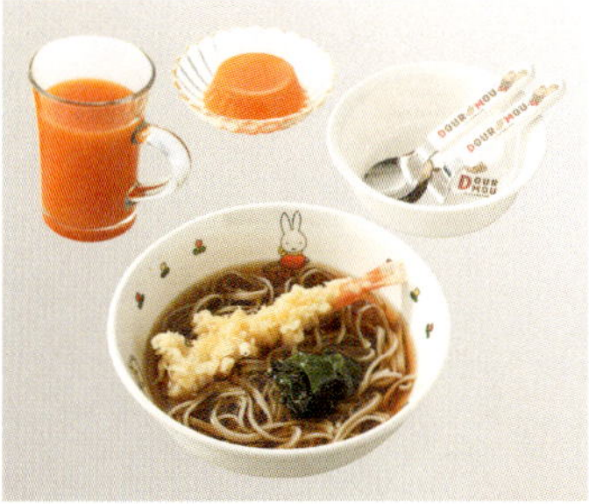

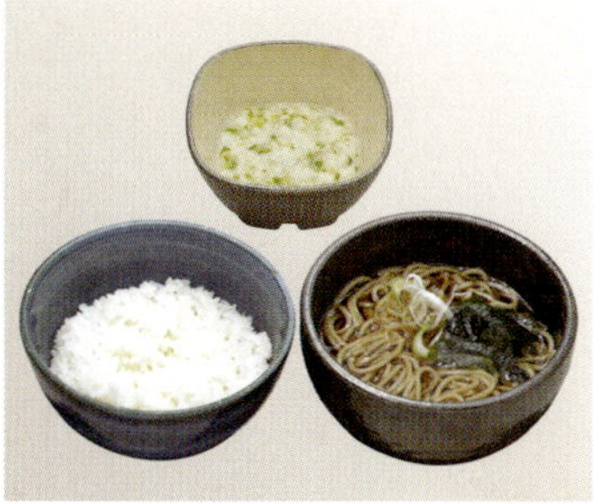

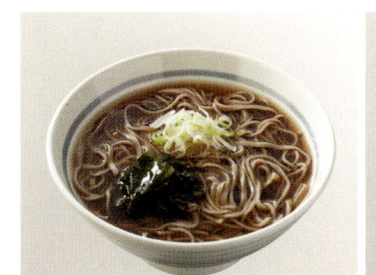

11 かけそば 373 kcal 4.7点
たんぱく質 13.7g　カリウム ―
脂質 2.8g　コレステロール ―
炭水化物 74.0g　食物繊維 ―
食塩相当量 5.9g　添加糖分 ―
♥ 0
♥ 0
♣ 0.1
♦ 4.6

12 カレー南蛮そば 562 kcal 7.0点
たんぱく質 20.3g　カリウム ―
脂質 13.2g　コレステロール ―
炭水化物 90.2g　食物繊維 ―
食塩相当量 7.3g　添加糖分 ―
♥ 0
♥ 0.6
♣ 0.2
♦ 6.2

13 お子様そばセット 354 kcal 4.4点
たんぱく質 9.5g　カリウム ―
脂質 4.1g　コレステロール ―
炭水化物 70.1g　食物繊維 ―
食塩相当量 2.1g　添加糖分 ―
♥ +
♥ 0.2
♣ +
♦ 4.2

14 朝そばセットA（オクラ） 486 kcal 6.1点
たんぱく質 12.7g　カリウム ―
脂質 2.4g　コレステロール ―
炭水化物 104.3g　食物繊維 ―
食塩相当量 3.3g　添加糖分 ―
♥ 0
♥ 0
♣ 0.4
♦ 5.7

そば処吉野家

① 牛丼とそばセット
牛肉
玉ねぎ
タレ
ご飯
そば
つゆ
ネギ
わさび

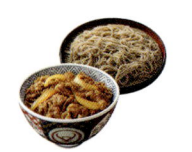

② 天重とそばセット
かき揚げ
（玉ねぎ、ニンジン、春菊、桜えび）
えび天
タレ
ご飯
そば
つゆ
ネギ
わさび

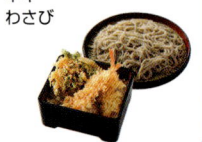

③ かき揚げ丼とそばセット
かき揚げ
（玉ねぎ、ニンジン、春菊、桜えび）
タレ
ご飯
そば
つゆ
ネギ
わさび

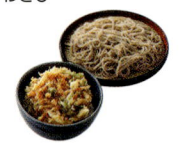

⑦ まぐろ丼とそばセット
マグロ赤身
きざみのり
ご飯
そば
つゆ
ネギ
わさび

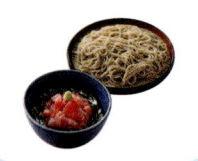

④ うな重（小）とそばセット
鰻
タレ
ご飯
そば
つゆ
ネギ
わさび

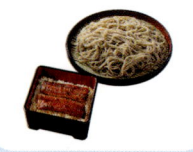

⑤ ミニ牛丼とそばセット
牛肉
玉ねぎ
タレ
ご飯
そば
つゆ
ネギ
わさび

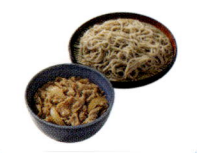

⑥ そば屋のカレー丼とそばセット
カレーソース
（鶏肉、玉ねぎ等）
ご飯
そば
つゆ
ネギ
わさび

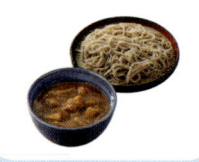

⑪ かけそば
そば
つゆ
わかめ
ネギ

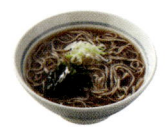

材料表について

● メーカーから提供された材料表を掲載しました。材料名は基本的にメーカー提供のものを生かしてあります。
● 材料の詳細な配合や調味料は省略してあります。

8 焼鳥丼とそばセット

- 鶏肉
- 鶏軟骨
- 玉子焼
- ご飯
- そば
- つゆ
- ネギ
- わさび

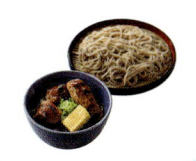

9 もりそば

- そば
- つゆ
- ネギ
- わさび

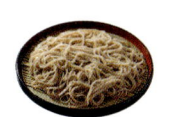

10 冷やしかけそば

- そば
- つゆ
- わかめ
- ネギ
- わさび

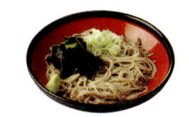

12 カレー南蛮そば

- そば
- カレーソース
  （鶏肉、玉ねぎ等）
- つゆ
- ネギ

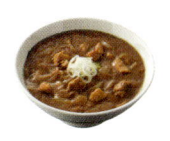

13 お子様そばセット

- そば
- えび天
- つゆ
- わかめ
- ネギ
- ジュース
- ゼリー

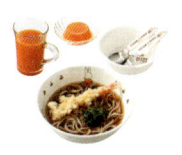

14 朝そばセットA（オクラ）

- そば
- つゆ
- わかめ
- ネギ
- オクラとろろ
- ご飯

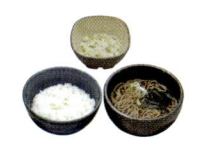

---

column

そば、うどんとめんつゆの量（一般的な値）

お店によって、メニューによって量も、味つけも異なります。
傾向を知るための目安に。

●そばとうどん

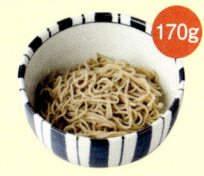

ゆでそば　普通盛り 170g
224 kcal　2.8点　塩分 0g

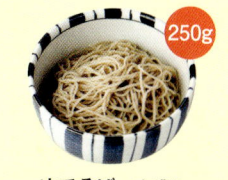

ゆでそば　大盛り 250g
330 kcal　4.1点　塩分 0g

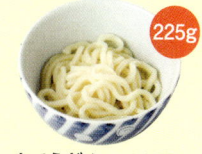

ゆでうどん　普通盛り 225g
236 kcal　3.0点　塩分 0.7g

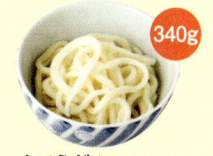

ゆでうどん　大盛り 340g
357 kcal　4.5点　塩分 1.0g

●めんつゆ

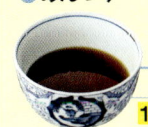

めんつゆ　1杯分 300mℓ
98 kcal　1.2点　塩分 4.6g

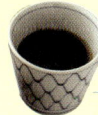

そばちょこ　90mℓ
57 kcal　0.7点　塩分 2.7g

『毎日の食事のカロリーガイド　改訂版』（女子栄養大学出版部）を参考

はなまるうどん

はなまるうどん

★各メニューの材料は100～101ページ

栄養データについて

●栄養データはメーカーから提供されたものを掲載しました（2013年11月時点のもの）。商品の内容変更に伴い、栄養データも変わることがあります。
●栄養データは配合に基づいた標準値です。店舗では手作りのため、誤差が生じる場合があります。
●四群別の点数は、材料表をもとに算出しました。

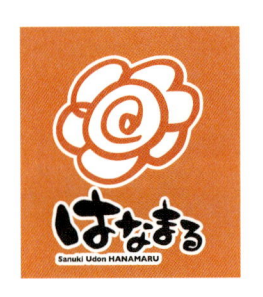

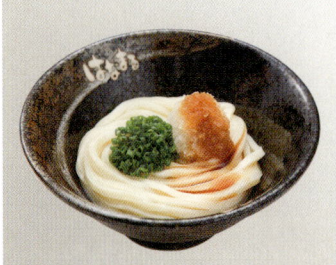

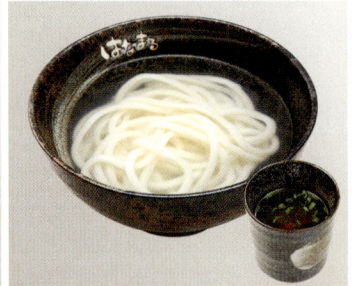

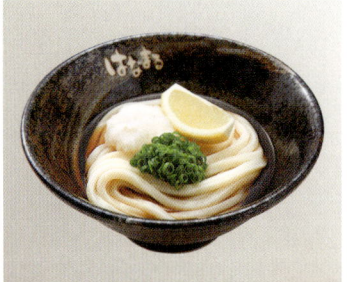

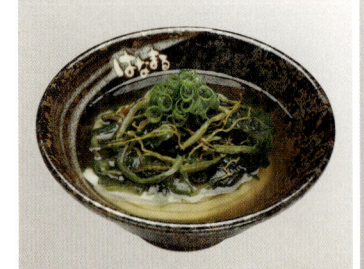

① おろししょうゆ (小)　269kcal　3.4点
- たんぱく質 6.4g
- 脂質 0.9g
- 炭水化物 58.6g
- 食塩相当量 1.8g
- カリウム ―
- コレステロール ―
- 食物繊維 ―
- 添加糖分 ―
- ♠ 0
- ♥ 0
- ♣ 0.1
- ♦ 3.3

② 釜あげ (小)　284kcal　3.6点
- たんぱく質 7.3g
- 脂質 0.9g
- 炭水化物 61.5g
- 食塩相当量 3.5g
- カリウム ―
- コレステロール ―
- 食物繊維 ―
- 添加糖分 ―
- ♠ 0
- ♥ 0
- ♣ 0
- ♦ 3.6

③ ぶっかけ (小)　286kcal　3.6点
- たんぱく質 7.1g
- 脂質 1.0g
- 炭水化物 62.1g
- 食塩相当量 2.9g
- カリウム ―
- コレステロール ―
- 食物繊維 ―
- 添加糖分 ―
- ♠ 0
- ♥ 0
- ♣ 0.1
- ♦ 3.5

④ まるごとわかめうどん (小)　283kcal　3.5点
- たんぱく質 8.3g
- 脂質 2.1g
- 炭水化物 61.5g
- 食塩相当量 5.7g
- カリウム ―
- コレステロール ―
- 食物繊維 ―
- 添加糖分 ―
- ♠ 0
- ♥ 0
- ♣ 0.1
- ♦ 3.4

⑤ かま玉 (小)　352kcal　4.4点
- たんぱく質 13.5g
- 脂質 6.9g
- 炭水化物 57.7g
- 食塩相当量 2.0g
- カリウム ―
- コレステロール ―
- 食物繊維 ―
- 添加糖分 ―
- ♠ 1.1
- ♥ 0
- ♣ 0
- ♦ 3.3

⑥ 温玉ぶっかけ (小)　371kcal　4.6点
- たんぱく質 14.1g
- 脂質 8.0g
- 炭水化物 60.4g
- 食塩相当量 3.1g
- カリウム ―
- コレステロール ―
- 食物繊維 ―
- 添加糖分 ―
- ♠ 1.1
- ♥ 0
- ♣ 0
- ♦ 3.5

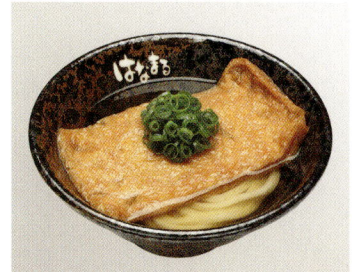

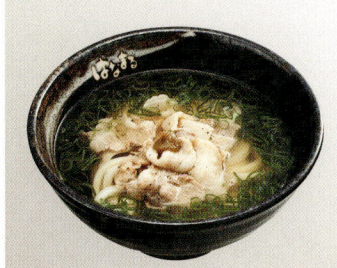

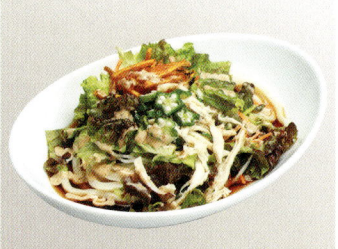

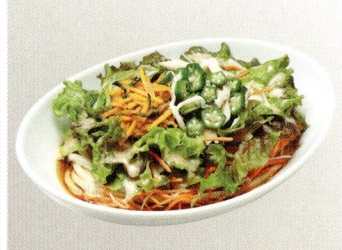

はなまるうどん

❼ きつね (小) 433 kcal

		5.4点
たんぱく質 13.1g	カリウム —	♠ 0
脂質 10.5g	コレステロール —	♥ 1.8
炭水化物 71.8g	食物繊維 —	♣ +
食塩相当量 5.6g	添加糖分 —	♦ 3.6

❽ 塩豚ねぎうどん (小) 414 kcal

		5.2点
たんぱく質 19.0g	カリウム —	♠ 0
脂質 10.1g	コレステロール —	♥ 1.7
炭水化物 64.1g	食物繊維 —	♣ +
食塩相当量 7.8g	添加糖分 —	♦ 3.5

❾ コクうまサラダうどん (小) 半日野菜、焙煎ごまドレ 395 kcal

		4.9点
たんぱく質 9.7g	カリウム —	♠ 0
脂質 6.8g	コレステロール —	♥ 0.3
炭水化物 70.6g	食物繊維 —	♣ 0.4
食塩相当量 3.4g	添加糖分 —	♦ 4.2

データはドレッシングを含んだ値

❿ コクうまサラダうどん (小) 1日野菜、焙煎ごまドレ 449 kcal

		5.6点
たんぱく質 11.9g	カリウム —	♠ 0
脂質 8.3g	コレステロール —	♥ 0.4
炭水化物 75.6g	食物繊維 —	♣ 0.6
食塩相当量 3.7g	添加糖分 —	♦ 4.6

データはドレッシングを含んだ値

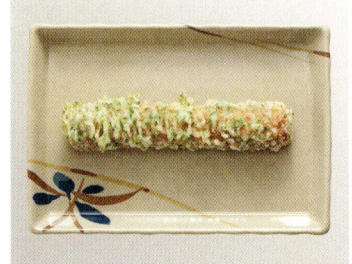

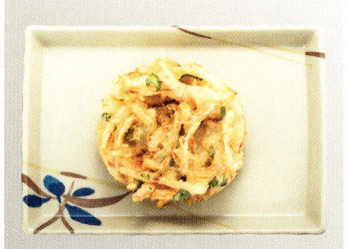

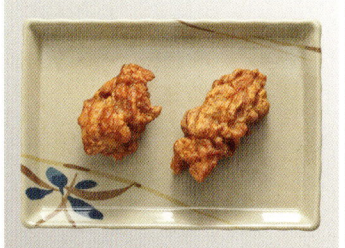

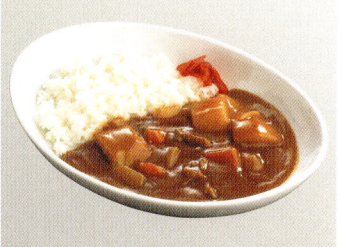

⓫ ちくわ磯辺揚げ 126 kcal

		1.6点
たんぱく質 3.4g	カリウム —	♠ +
脂質 8.1g	コレステロール —	♥ 0.6
炭水化物 9.9g	食物繊維 —	♣ +
食塩相当量 0.7g	添加糖分 —	♦ 1.0

⓬ ヘルシーかき揚げ 239 kcal

		3.0点
たんぱく質 1.5g	カリウム —	♠ +
脂質 15.7g	コレステロール —	♥ 0
炭水化物 22.9g	食物繊維 —	♣ 0.3
食塩相当量 0.2g	添加糖分 —	♦ 2.7

⓭ 鶏の唐揚げ 101 kcal

		1.3点
たんぱく質 7.7g	カリウム —	♠ +
脂質 6.6g	コレステロール —	♥ 0.6
炭水化物 2.8g	食物繊維 —	♣ 0
食塩相当量 0.6g	添加糖分 —	♦ 0.7

データは1個あたり

⓮ カレーライス 606 kcal

		7.6点
たんぱく質 11.0g	カリウム —	♠ 0
脂質 19.4g	コレステロール —	♥ 0.7
炭水化物 90.7g	食物繊維 —	♣ 0.5
食塩相当量 3.0g	添加糖分 —	♦ 6.4

はなまるうどん

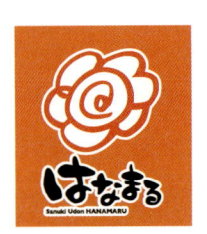

① おろししょうゆ (小)
うどん
しょうゆ
青ねぎ
おろし大根

② 釜あげ (小)
うどん
つけだし
青ねぎ

③ ぶっかけ (小)
うどん
つけだし
青ねぎ
おろし大根
レモン

⑦ きつね (小)
うどん
かけだし
青ねぎ
きつね揚げ

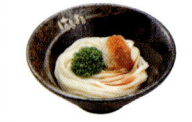

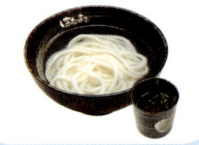

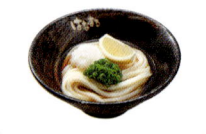

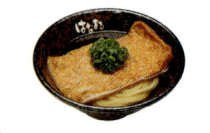

④ まるごとわかめうどん (小)
うどん
かけだし
青ねぎ
わかめ
めかぶ
茎わかめ

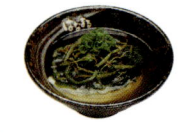

⑤ かま玉 (小)
うどん
しょうゆ
青ねぎ
たまご
焼きのり

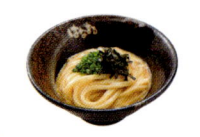

⑥ 温玉ぶっかけ (小)
うどん
つけだし
青ねぎ
温泉たまご

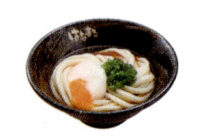

⑪ ちくわ磯辺揚げ
ちくわ
天ぷら衣
青のり

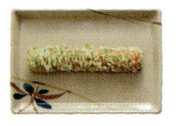

材料表について
● メーカーから提供された材料表を掲載しました。材料名は主材料のみ記載しました。調味料等、細かな材料は省略しています。
● 店舗により、一部の材料が異なる場合があります。

8 塩豚ねぎうどん(小)

うどん
かけだし
青ねぎ
塩ダレ豚肉
柚子こしょう

9 コクうまサラダうどん(小) 半日野菜、焙煎ごまドレ

うどん
つけだし
サニーレタス
にんじん
大根
かぼちゃ
オクラ
蒸し鶏
焙煎ごまドレッシング

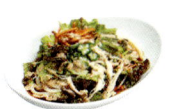

10 コクうまサラダうどん(小) 1日野菜、焙煎ごまドレ

うどん
つけだし
サニーレタス
にんじん
大根
かぼちゃ
オクラ
蒸し鶏
焙煎ごまドレッシング

12 ヘルシーかき揚げ

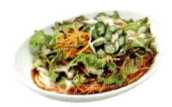

にんじん
玉ねぎ
春菊
天ぷら衣

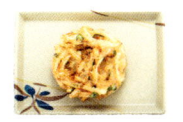

13 鶏の唐揚げ

鶏もも肉
唐揚げ衣

14 カレーライス

ごはん
カレーソース
じゃがいも
にんじん
玉ねぎ
牛肉
福神漬け

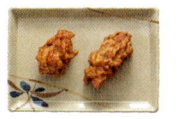

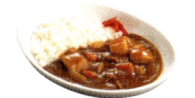

---

column

そば、うどんのトッピング（一般的な値）

お店によって、メニューによって量は違います。傾向を知るための目安に。

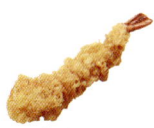

エビ天ぷら 1本
116 kcal　1.5点　塩分 0.1g

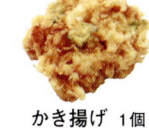

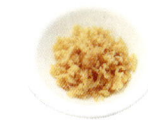

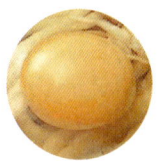

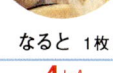

かき揚げ 1個
296 kcal　3.7点　塩分 0.3g

天かす 大さじ2
66 kcal　0.8点　塩分 微量

卵 1個
76 kcal　1.0点　塩分 0.2g

なると 1枚
4 kcal　0.1点　塩分 0.1g

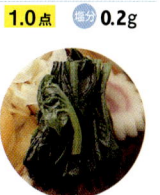

きつね（油揚げ） 1枚
48 kcal　0.6点　塩分 0.4g

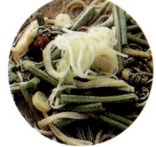

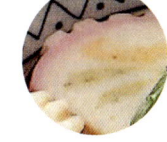

ほうれん草 15g
4 kcal　0.1点　塩分 0g

山菜 約70g
13 kcal　0.2点　塩分 0g

かまぼこ 1枚
10 kcal　0.1点　塩分 0.2g

『毎日の食事のカロリーガイド　改訂版』（女子栄養大学出版部）を参考

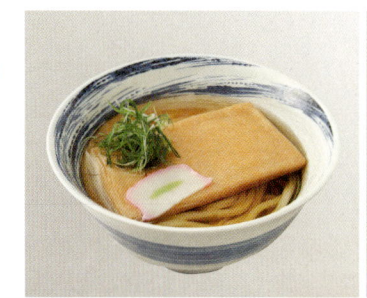

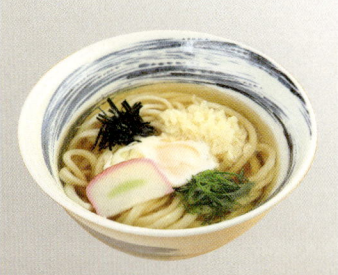

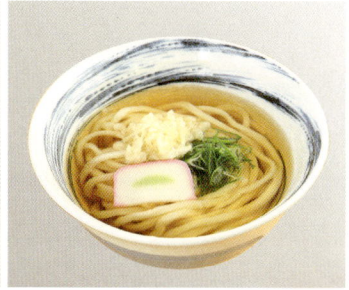

杵屋

実演手打うどん **杵屋**

① きつねうどん
419 kcal
- たんぱく質 15.4g
- 脂質 11.0g
- 炭水化物 61.2g
- 食塩相当量 5.7g
- カリウム 537mg
- コレステロール 2mg
- 食物繊維 2.4g
- 添加糖分 4.0g

5.2点
♠ 0
♥ 1.6
♣ +
♦ 3.6

② 源平うどん
501 kcal
- たんぱく質 17.6g
- 脂質 16.8g
- 炭水化物 58.5g
- 食塩相当量 5.5g
- カリウム 458mg
- コレステロール 247mg
- 食物繊維 2.5g
- 添加糖分 2.0g

6.3点
♠ 0.9
♥ 0.1
♣ +
♦ 5.3

③ 讃岐うどん
424 kcal
- たんぱく質 11.2g
- 脂質 11.6g
- 炭水化物 58.1g
- 食塩相当量 5.3g
- カリウム 381mg
- コレステロール 37mg
- 食物繊維 2.3g
- 添加糖分 2.0g

5.3点
♠ +
♥ 0.1
♣ +
♦ 5.2

④ 天ぷらうどん
408 kcal
- たんぱく質 15.1g
- 脂質 7.6g
- 炭水化物 65.8g
- 食塩相当量 5.4g
- カリウム 441mg
- コレステロール 54mg
- 食物繊維 2.5g
- 添加糖分 2.0g

5.1点
♠ +
♥ 0.3
♣ +
♦ 4.8

⑤ 梅こぶうどん
307 kcal
- たんぱく質 10.8g
- 脂質 1.1g
- 炭水化物 62.0g
- 食塩相当量 7.4g
- カリウム 696mg
- コレステロール 3mg
- 食物繊維 4.1g
- 添加糖分 2.0g

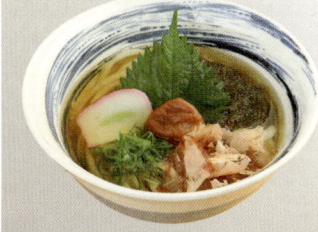

3.8点
♠ 0
♥ 0.2
♣ 0.1
♦ 3.5

⑥ カレーうどん
544 kcal
- たんぱく質 16.3g
- 脂質 18.3g
- 炭水化物 72.1g
- 食塩相当量 7.6g
- カリウム 672mg
- コレステロール 30mg
- 食物繊維 3.3g
- 添加糖分 5.8g

6.8点
♠ +
♥ 1.9
♣ 0.2
♦ 4.7

★各メニューの材料は104〜105ページ

栄養データについて
●栄養データと四群別の点数はメーカーから提供された材料表をもとに算出しました。
●メーカーから提供された材料表は2013年7月時点のものです。メニューは随時改変されます。

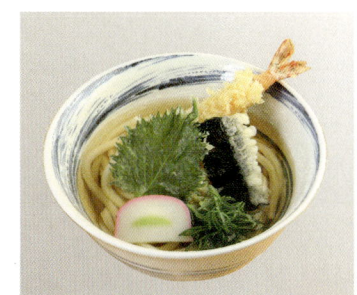

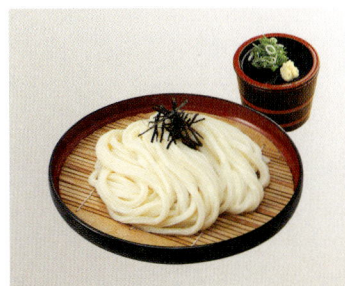

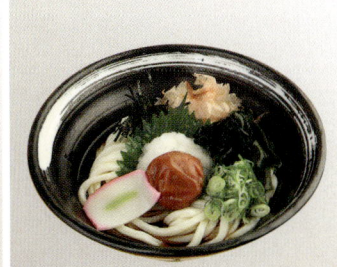

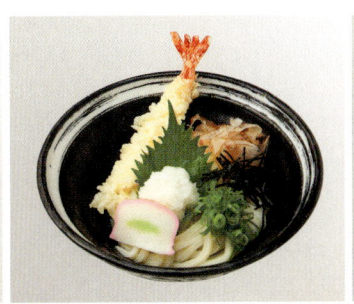

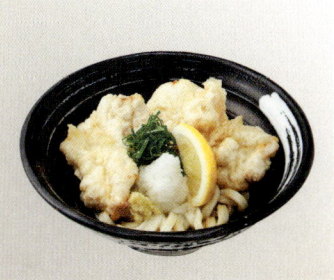

杵屋

❼ ざるうどん 357 kcal / 4.5点
- たんぱく質 9.3g
- 脂質 1.2g
- 炭水化物 72.2g
- 食塩相当量 2.7g
- カリウム 154mg
- コレステロール 0mg
- 食物繊維 2.8g
- 添加糖分 4.0g
- ♠ 0
- ♥ 0
- ♣ 0.1
- ♦ 4.4

❽ 冷し梅おろしうどん 314 kcal / 3.9点
- たんぱく質 10.0g
- 脂質 1.2g
- 炭水化物 62.1g
- 食塩相当量 4.6g
- カリウム 253mg
- コレステロール 3mg
- 食物繊維 3.0g
- 添加糖分 4.0g
- ♠ 0
- ♥ 0.2
- ♣ 0.1
- ♦ 3.6

❾ 冷し海老天おろしうどん 387 kcal / 4.8点
- たんぱく質 14.7g
- 脂質 5.0g
- 炭水化物 65.8g
- 食塩相当量 2.9g
- カリウム 281mg
- コレステロール 47mg
- 食物繊維 2.8g
- 添加糖分 4.0g
- ♠ +
- ♥ 0.4
- ♣ 0.1
- ♦ 4.3

❿ 冷しとり天うどん 676 kcal / 8.5点
- たんぱく質 26.5g
- 脂質 27.0g
- 炭水化物 73.5g
- 食塩相当量 2.7g
- カリウム 518mg
- コレステロール 140mg
- 食物繊維 3.0g
- 添加糖分 4.0g
- ♠ +
- ♥ 2.5
- ♣ 0.1
- ♦ 5.9

⓫ 天ざるうどん 661 kcal / 8.3点
- たんぱく質 24.2g
- 脂質 15.7g
- 炭水化物 97.3g
- 食塩相当量 4.7g
- カリウム 445mg
- コレステロール 115mg
- 食物繊維 3.9g
- 添加糖分 6.8g
- ♠ +
- ♥ 0.8
- ♣ 0.1
- ♦ 7.4

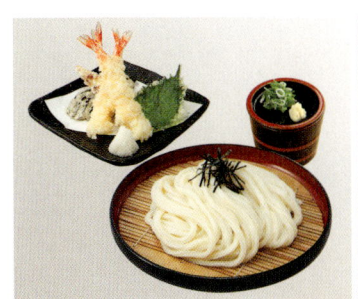

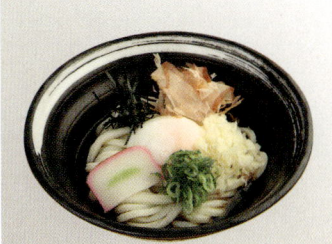

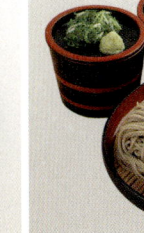

⓬ 冷し月見うどん 514 kcal / 6.4点
- たんぱく質 17.6g
- 脂質 16.8g
- 炭水化物 60.4g
- 食塩相当量 3.0g
- カリウム 255mg
- コレステロール 249mg
- 食物繊維 2.5g
- 添加糖分 4.0g
- ♠ 0.9
- ♥ 0.2
- ♣ +
- ♦ 5.3

⓭ 合盛ざる 645 kcal / 8.1点
- たんぱく質 20.1g
- 脂質 3.4g
- 炭水化物 127.6g
- 食塩相当量 4.5g
- カリウム 452mg
- コレステロール 0mg
- 食物繊維 5.6g
- 添加糖分 8.0g
- ♠ 0
- ♥ 0
- ♣ 0.1
- ♦ 8.0

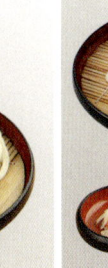

⓮ かつ丼定食 906 kcal / 11.3点
- たんぱく質 28.5g
- 脂質 30.0g
- 炭水化物 119.9g
- 食塩相当量 4.0g
- カリウム 496mg
- コレステロール 262mg
- 食物繊維 3.2g
- 添加糖分 6.0g
- ♠ 1.0
- ♥ 1.6
- ♣ 0.2
- ♦ 8.5

杵屋

実演手打ちうどん 杵屋

❶ きつねうどん
茹でうどん
うどんだし
きつね揚げ
青ねぎ
赤板

❷ 源平うどん
茹でうどん
鶏卵
うどんだし
青ねぎ
天かす
赤板
きざみのり

❸ 讃岐うどん
茹でうどん
うどんだし
赤板
青ねぎ
天かす

❼ ざるうどん
茹でうどん
きざみのり
ざるだし
しょうが・おろし
青ねぎ

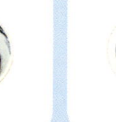

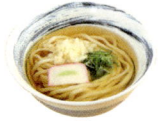

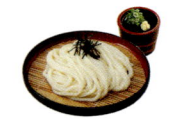

❹ 天ぷらうどん
茹でうどん
うどんだし
えび天ぷら
のり天ぷら
大葉天ぷら
青ねぎ
赤板

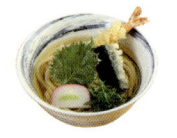

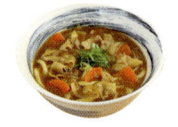

❺ 梅こぶうどん
茹でうどん
うどんだし
大葉
うめぼし
こんぶとろろ
花かつお
青ねぎ
赤板

❻ カレーうどん
茹でうどん
うどんだし
にんじん銀杏切り
ポーク・バラ
玉ねぎ
カレーベース
ざるだし
青ねぎ

⓫ 天ざるうどん
茹でうどん
きざみのり
えび天ぷら
大葉天ぷら
なす天ぷら
ちくわ天ぷら
大根おろし
天つゆ
ざるだし
青ねぎ
しょうが・おろし

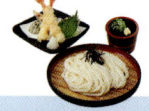

材料表について

● メーカーから提供された材料表を掲載しました。材料名については、一般的な名称に変更したものもあります。

● 材料表は2013年7月時点のものです。商品の内容変更に伴い、材料も変わることがあります。

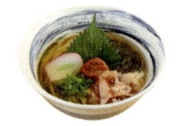

8 冷し梅おろしうどん

茹でうどん
大葉
大根おろし
うめぼし
きざみのり
花かつお
わかめ
赤板
ざるだし
青ねぎ
しょうが・おろし

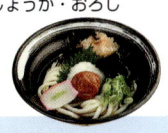

9 冷し海老天おろしうどん

茹でうどん
大葉
大根おろし
えび天ぷら
きざみのり
花かつお
赤板
ざるだし
青ねぎ
しょうが・おろし

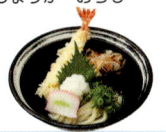

10 冷しとり天うどん

茹でうどん
とりモモ天
大根おろし
レモン
青ねぎ
しょうが・おろし
ざるだし

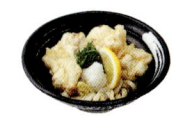

12 冷し月見うどん

茹でうどん
温泉たまご
天かす
花かつお
きざみのり
赤板
ざるだし
青ねぎ
しょうが・おろし

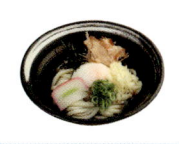

13 合盛ざる

茹でうどん
茹でそば
きざみのり
ざるだし
青ねぎ
しょうが・おろし
練りわさび

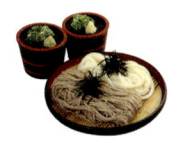

14 かつ丼定食

丼だし
玉ねぎ櫛切り
とんかつ
鶏卵
青ねぎ
白ご飯
漬物
ざるうどん

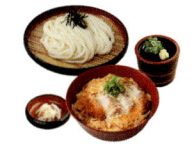

---

column

コンビニのめんのデータ（一般的な値）

コンビニのめん類は保存性を考慮しているため、量のわりに塩分が高め。
お店によって量も味つけも違うので、傾向を知るための目安に。

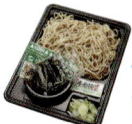

ざるそば（1食270gあたり）
329 kcal
4.1点　塩分 2.5g

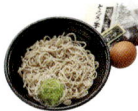

とろろそば（1食400gあたり）
364 kcal
4.6点　塩分 3.4g

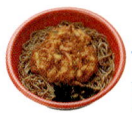

かき揚げそば（1食500gあたり）
630 kcal
7.9点　塩分 8.9g

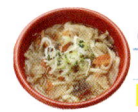

豚汁うどん（1食490gあたり）
372 kcal
4.7点　塩分 5.6g

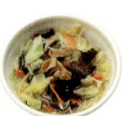

タンメン（1食590gあたり）
392 kcal
4.9点　塩分 6.6g

冷やし中華 ミニサイズ（1食290gあたり）
348 kcal
4.4点　塩分 4.6g

ミートソーススパゲティ（1食380gあたり）
534 kcal
6.7点　塩分 3.6g

カルボナーラスパゲティ（1食400gあたり）
587 kcal
7.3点　塩分 3.3g

ナポリタンスパゲティ大盛り（1食450gあたり）
859 kcal
10.7点　塩分 8.1g

『毎日の食事のカロリーガイド　改訂版』（女子栄養大学出版部）を参考

元気寿司

★各メニューの材料は108ページ

栄養データについて
- エネルギーはメーカーから提供されたデータです（2013年9月時点のもの）。それ以外の栄養データについては、メーカーから提供された材料表をもとに算出した値です。
- 四群別の点数は、メーカーから提供された材料表をもとに算出しました。
- 商品の内容変更に伴い、栄養データも変わることがあります。

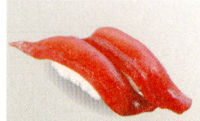

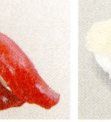

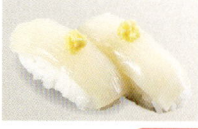

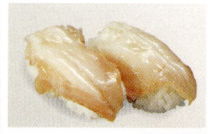

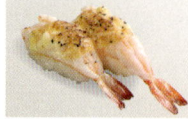

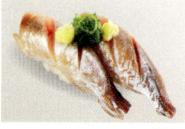

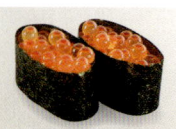

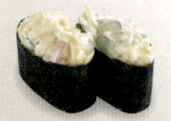

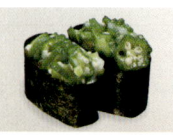

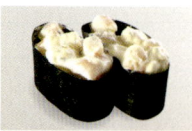

#	メニュー	kcal	点	たんぱく質	脂質	炭水化物	食塩相当量	♠	♥	♣	♦
1	まぐろ	88	1.1	7.2g	0.4g	12.8g	0.3g	0	0.4	0	0.7
2	真いか	77	1.0	4.8g	0.4g	12.8g	0.5g	0	0.3	0	0.7
3	つぶ貝	72	0.9	3.7g	0.1g	13.2g	0.5g	0	0	0	0.7
4	えびペッパー炙り	121	1.5	6.8g	3.1g	15.0g	0.9g	0	0.3	0	1.2
5	生あじ	99	1.2	7.7g	1.3g	13.0g	0.4g	0	0.5	+	0.7
6	大とろ	172	2.2	7.5g	9.2g	12.8g	0.4g	0	1.5	0	0.7
7	北の幸づくし	195	2.4	16.6g	1.2g	27.4g	1.0g	0	1.0	+	1.4
8	上いくら	116	1.5	7.9g	3.4g	13.1g	0.8g	0	0.8	+	0.7
9	シーフードサラダ	140	1.8	3.2g	7.8g	13.4g	0.6g	0	0.2	+	1.6
10	まぐろたたき	116	1.5	6.6g	3.6g	13.1g	0.3g	0	0.8	+	0.7
11	いかおくら	76	1.0	4.1g	0.3g	13.5g	0.4g	0	0.2	0.1	0.7
12	えびマヨ	143	1.8	4.3g	7.8g	13.2g	0.6g	0	0.2	0.1	1.6
13	うに	81	1.0	3.9g	1.0g	13.6g	0.4g	0	0.3	0	0.7
14	まぐろたたき巻き	183	2.3	7.5g	3.4g	29.1g	0.7g	0	0.7	+	1.6
15	元気太巻	133	1.7	5.1g	1.9g	23.5g	1.1g	0.3	0.2	0.1	1.1

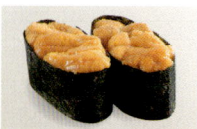

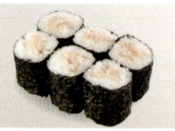

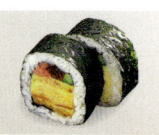

魚べい

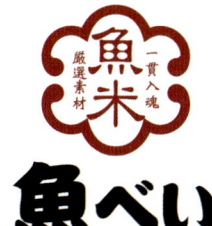

魚べい
Genki Sushi Co.,Ltd

★各メニューの材料は109ペー

栄養データについて

●エネルギーはメーカーから提供されたデータです（2013年9月時点のもの）。それ以外の栄養データについては、メーカーから提供された材料表をもとに算出した値です。
●四群別の点数は、メーカーから提供された材料表をもとに算出しました。
●商品の内容変更に伴い、栄養データも変わることがあります。

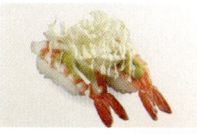

#	メニュー	kcal	たんぱく質	脂質	炭水化物	食塩相当量	点数
1	アボカドシュリンプ	133	5.7g	5.6g	14.2g	0.5g	1.7点
2	えび天	162	7.3g	4.4g	21.8g	0.8g	2.0点
3	活〆はまち	123	5.9g	4.7g	12.9g	0.3g	1.5点
4	サーモンマヨネーズ	158	5.8g	8.2g	13.8g	0.5g	2.0点
5	たまご	128	5.8g	4.3g	15.7g	0.8g	1.6点
6	とろサーモン	72	4.0g	2.9g	6.4g	0.2g	0.9点
7	煮あなご	105	4.5g	2.6g	14.7g	0.7g	1.3点
8	ハンバーグ	100	1.6g	3.5g	14.9g	0.7g	1.3点
9	まぐろたたきねぎラー油	135	7.5g	5.2g	13.2g	0.3g	1.7点
10	まぐろたたき盛り	122	7.2g	4.0g	12.9g	0.3g	1.5点
11	あんきも	148	3.4g	8.2g	13.8g	0.7g	1.9点
12	えんがわぐんかん	122	2.6g	5.9g	14.0g	0.4g	1.5点
13	コーンマヨネーズ	129	1.8g	5.8g	17.1g	0.6g	1.6点
14	まぐろとろろ	128	4.8g	4.3g	16.7g	0.3g	1.6点
15	スパイシーサラダ	122	6.5g	4.3g	13.6g	0.4g	1.5点

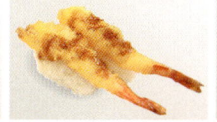

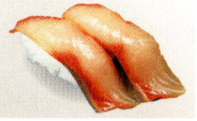

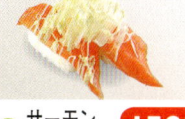

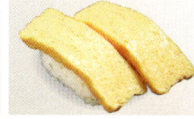

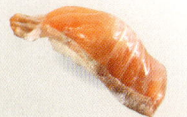

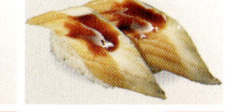

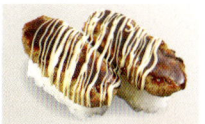

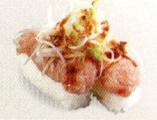

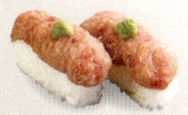

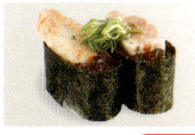

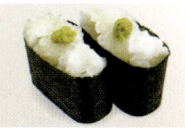

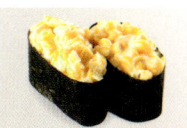

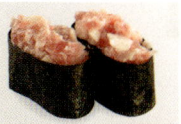

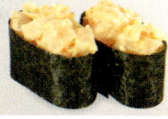

元気寿司

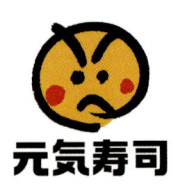

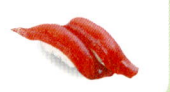

材料表について
- メーカーから提供された材料表を掲載しました。材料名は一部一般的な名称に変更してあります。
- 商品の内容変更に伴い、材料も変わることがあります。

1 まぐろ
シャリ
マグロ

2 真いか
シャリ
真イカ
しょうが

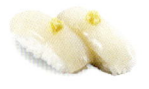

3 つぶ貝
シャリ
ツブ貝

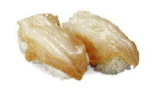

4 えびペッパー炙り
シャリ　エビ
マヨネーズ
漬けタレ
黒こしょう

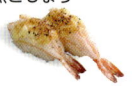

5 生あじ
シャリ
生アジ
しょうが
青ねぎ

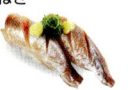

6 大とろ
シャリ
ミナミマグロ

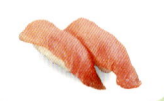

7 北の幸づくし
シャリ
大生エビ
生ウニ
ズワイガニ棒
ホタテ

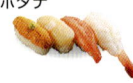

8 上いくら
シャリ
イクラ
のり

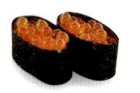

9 シーフードサラダ
シャリ
シーフードサラダ
のり

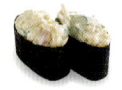

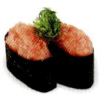

10 まぐろたたき
シャリ
ねぎとろ
のり

11 いかおくら
シャリ
いかおくら
のり

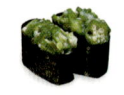

12 えびマヨ
シャリ
エビマヨ
のり

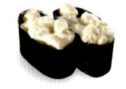

13 うに
シャリ
ウニ
のり

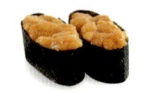

14 まぐろたたき巻き
シャリ
ねぎとろ
のり

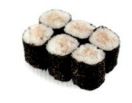

15 元気太巻
シャリ　厚焼き玉子
のり　おぼろ
きゅうり
かんぴょう

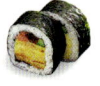

魚べい

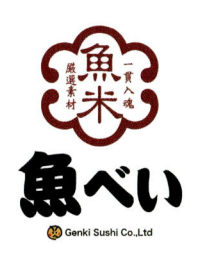

魚べい
Genki Sushi Co.,Ltd

材料表について
- メーカーから提供された材料表を掲載しました。材料名は一部一般的な名称に変更してあります。
- 商品の内容変更に伴い、材料も変わることがあります。

1 アボカドシュリンプ
シャリ　エビ
アボカドペースト
オニオン
マヨネーズ

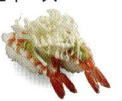

2 えび天
シャリ
エビ天ぷら
天ぷら用すしたれ

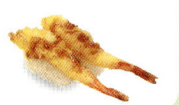

3 活〆はまち
シャリ
活〆ハマチ

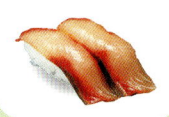

4 サーモンマヨネーズ
シャリ
サーモン
オニオン
マヨネーズ

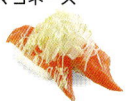

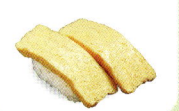

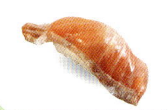

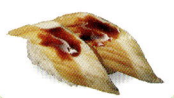

5 たまご
シャリ
玉子

6 とろサーモン
シャリ
サーモン

7 煮あなご
シャリ
活〆穴子
穴子たれ

8 ハンバーグ
シャリ
ハンバーグ
穴子たれ
マヨネーズ

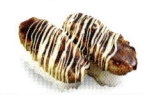

9 まぐろたたきねぎラー油
シャリ
まぐろたたき
白髪ねぎ
食べるラー油

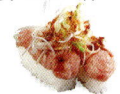

10 まぐろたたき盛り
シャリ
まぐろたたき
柚子わさび

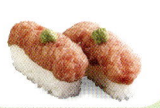

11 あんきも
シャリ　のり
あんきも
ポン酢ジュレ
青ねぎ

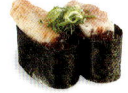

12 えんがわぐんかん
シャリ
えんがわ
柚子わさび
のり

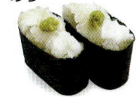

13 コーンマヨネーズ
シャリ
コーン
のり

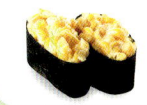

14 まぐろとろろ
シャリ
まぐろたたき
山芋乱切り
のり

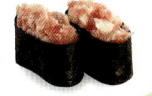

15 スパイシーサラダ
シャリ　マンダイ
のり　マヨネーズ
スパイシー用玉ねぎ
ラー油

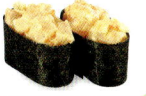

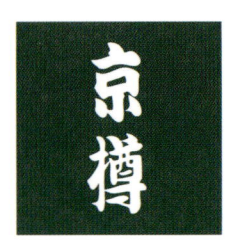

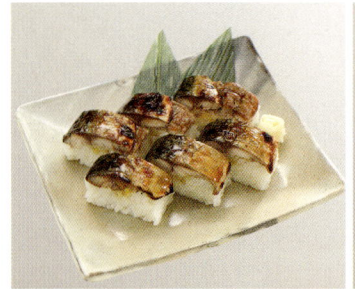

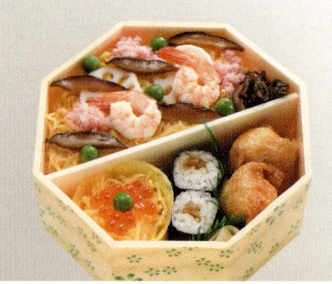

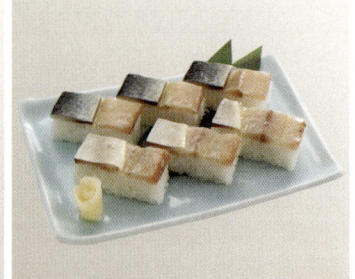

京樽

★各メニューの材料は112〜113ページ

栄養データについて

● エネルギー、たんぱく質、脂質、炭水化物、食塩相当量はメーカーから提供されたデータです（2013年10月4日時点のもの）。
● 四群別の点数は、商品を購入し、計量して算出しました。
● 店舗により、販売商品は異なります。
● 商品および容器は一部変わる可能性があります。またメニューの改変により、栄養データも変わることがあります。

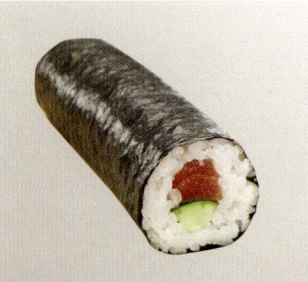

---

① 焼鯖鮨 — 566 kcal / 7.1点
- たんぱく質 28.0g
- 脂質 16.9g
- 炭水化物 75.4g
- 食塩相当量 4.1g
- カリウム —
- コレステロール —
- 食物繊維 —
- 添加糖分 —
- ♠ 0
- ♥ 2.7
- ♣ 0.1
- ♦ 4.3

② 花もよう — 538 kcal / 6.7点
- たんぱく質 16.9g
- 脂質 7.7g
- 炭水化物 100.2g
- 食塩相当量 4.8g
- カリウム —
- コレステロール —
- 食物繊維 —
- 添加糖分 —
- ♠ 0.7
- ♥ 0.6
- ♣ 0.2
- ♦ 5.2

③ バッテラ — 408 kcal / 5.1点
- たんぱく質 12.2g
- 脂質 10.7g
- 炭水化物 65.7g
- 食塩相当量 3.3g
- カリウム —
- コレステロール —
- 食物繊維 —
- 添加糖分 —
- ♠ 0
- ♥ 1.6
- ♣ +
- ♦ 3.5

④ 中巻　鉄火 — 129 kcal / 1.6点
- たんぱく質 5.6g
- 脂質 1.2g
- 炭水化物 23.9g
- 食塩相当量 0.7g
- カリウム —
- コレステロール —
- 食物繊維 —
- 添加糖分 —
- ♠ 0
- ♥ 0.3
- ♣ 0.1
- ♦ 1.2

⑤ 中巻　納豆 — 140 kcal / 1.8点
- たんぱく質 4.6g
- 脂質 1.9g
- 炭水化物 26.2g
- 食塩相当量 1.0g
- カリウム —
- コレステロール —
- 食物繊維 —
- 添加糖分 —
- ♠ 0
- ♥ 0.4
- ♣ +
- ♦ 1.4

⑥ 中巻　いか — 115 kcal / 1.4点
- たんぱく質 3.2g
- 脂質 0.4g
- 炭水化物 24.7g
- 食塩相当量 1.2g
- カリウム —
- コレステロール —
- 食物繊維 —
- 添加糖分 —
- ♠ 0
- ♥ 0.1
- ♣ +
- ♦ 1.3

京樽

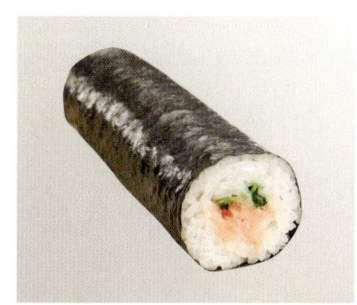

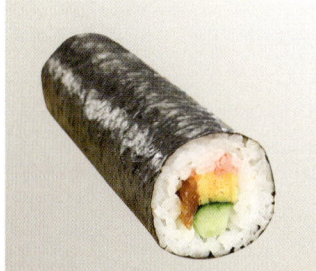

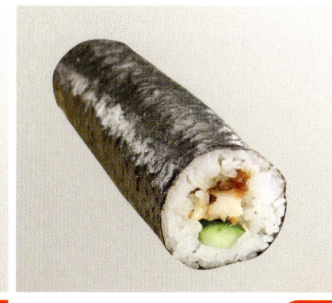

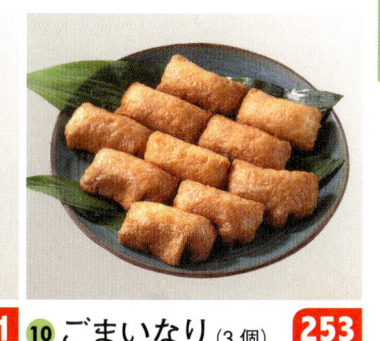

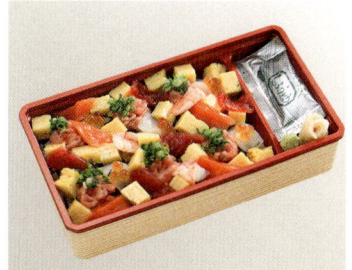

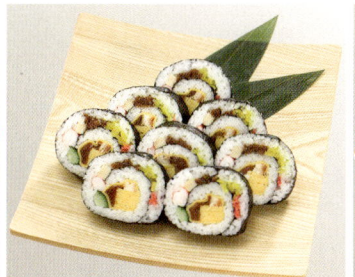

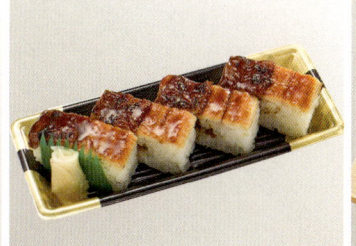

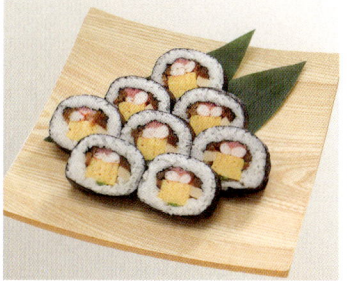

7 中巻 ねぎとろ 140 kcal 1.8 点
たんぱく質 5.2g　カリウム —　♠ 0
脂質 2.6g　コレステロール —　♥ 0.5
炭水化物 24.0g　食物繊維 —　♣ 0
食塩相当量 0.8g　添加糖分 —　♦ 1.3

8 中巻 にしき 129 kcal 1.6 点
たんぱく質 3.5g　カリウム —　♠ 0.2
脂質 1.4g　コレステロール —　♥ +
炭水化物 25.5g　食物繊維 —　♣ 0.1
食塩相当量 1.1g　添加糖分 —　♦ 1.3

9 中巻 穴きゅう 131 kcal 1.6 点
たんぱく質 3.6g　カリウム —　♠ 0
脂質 1.3g　コレステロール —　♥ 0.2
炭水化物 26.3g　食物繊維 —　♣ 0
食塩相当量 1.1g　添加糖分 —　♦ 1.4

10 ごまいなり (3個) 253 kcal 3.2 点
たんぱく質 7.5g　カリウム —　♠ 0
脂質 4.4g　コレステロール —　♥ 0.8
炭水化物 45.8g　食物繊維 —　♣ 0
食塩相当量 2.0g　添加糖分 —　♦ 2.4
データは3個あたり

11 海鮮ちらし 583 kcal 7.3 点
たんぱく質 25.0g　カリウム —　♠ 0.6
脂質 12.1g　コレステロール —　♥ 1.7
炭水化物 93.6g　食物繊維 —　♣ 0.1
食塩相当量 3.6g　添加糖分 —　♦ 4.9

12 大太巻 848 kcal 10.6 点
たんぱく質 28.9g　カリウム —　♠ 1.2
脂質 17.2g　コレステロール —　♥ 0.6
炭水化物 144.4g　食物繊維 —　♣ 0.4
食塩相当量 8.4g　添加糖分 —　♦ 8.4
データは1本あたり

13 穴子鮨 278 kcal 3.5 点
たんぱく質 10.5g　カリウム —　♠ 0
脂質 4.9g　コレステロール —　♥ 0.8
炭水化物 48.0g　食物繊維 —　♣ 0.1
食塩相当量 2.3g　添加糖分 —　♦ 2.6

14 特上のり巻 647 kcal 8.1 点
たんぱく質 25.5g　カリウム —　♠ 1.3
脂質 10.8g　コレステロール —　♥ 0.4
炭水化物 111.9g　食物繊維 —　♣ 0.2
食塩相当量 5.8g　添加糖分 —　♦ 6.2
データは1本あたり

京樽

京樽

❶ 焼鯖鮨
米
酢
鯖

❷ 花もよう
米
酢
いくら
たまご
海苔
グリンピース
かんぴょう
椎茸
蓮
海老
揚げ

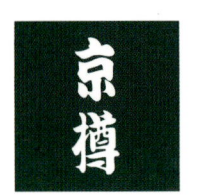

❸ バッテラ
米
酢
鯖
昆布

❼ 中巻 ねぎとろ
米
酢
ねぎとろ
海苔
浅葱
わさび

❹ 中巻 鉄火
米
酢
鮪
海苔
わさび

❺ 中巻 納豆
米
酢
納豆
海苔
大葉

❻ 中巻 いか
米
酢
いか
海苔
大葉
わさび

⓫ 海鮮ちらし
米
酢
ねぎとろ
卵
海苔
鮪
サーモン
いか
イクラ
海老
浅葱

材料表について
● メーカーから提供された材料表を記載しました。調味料など、詳細な材料と分量は省略しました。

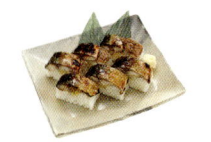

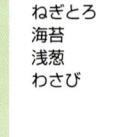

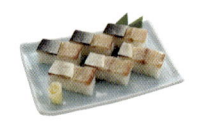

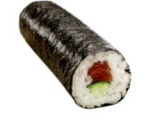

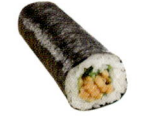

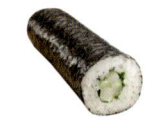

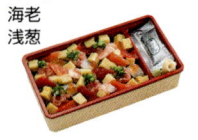

❽ 中巻 にしき

米
酢
卵
かんぴょう
きゅうり
海苔

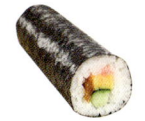

❾ 中巻 穴きゅう

米
酢
きゅうり
穴子
海苔

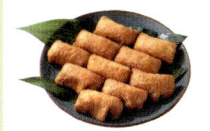

❿ ごまいなり (3個)

米
酢
揚げ
ごま

⓬ 大太巻

米
酢
海苔
卵
かんぴょう
きゅうり
高野豆腐
海老
生姜

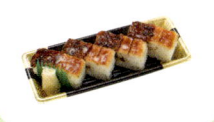

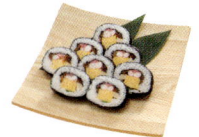

⓭ 穴子鮨

米
酢
穴子
椎茸

⓮ 特上のり巻

米
酢
卵
かんぴょう
三つ葉
高野豆腐
海老
海苔

---

column

つけじょうゆとすし飯のデータ
（一般的な値）

小皿にしょうゆをとるときの目安に。
すしめしは、お店によって量も、味つけも異なります。
傾向を知るための目安に。

● つけじょうゆの量と食塩相当量

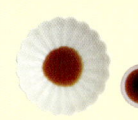

3g　しょうゆ少なめ　（小さじ ½）
2 kcal　塩分 0.4g

6g　しょうゆ多め　（小さじ1）
4 kcal　塩分 0.9g

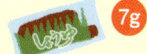

7g　持ち帰り用パック
5 kcal　塩分 1.0g

● すし飯のデータ

にぎり	1貫分	約20g	31 kcal	0.4 点	塩分	0.2g
軍艦	1貫分	約20g	31 kcal	0.4 点	塩分	0.2g
押しずし	1貫分	約30g	53 kcal	0.7 点	塩分	0.3g
細巻き	1切れ分	約15g	21 kcal	0.3 点	塩分	0.1g
太巻き	1切れ分	約30g	53 kcal	0.7 点	塩分	0.3g
いなり	1個分	約30g	53 kcal	0.7 点	塩分	0.3g

『毎日の食事のカロリーガイド　改訂版』（女子栄養大学出版部）を参考

マクドナルド

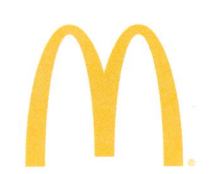

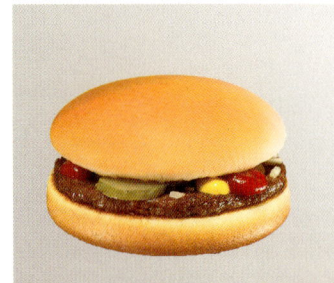

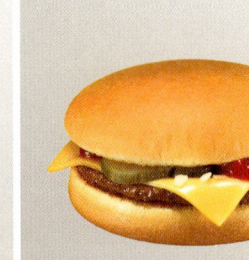

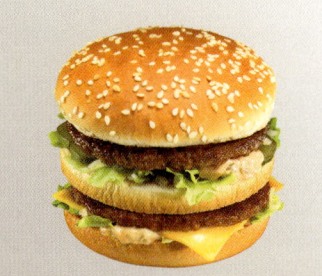

1 ハンバーガー　275 kcal

たんぱく質 12.3g	カリウム 203mg	3.4点
脂質 10.6g	コレステロール 33mg	♠ 0
炭水化物 32.4g	食物繊維 1.5g	♥ 0.6
食塩相当量 1.5g	添加糖分 —	♣ +
		♦ 2.8

1個あたり 108g

2 チーズバーガー　324 kcal

たんぱく質 15.3g	カリウム 226mg	4.1点
脂質 14.5g	コレステロール 45mg	♠ 0.7
炭水化物 33.0g	食物繊維 1.6g	♥ 0.6
食塩相当量 2.1g	添加糖分 —	♣ +
		♦ 2.8

1個あたり 122g

3 ビッグマック　557 kcal

たんぱく質 25.5g	カリウム 369mg	7.0点
脂質 30.5g	コレステロール 84mg	♠ 0.7
炭水化物 45.2g	食物繊維 2.6g	♥ 1.2
食塩相当量 2.8g	添加糖分 —	♣ 0.1
		♦ 5.0

1個あたり 225g

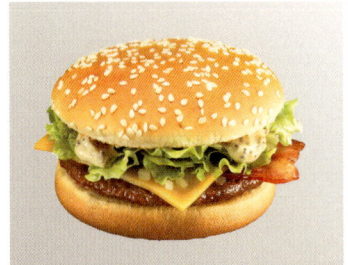

4 ベーコンレタスバーガー　420 kcal

たんぱく質 16.9g	カリウム 211mg	5.3点
脂質 24.4g	コレステロール 57mg	♠ 0.7
炭水化物 33.3g	食物繊維 1.6g	♥ 0.9
食塩相当量 2.2g	添加糖分 —	♣ 0.1
		♦ 3.6

1個あたり 143g

5 フィレオフィッシュ　359 kcal

たんぱく質 15.4g	カリウム 202mg	4.5点
脂質 14.8g	コレステロール 39mg	♠ 0.7
炭水化物 40.9g	食物繊維 1.7g	♥ 0.6
食塩相当量 1.5g	添加糖分 —	♣ +
		♦ 3.2

1個あたり 139g

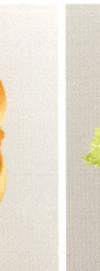

6 えびフィレオ　400 kcal

たんぱく質 11.9g	カリウム 107mg	5.0点
脂質 17.7g	コレステロール 65mg	♠ 0.1
炭水化物 48.1g	食物繊維 2.1g	♥ 0.4
食塩相当量 2.3g	添加糖分 —	♣ +
		♦ 4.5

1個あたり 179g

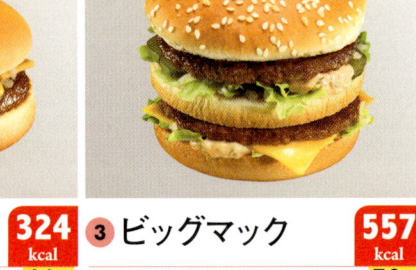

栄養データについて

● 栄養データはメーカーのホームページに記載のデータです（2013年10月時点のもの）。
● 四群別の点数は、商品を購入し、計量して算出しました。
● 商品の内容変更に伴い、栄養データも変わることがあります。

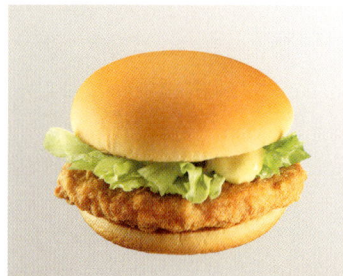

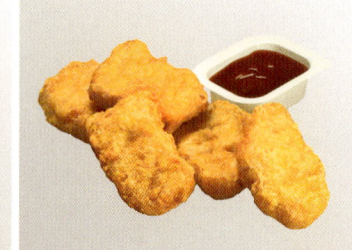

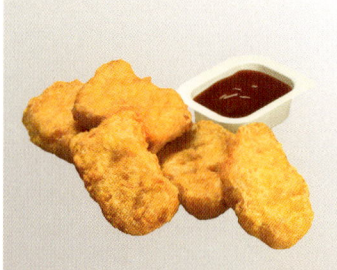

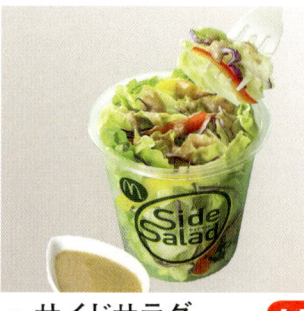

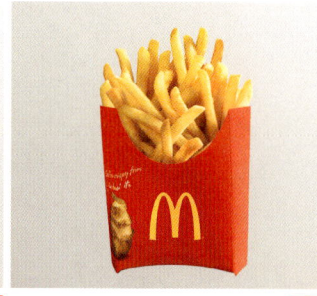

マクドナルド

❼ チキンクリスプ — 385 kcal — 4.8点
- たんぱく質 12.4g
- 脂質 19.8g
- 炭水化物 39.4g
- 食塩相当量 2.0g
- カリウム 199mg
- コレステロール 34mg
- 食物繊維 1.7g
- 添加糖分 —
- ♥ 0
- ♦ 0.6
- ♣ +
- ♠ 4.2

1個あたり 128g

❽ チキンマックナゲット 5ピース（バーベキューソース含む） — 313 kcal — 3.9点
- たんぱく質 14.6g
- 脂質 19.0g
- 炭水化物 20.7g
- 食塩相当量 1.7g
- カリウム 288mg
- コレステロール 52mg
- 食物繊維 0.9g
- 添加糖分 —
- ♥ +
- ♦ 1.3
- ♣ 0
- ♠ 2.6

1セットあたり 120g。一部店舗を除く

❾ サイドサラダ（焙煎ごまドレッシング含む） — 117 kcal — 1.5点
- たんぱく質 1.0g
- 脂質 10.7g
- 炭水化物 4.6g
- 食塩相当量 0.5g
- カリウム 152mg
- コレステロール 1mg
- 食物繊維 0.9g
- 添加糖分 —
- ♥ 0
- ♦ 0
- ♣ 0.1
- ♠ 1.4

1セットあたり 84g

❿ マックフライポテトM — 454 kcal — 5.7点
- たんぱく質 5.3g
- 脂質 24.2g
- 炭水化物 53.7g
- 食塩相当量 0.6g
- カリウム 874mg
- コレステロール 8mg
- 食物繊維 4.9g
- 添加糖分 —
- ♥ 0
- ♦ 0
- ♣ 0
- ♠ 5.7

1個あたり 135g

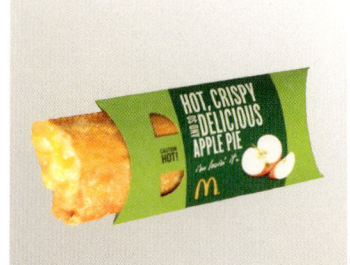

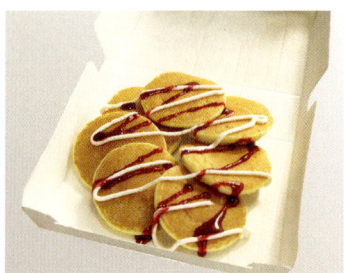

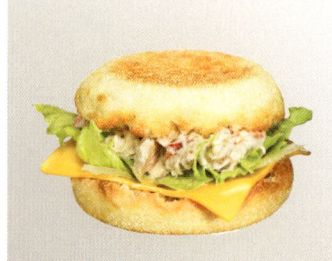

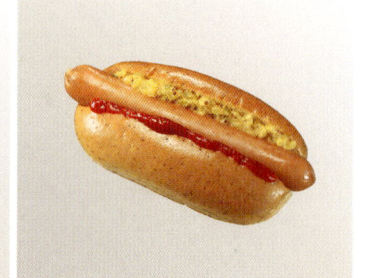

⓫ ホットアップルパイ — 211 kcal — 2.6点
- たんぱく質 1.7g
- 脂質 10.9g
- 炭水化物 26.3g
- 食塩相当量 0.6g
- カリウム 42mg
- コレステロール 3mg
- 食物繊維 0.8g
- 添加糖分 —
- ♥ 0
- ♦ 0
- ♣ 0
- ♠ 2.6

1個あたり 81g

⓬ プチパンケーキ（りんご＆クリーム含む） — 165 kcal — 2.1点
- たんぱく質 3.5g
- 脂質 4.9g
- 炭水化物 26.8g
- 食塩相当量 0.6g
- カリウム 98mg
- コレステロール 11mg
- 食物繊維 0.8g
- 添加糖分 —
- ♥ 0
- ♦ 0
- ♣ 0
- ♠ 2.1

1箱あたり 64g

⓭ ツナマフィン（朝食） — 308 kcal — 3.9点
- たんぱく質 10.3g
- 脂質 16.1g
- 炭水化物 30.6g
- 食塩相当量 1.9g
- カリウム 185mg
- コレステロール 20mg
- 食物繊維 2.0g
- 添加糖分 —
- ♥ 0.8
- ♦ 0.4
- ♣ +
- ♠ 2.7

1個あたり 124g

⓮ マックホットドッグ クラッシック（朝食） — 327 kcal — 4.1点
- たんぱく質 10.0g
- 脂質 17.9g
- 炭水化物 31.5g
- 食塩相当量 2.2g
- カリウム 185mg
- コレステロール 24mg
- 食物繊維 1.7g
- 添加糖分 —
- ♥ 0
- ♦ 1.9
- ♣ +
- ♠ 2.2

1個あたり 112g

ケンタッキーフライドチキン

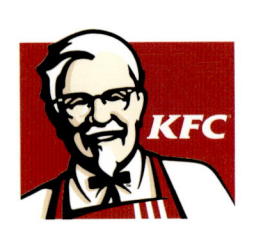

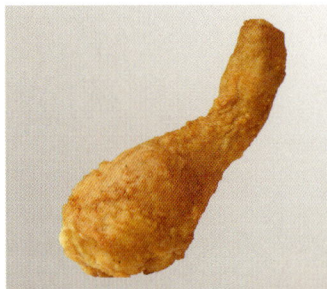

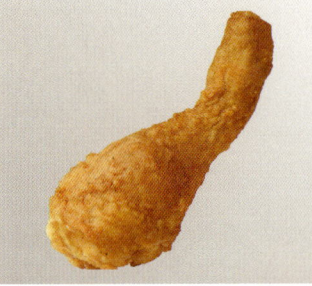

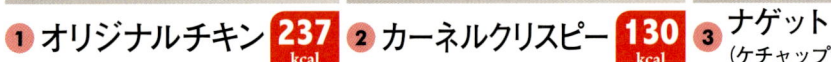

★各メニューの材料は118〜119ページ

栄養データについて
- 栄養データはメーカーから提供されたデータです（2013年10月時点のもの）。
- 四群別の点数は、メーカーから提供された材料表から算出しました。
- 商品の内容変更に伴い、栄養データも変わることがあります。

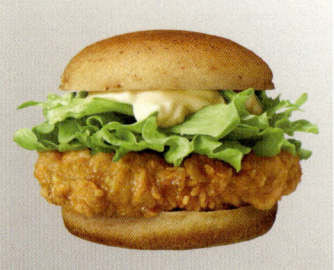

❶ オリジナルチキン — 237 kcal / 3.0点
- たんぱく質 18.3g
- 脂質 14.7g
- 炭水化物 7.9g
- 食塩相当量 1.7g
- カリウム 234mg
- コレステロール ―
- 食物繊維 0.3g
- 添加糖分 ―
- ♠ + / ♥ 2.1 / ♣ 0 / ♦ 0.9
- 1本あたり 87g

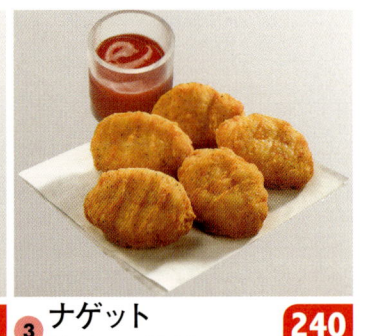

❷ カーネルクリスピー — 130 kcal / 1.6点
- たんぱく質 9.5g
- 脂質 7.2g
- 炭水化物 6.9g
- 食塩相当量 1.0g
- カリウム 135mg
- コレステロール ―
- 食物繊維 0.3g
- 添加糖分 ―
- ♠ + / ♥ 1.1 / ♣ 0 / ♦ 0.5
- 1本あたり 52g

❸ ナゲット（ケチャップ含む） — 240 kcal / 3.0点
- たんぱく質 14.0g
- 脂質 13.9g
- 炭水化物 13.1g
- 食塩相当量 1.3g
- カリウム 240mg
- コレステロール ―
- 食物繊維 0.1g
- 添加糖分 ―
- ♠ + / ♥ 2.1 / ♣ 0 / ♦ 0.9
- 1パック 119g

❹ フィレサンド — 403 kcal / 5.0点
- たんぱく質 24.3g
- 脂質 19.5g
- 炭水化物 31.6g
- 食塩相当量 2.7g
- カリウム 327mg
- コレステロール ―
- 食物繊維 1.6g
- 添加糖分 ―
- ♠ + / ♥ 1.6 / ♣ + / ♦ 3.4
- 1個あたり 163g

❺ 和風カツサンド — 483 kcal / 6.0点
- たんぱく質 18.5g
- 脂質 25.9g
- 炭水化物 44.0g
- 食塩相当量 2.4g
- カリウム 327mg
- コレステロール ―
- 食物繊維 1.9g
- 添加糖分 ―
- ♠ + / ♥ 1.6 / ♣ + / ♦ 4.4
- 1個あたり 185g

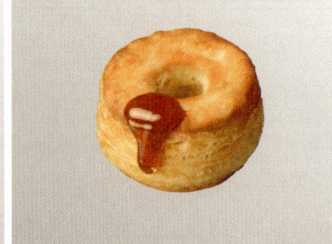

❻ ビスケット（ハニーメイプル含む） — 227 kcal / 2.8点
- たんぱく質 3.4g
- 脂質 10.0g
- 炭水化物 30.7g
- 食塩相当量 1.0g
- カリウム 59mg
- コレステロール ―
- 食物繊維 0.9g
- 添加糖分 ―
- ♠ 0 / ♥ 0 / ♣ 0 / ♦ 2.8
- 1個あたり 63g

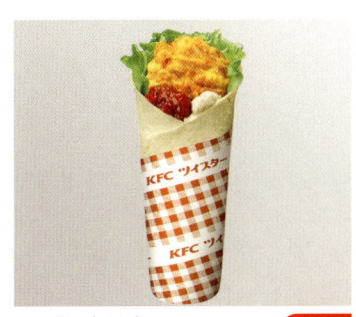

ケンタッキーフライドチキン

⑦ ツイスター（ペッパーマヨ） — 344 kcal / 4.3点
- たんぱく質 12.8g
- 脂質 18.4g
- 炭水化物 31.2g
- 食塩相当量 2.0g
- カリウム 231mg
- コレステロール −
- 食物繊維 1.2g
- 添加糖分 −
- ♠ +
- ♥ 1.1
- ♣ +
- ♦ 3.2
- 1個あたり 143g

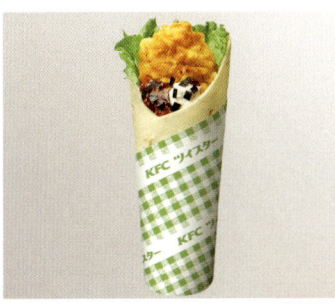

⑧ てりやきツイスター — 365 kcal / 4.6点
- たんぱく質 13.1g
- 脂質 18.8g
- 炭水化物 34.7g
- 食塩相当量 2.2g
- カリウム 186mg
- コレステロール −
- 食物繊維 1.2g
- 添加糖分 −
- ♠ +
- ♥ 1.1
- ♣ +
- ♦ 3.5
- 1個あたり 138g

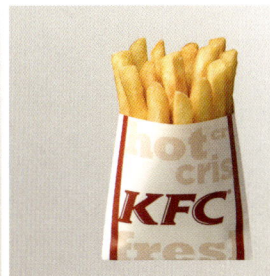

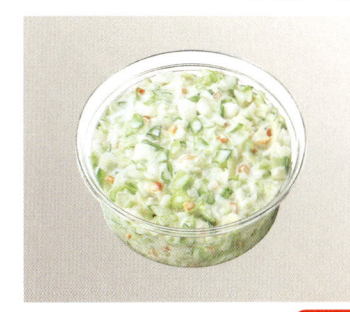

⑨ ポテト（S） — 186 kcal / 2.3点
- たんぱく質 2.2g
- 脂質 7.2g
- 炭水化物 28.0g
- 食塩相当量 1.0g
- カリウム 240mg
- コレステロール −
- 食物繊維 1.8g
- 添加糖分 −
- ♠ 0
- ♥ 0
- ♣ 0
- ♦ 2.3
- 1袋あたり 80g

⑩ ポテト（L） — 371 kcal / 4.6点
- たんぱく質 4.3g
- 脂質 14.4g
- 炭水化物 56.0g
- 食塩相当量 1.9g
- カリウム 480mg
- コレステロール −
- 食物繊維 3.7g
- 添加糖分 −
- ♠ 0
- ♥ 0
- ♣ 0
- ♦ 4.6
- 1袋あたり 160g

⑪ コールスロー（M） — 150 kcal / 1.9点
- たんぱく質 1.5g
- 脂質 12.2g
- 炭水化物 9.5g
- 食塩相当量 0.8g
- カリウム 207mg
- コレステロール −
- 食物繊維 1.8g
- 添加糖分 −
- ♠ 0
- ♥ 0
- ♣ 0.4
- ♦ 1.5
- 1パックあたり 130g

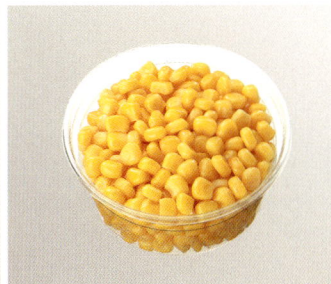

⑫ コーンサラダ（M） — 82 kcal / 1.0点
- たんぱく質 2.3g
- 脂質 0.5g
- 炭水化物 17.8g
- 食塩相当量 0.5g
- カリウム 130mg
- コレステロール −
- 食物繊維 3.3g
- 添加糖分 −
- ♠ 0
- ♥ 0
- ♣ 1.0
- ♦ 0
- 1パックあたり 100g

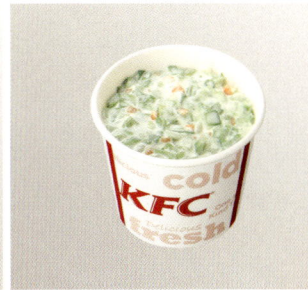

⑬ コールスロー（S） — 92 kcal / 1.2点
- たんぱく質 0.9g
- 脂質 7.5g
- 炭水化物 5.9g
- 食塩相当量 0.5g
- カリウム 128mg
- コレステロール −
- 食物繊維 1.1g
- 添加糖分 −
- ♠ 0
- ♥ 0
- ♣ 0.3
- ♦ 0.9
- 1パックあたり 80g

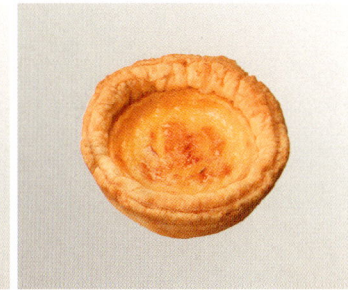

⑭ たまごのタルト — 171 kcal / 2.1点
- たんぱく質 3.1g
- 脂質 9.0g
- 炭水化物 18.6g
- 食塩相当量 0.6g
- カリウム 57mg
- コレステロール −
- 食物繊維 0.3g
- 添加糖分 −
- ♠ 0
- ♥ 0
- ♣ 0
- ♦ 2.1
- 1個あたり 55g

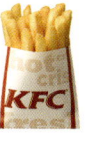

ケンタッキーフライドチキン

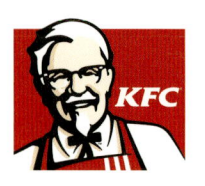

材料表について
- 材料表は主材料のみ記載しました。揚げ油や調味料など、詳細な材料は省略しました。
- 商品の内容変更に伴い、材料も変わることがあります。

❶ オリジナルチキン
鶏肉

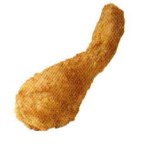

❷ カーネルクリスピー
鶏肉

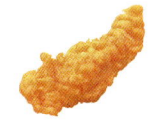

❸ ナゲット（ケチャップ含む）
鶏肉
ケチャップ

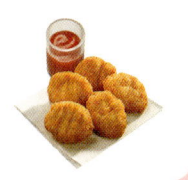

❹ フィレサンド
鶏肉
全粒粉パン（小麦粉）
レタス

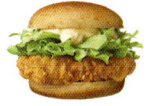

❺ 和風カツサンド
鶏肉
全粒粉パン（小麦粉）
キャベツ

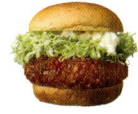

❻ ビスケット（ハニーメイプル含む）
小麦粉
ショートニング
ハニーメイプル

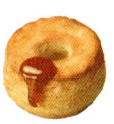

❼ ツイスター（ペッパーマヨ）
カーネルクリスピー
トルティーヤ（小麦）
レタス

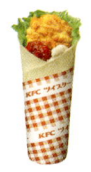

❽ てりやきツイスター
カーネルクリスピー
トルティーヤ（小麦）
レタス

❾ ポテト（S）
ジャガイモ

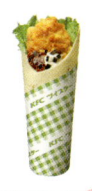

⑩ ポテト（L）

ジャガイモ

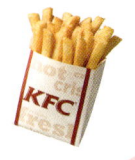

⑪ コールスロー（M）

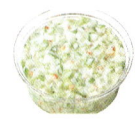

キャベツ
ドレッシング

⑫ コーンサラダ（M）

トウモロコシ

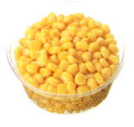

⑬ コールスロー（S）

キャベツ
ドレッシング

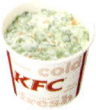

⑭ たまごのタルト

小麦粉
牛乳
卵

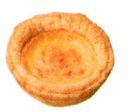

---

column

ファストフードのドリンクデータ（一般的な値）

お店によって、メニューによって量も、味つけも異なります。
傾向を知るための目安に。

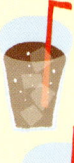

●コールドリンク

コーラ	S 200 ml	92 kcal	1.2 点
	M 300 ml	138 kcal	1.7 点
	L 400 ml	184 kcal	2.3 点
コーラ・カロリーゼロ	M 300 ml	0 kcal	0 点
オレンジジュース（果汁100%）	300 ml	123 kcal	1.5 点
野菜ジュース	200 ml	68 kcal	0.9 点
牛乳	200 ml	141 kcal	1.8 点
アイスコーヒー（加糖）	300 ml	12 kcal	0.2 点
アイスオレ	300 ml	107 kcal	1.3 点

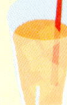

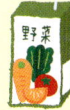

●ホットドリンク

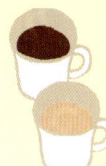

コーヒー	200 ml	8 kcal	0.1 点
カフェラテ	200 ml	103 kcal	1.3 点
ミルクティー	200 ml	71 kcal	0.9 点
カフェモカ	200 ml	138 kcal	1.7 点

『毎日の食事のカロリーガイド 改訂版』（女子栄養大学出版部）を参考

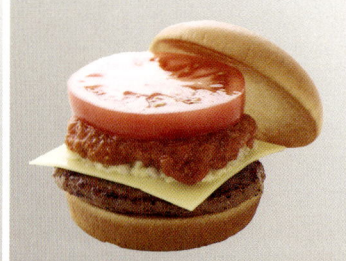

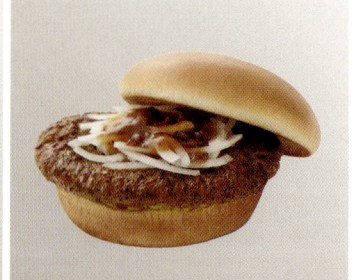

モスバーガー

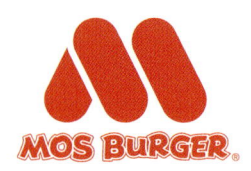

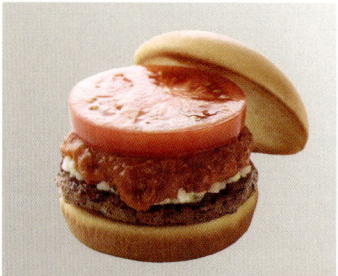

MOS BURGER

★各メニューの材料は122〜123ページ

栄養データについて

- 栄養データはメーカーから提供されたデータです（2013年10月時点のもの）。
- 四群別の点数は、メーカーから提供された材料表から算出しました。
- 商品の内容変更に伴い、栄養データも変わることがあります。

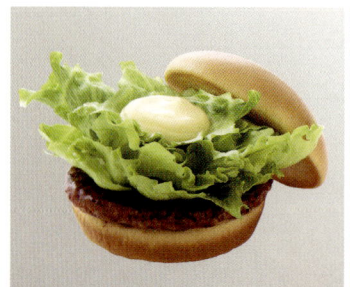

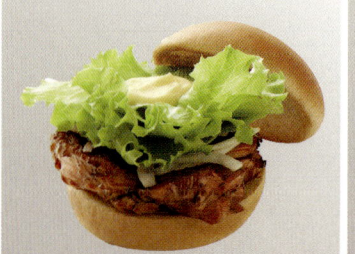

① モスバーガー 387 kcal 4.8点
- たんぱく質 15.1g
- 脂質 19.3g
- 炭水化物 38.4g
- 食塩相当量 2.0g
- カリウム 369mg
- コレステロール 29mg
- 食物繊維 2.5g
- 添加糖分 —
- ♠ +
- ♥ 1.5
- ♦ 0.2
- ♣ 3.1

② モスチーズバーガー 438 kcal 5.5点
- たんぱく質 18.2g
- 脂質 23.4g
- 炭水化物 38.7g
- 食塩相当量 2.4g
- カリウム 379mg
- コレステロール 42mg
- 食物繊維 2.5g
- 添加糖分 —
- ♠ 0.7
- ♥ 1.5
- ♦ 0.2
- ♣ 3.1

③ とびきりハンバーグサンド「プレーン」 336 kcal 4.2点
- たんぱく質 17.0g
- 脂質 14.8g
- 炭水化物 33.5g
- 食塩相当量 2.2g
- カリウム 283mg
- コレステロール 45mg
- 食物繊維 1.6g
- 添加糖分 —
- ♠ 0.1
- ♥ 1.6
- ♦ 0.1
- ♣ 2.4

④ テリヤキバーガー 422 kcal 5.3点
- たんぱく質 14.2g
- 脂質 23.3g
- 炭水化物 39.0g
- 食塩相当量 2.4g
- カリウム 252mg
- コレステロール 30mg
- 食物繊維 1.7g
- 添加糖分 —
- ♠ +
- ♥ 1.2
- ♦ +
- ♣ 4.1

⑤ テリヤキチキンバーガー 342 kcal 4.3点
- たんぱく質 18.2g
- 脂質 14.6g
- 炭水化物 34.2g
- 食塩相当量 2.4g
- カリウム 289mg
- コレステロール 81mg
- 食物繊維 1.3g
- 添加糖分 —
- ♠ 0
- ♥ 1.6
- ♦ 0.1
- ♣ 2.6

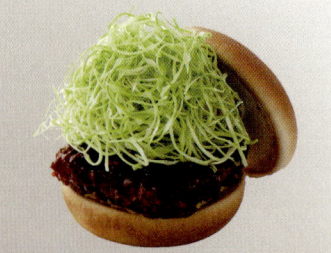

⑥ ロースカツバーガー 369 kcal 4.6点
- たんぱく質 15.5g
- 脂質 13.6g
- 炭水化物 46.4g
- 食塩相当量 2.6g
- カリウム 299mg
- コレステロール 24mg
- 食物繊維 2.5g
- 添加糖分 —
- ♠ 0.1
- ♥ 1.6
- ♦ 0.1
- ♣ 2.9

モスバーガー

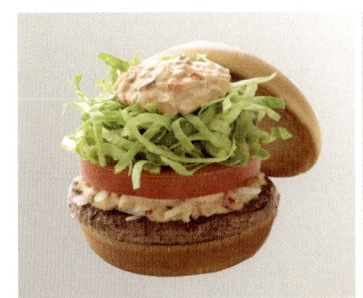

7 モス野菜バーガー オーロラソース仕立て
342 kcal / **4.3点**
- たんぱく質 13.9g
- 脂質 16.4g
- 炭水化物 34.8g
- 食塩相当量 1.7g
- カリウム 353mg
- コレステロール 31mg
- 食物繊維 2.3g
- 添加糖分 −
- ♠ 1.2
- ♥ 0.3
- ♣ 2.8

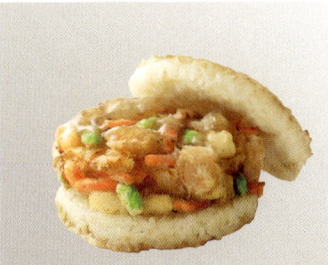

8 モスライスバーガー 海鮮かきあげ(塩だれ)
351 kcal / **4.4点**
- たんぱく質 8.0g
- 脂質 11.6g
- 炭水化物 53.7g
- 食塩相当量 1.6g
- カリウム 91mg
- コレステロール 41mg
- 食物繊維 1.8g
- 添加糖分 −
- ♠ 0.1
- ♥ 0.4
- ♣ 0.1
- ♦ 3.8

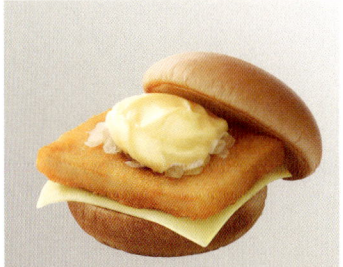

9 フィッシュバーガー
445 kcal / **5.6点**
- たんぱく質 16.3g
- 脂質 26.1g
- 炭水化物 35.6g
- 食塩相当量 1.8g
- カリウム 229mg
- コレステロール 37mg
- 食物繊維 1.6g
- 添加糖分 −
- ♠ 0.6
- ♥ 0.6
- ♣ 0.1
- ♦ 4.4

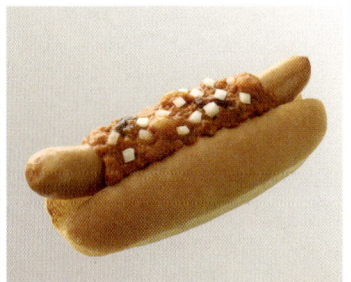

10 チリドッグ
321 kcal / **4.0点**
- たんぱく質 12.2g
- 脂質 19.1g
- 炭水化物 25.3g
- 食塩相当量 2.3g
- カリウム 229mg
- コレステロール 36mg
- 食物繊維 1.7g
- 添加糖分 −
- ♠ 0
- ♥ 2.5
- ♣ +
- ♦ 1.5

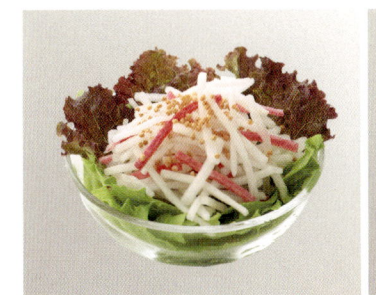

11 こだわり農家の大根サラダ (さっぱり和風ドレッシング)
33 kcal / **0.4点**
- たんぱく質 0.8g
- 脂質 1.0g
- 炭水化物 5.8g
- 食塩相当量 0.8g
- カリウム 140mg
- コレステロール 0mg
- 食物繊維 0.8g
- 添加糖分 −
- ♠ 0
- ♥ 0
- ♣ 0.1
- ♦ 0.3

季節にあわせて内容を変更

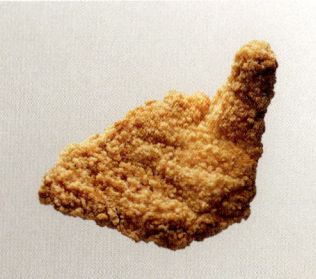

12 モスチキン
262 kcal / **3.3点**
- たんぱく質 14.8g
- 脂質 16.7g
- 炭水化物 13.0g
- 食塩相当量 1.4g
- カリウム 239mg
- コレステロール 68mg
- 食物繊維 0.5g
- 添加糖分 −
- ♠ +
- ♥ 2.3
- ♣ 0
- ♦ 1.0

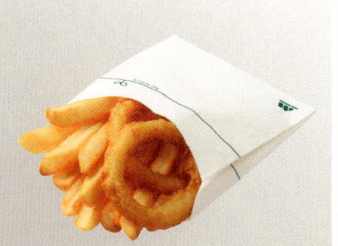

13 オニポテ (フレンチフライポテト&オニオンフライ)
180 kcal / **2.3点**
- たんぱく質 2.3g
- 脂質 8.3g
- 炭水化物 24.1g
- 食塩相当量 1.3g
- カリウム 263mg
- コレステロール 0mg
- 食物繊維 1.8g
- 添加糖分 −
- ♠ 0
- ♥ 0
- ♣ 0
- ♦ 2.3

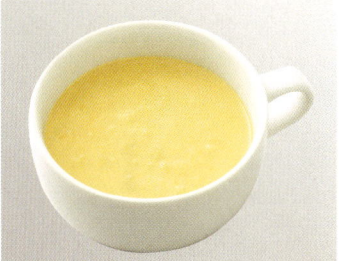

14 北海道産コーンスープ
153 kcal / **1.9点**
- たんぱく質 3.4g
- 脂質 6.8g
- 炭水化物 19.4g
- 食塩相当量 1.6g
- カリウム 227mg
- コレステロール 7mg
- 食物繊維 2.0g
- 添加糖分 −
- ♠ +
- ♥ 0
- ♣ +
- ♦ 1.9

モスバーガー

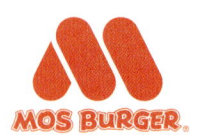

材料表について
- メーカーから提供された材料表で、主材料のみ記載しました。揚げ油や調味料など、詳細な材料は省略しました。
- 商品の内容変更に伴い、材料も変わることがあります。

① モスバーガー
- バンズ
- トマト
- ミートソース
- オニオン
- マヨネーズ
- マスタード
- ハンバーガーパティ

② モスチーズバーガー
- バンズ
- トマト
- ミートソース
- オニオン
- マヨネーズ
- チーズ
- ハンバーガーパティ
- マスタード

③ とびきりハンバーグサンド「プレーン」
- バンズ
- ベーコン醤油ソース
- オニオン
- 国産合挽きハンバーグ
- マスタード

④ テリヤキバーガー
- バンズ
- マヨネーズ
- レタス
- ハンバーガーパティ
- テリヤキソース

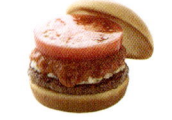

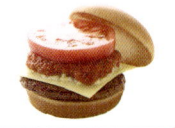

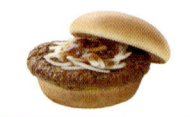

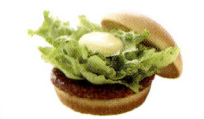

⑤ テリヤキチキンバーガー
- バンズ
- マヨネーズ
- レタス
- オニオン
- テリヤキチキン
- テリヤキチキンソース

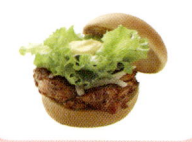

⑥ ロースカツバーガー
- バンズ
- キャベツ
- ロースカツ
- カツソース
- マスタード

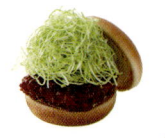

⑦ モス野菜バーガー オーロラソース仕立て
- バンズ
- オーロラソース
- レタス
- トマト
- オニオン
- ハンバーガーパティ

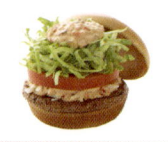

⑧ モスライスバーガー 海鮮かきあげ（塩だれ）
- ライス
- 海鮮かきあげソース
- 海鮮かきあげ
  （海老、いか、玉ねぎ、にんじん、枝豆）

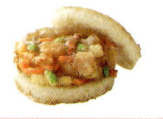

⑨ フィッシュバーガー

- バンズ
- マヨネーズ
- オニオン
- フィッシュ
- チーズ
- マスタード

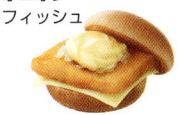

⑩ チリドッグ

- モスロール
- オニオン
- ホットチリソース
- ソーセージ

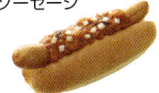

⑪ こだわり農家の大根サラダ

- レタス
- サニーレタス
- 白い大根
- 紅芯大根
- キヌア
- さっぱり和風ドレッシング

⑫ モスチキン

- 若鶏胸肉

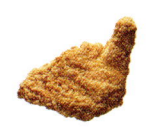

⑬ オニポテ

- ポテト
- オニオン
- 自然塩

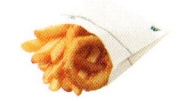

⑭ 北海道産コーンスープ

- コーンスープ

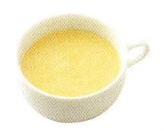

---

column

目的別おすすめの組み合わせ例を考えてみました（モスバーガー編）

おすすめの組み合わせ例 ❶

栄養バランス重視

1食分として考えて、バランスのよい組み合わせです。

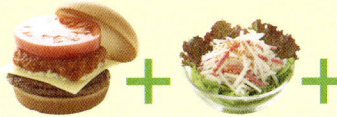

- 551 kcal
- 6.9 点
- ♠ 1.6
- ♥ 1.5
- ♣ 0.3
- ♦ 3.5
- たんぱく質 22.9g
- 脂質 28.5g
- 炭水化物 50.9g
- 食塩相当量 3.3g
- カリウム 804mg
- コレステロール 55mg
- 食物繊維 3.5g
- 添加糖分 －

モスチーズバーガー ＋ こだわり農家の大根サラダ ＋ カフェラテ

おすすめの組み合わせ例 ❷

ダイエット中

低エネルギーにしても、たんぱく質やカルシウムは確保しましょう。

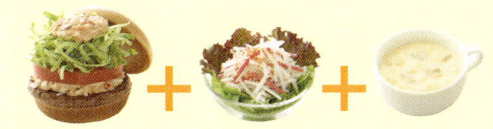

- 511 kcal
- 6.4 点
- ♠ 0.4
- ♥ 1.7
- ♣ 0.7
- ♦ 3.6
- たんぱく質 20.9g
- 脂質 22.5g
- 炭水化物 56.9g
- 食塩相当量 3.9g
- カリウム 745mg
- コレステロール 35mg
- 食物繊維 3.4g
- 添加糖分 －

モス野菜バーガー ＋ こだわり農家の大根サラダ ＋ クラムチャウダー

おすすめの組み合わせ例 ❸

塩分控えめにしたい

ライスバーガーにして、カリウム確保のため野菜たっぷりに。

- 444 kcal
- 5.6 点
- ♠ 0.1
- ♥ 0.4
- ♣ 0.9
- ♦ 4.2
- たんぱく質 10.7g
- 脂質 12.5g
- 炭水化物 72.9g
- 食塩相当量 2.6g
- カリウム 803mg
- コレステロール 41mg
- 食物繊維 4.5g
- 添加糖分 －

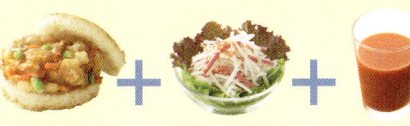

モスライスバーガー ＋ こだわり農家の大根サラダ ＋ モスの濃縮ベジジュース

モスバーガーのホームページ（2013年10月時点のもの）を参考に編集部で作成

サブウェイ

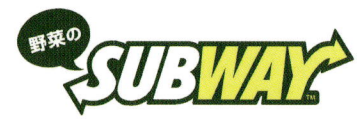

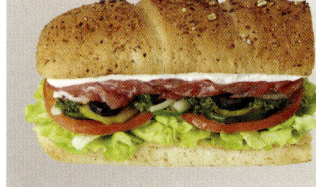

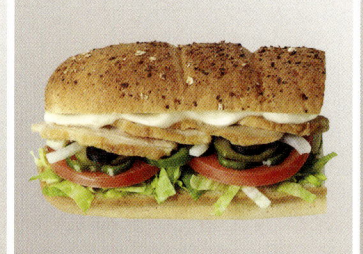

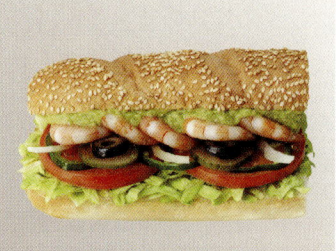

★各メニューの材料は126〜127ページ

栄養データについて

- 栄養データは、メーカーのホームページを参考にしています（2013年7月10日時点のもの）。
- サンドイッチの栄養データはサイズがレギュラー、パンがウィートの場合です。
- ドレッシングはおすすめのドレッシングで算出しています。
- 栄養データは配合に基づいた標準値です。時期・原産地・原材料により誤差が生じることがあります。
- お客様のお好みによりレシピを変更された場合はこの限りではありません。
- 四群別の点数は、材料表をもとに算出した値です。

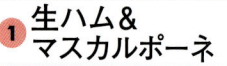

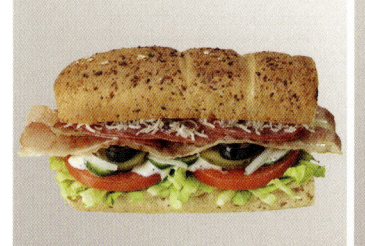

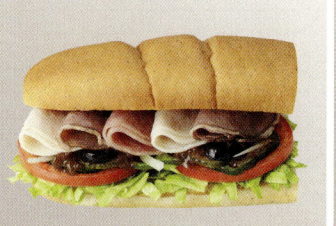

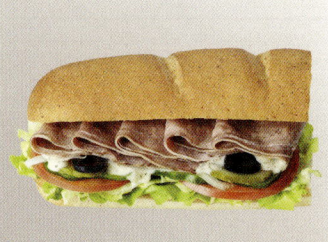

① 生ハム＆マスカルポーネ　345 kcal

たんぱく質	13.1g	カリウム	326mg
脂質	15.1g	コレステロール	—
炭水化物	44.7g	食物繊維	—
食塩相当量	2.0g	添加糖分	—

4.3点
♠ 0.8
♥ 0.8
♦ 0.2
♣ 2.5

レギュラーサンド1個 195g

② チーズローストチキン　329 kcal

たんぱく質	15.8g	カリウム	325mg
脂質	12.5g	コレステロール	—
炭水化物	39.3g	食物繊維	—
食塩相当量	1.8g	添加糖分	—

4.1点
♠ 0.8
♥ 0.9
♦ 0.2
♣ 2.2

レギュラーサンド1個 200g

③ えびアボカド　292 kcal

たんぱく質	11.9g	カリウム	508mg
脂質	8.7g	コレステロール	—
炭水化物	44.3g	食物繊維	—
食塩相当量	1.9g	添加糖分	—

3.7点
♠ 0
♥ 0.2
♦ 1.0
♣ 2.5

レギュラーサンド1個 199g

④ BLT　336 kcal

たんぱく質	13.6g	カリウム	241mg
脂質	14.0g	コレステロール	—
炭水化物	39.2g	食物繊維	—
食塩相当量	1.8g	添加糖分	—

4.2点
♠ 0.6
♥ 0.6
♦ 0.2
♣ 2.8

レギュラーサンド1個 166g

⑤ サブウェイクラブ　307 kcal

たんぱく質	17.7g	カリウム	356mg
脂質	8.2g	コレステロール	—
炭水化物	39.3g	食物繊維	—
食塩相当量	2.8g	添加糖分	—

3.8点
♠ 0
♥ 1.0
♦ 0.2
♣ 2.6

レギュラーサンド1個 207g

⑥ ローストビーフ　329 kcal

たんぱく質	16.3g	カリウム	370mg
脂質	11.5g	コレステロール	—
炭水化物	39.8g	食物繊維	—
食塩相当量	1.8g	添加糖分	—

4.1点
♠ 0
♥ 1.3
♦ 0.2
♣ 2.6

レギュラーサンド1個 195g

サブウェイ

7 炭火てり焼きチキン　387 kcal　4.8点
たんぱく質 20.0g　カリウム 307mg
脂質 12.5g　コレステロール －
炭水化物 49.4g　食物繊維 －
食塩相当量 2.8g　添加糖分 －
♥ 0　♦ 0.9　♣ 0.2　◆ 3.7
レギュラーサンド1個 214g

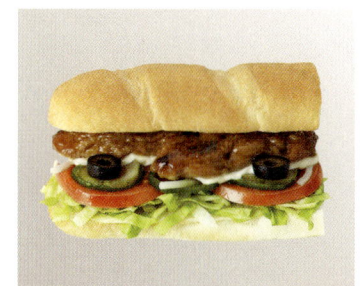

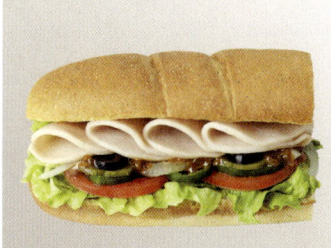

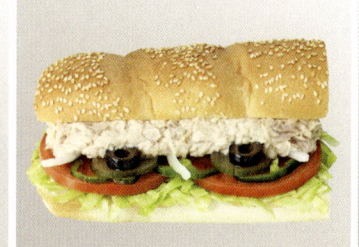

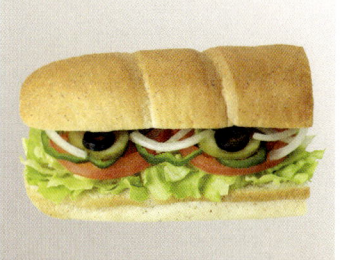

8 ターキーブレスト　277 kcal　3.5点
たんぱく質 16.3g　カリウム 322mg
脂質 4.6g　コレステロール －
炭水化物 42.3g　食物繊維 －
食塩相当量 2.5g　添加糖分 －
♥ 0　♦ 0.7　♣ 0.2　◆ 2.6
レギュラーサンド1個 202g

9 ツナ　345 kcal　4.3点
たんぱく質 14.7g　カリウム 290mg
脂質 15.1g　コレステロール －
炭水化物 38.5g　食物繊維 －
食塩相当量 2.2g　添加糖分 －
♥ 0　♦ 1.0　♣ 0.2　◆ 3.1
レギュラーサンド1個 185g

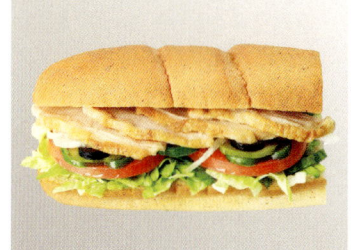

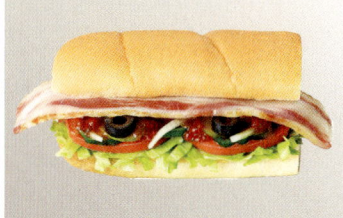

10 ベジーデライト　218 kcal　2.7点
たんぱく質 6.9g　カリウム 200mg
脂質 4.7g　コレステロール －
炭水化物 37.9g　食物繊維 －
食塩相当量 1.4g　添加糖分 －
♥ 0　♦ 0　♣ 0.2　◆ 2.5
レギュラーサンド1個 140g

11 ローストチキン　289 kcal　3.6点
たんぱく質 14.2g　カリウム 311mg
脂質 8.9g　コレステロール －
炭水化物 38.7g　食物繊維 －
食塩相当量 1.9g　添加糖分 －
♥ 0　♦ 0.9　♣ 0.2　◆ 2.5
レギュラーサンド1個 185g

12 イベリコ豚の厚切りベーコン　311 kcal　3.9点
たんぱく質 10.6g　カリウム 264mg
脂質 13.5g　コレステロール －
炭水化物 41.4g　食物繊維 －
食塩相当量 2.0g　添加糖分 －
♥ 0　♦ 1.2　♣ 0.2　◆ 2.5
レギュラーサンド1個 176g

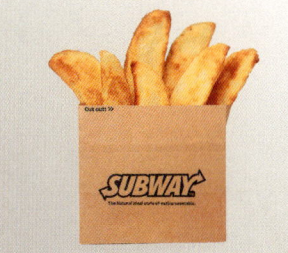

13 オーブンポテト レギュラー（S）　159 kcal　2.0点
たんぱく質 2.4g　カリウム 299mg
脂質 6.6g　コレステロール －
炭水化物 22.5g　食物繊維 －
食塩相当量 1.9g　添加糖分 －
♥ 0　♦ 0　♣ 0　◆ 2.0
1袋 91g

14 コーンクリームチャウダー　115 kcal　1.4点
たんぱく質 2.9g　カリウム －
脂質 4.9g　コレステロール －
炭水化物 15.0g　食物繊維 －
食塩相当量 1.8g　添加糖分 －
♥ 0.3　♦ +　♣ 0.4　◆ 0.7
1杯 200g

サブウェイ

材料表について
- 材料は標準の配合です。店舗により一部の食材が異なる場合があるなど、絶対的なものではありません。
- サンドイッチのパンはウィートで栄養データを算出しています。
- ドレッシングはおすすめのものを表記し、栄養データを算出しています。
- 掲載の情報はメーカーのホームページを参考にしています（2013年7月10日時点のもの）。

❶ 生ハム＆マスカルポーネ
パン
生ハム
マスカルポーネ
バジルソース
レタス
トマト
ピーマン
オニオン
ピクルス
オリーブ

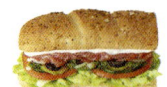

❷ チーズローストチキン
パン
ローストチキンブレスト
クリームタイプチーズ
レタス
トマト
ピーマン
オニオン
ピクルス
オリーブ

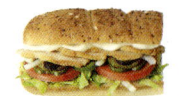

❸ えびアボカド
パン
ボイルむきえび
アボカドペースト
わさび醤油ドレッシング
レタス
トマト
ピーマン
オニオン
ピクルス
オリーブ

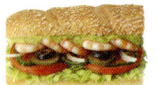

❹ BLT
パン
セミドライソーセージ
ベーコン
シーザードレッシング
パルメザンチーズ
レタス
トマト
ピーマン
オニオン
ピクルス
オリーブ

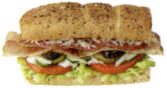

❺ サブウェイクラブ
パン
ローストビーフ
ターキーブレスト
ハム
バルサミコソース
レタス
トマト
ピーマン
オニオン
ピクルス
オリーブ

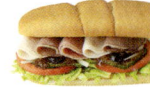

❻ ローストビーフ
パン
ローストビーフ
ホースラディッシュソース
レタス
トマト
ピーマン
オニオン
ピクルス
オリーブ

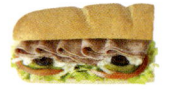

❼ 炭火てり焼きチキン

パン
てり焼きチキン
マヨネーズ
レタス
トマト
ピーマン
オニオン
ピクルス
オリーブ

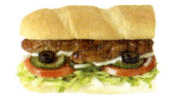

❽ ターキーブレスト

パン
ターキーブレスト
バルサミコソース
レタス
トマト
ピーマン
オニオン
ピクルス
オリーブ

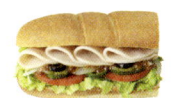

❾ ツナ

パン
ツナ
塩
こしょう
レタス
トマト
ピーマン
オニオン
ピクルス
オリーブ

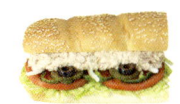

❿ ベジーデライト

パン
オイル
ビネガー
塩
こしょう
レタス
トマト
ピーマン
オニオン
ピクルス
オリーブ

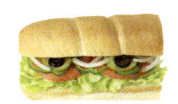

⓫ ローストチキン

パン
ローストチキンブレスト
オイル
ビネガー
塩
こしょう
レタス
トマト
ピーマン
オニオン
ピクルス
オリーブ

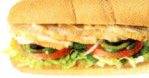

⓬ イベリコ豚の厚切りベーコン

パン
イベリコ豚ベーコン
ドライトマトソース
レタス
トマト
ピーマン
オニオン
ピクルス
オリーブ

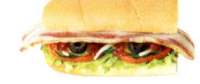

⓭ オーブンポテトレギュラー (S)

皮付きポテト
塩

⓮ コーンクリームチャウダー

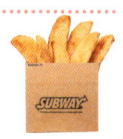

コーンクリームチャウダー

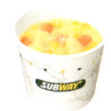

SUBWAY パンのデータ

レギュラー 15cm のデータ

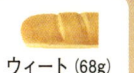

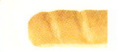

ウィート (68g)	ホワイト (69g)
180 kcal　塩分 0.9g	183 kcal　塩分 0.9g
セサミ (72g)	ハニーオーツ (71g)
199 kcal　塩分 1.0g	190 kcal　塩分 0.9g

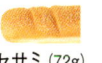

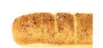

サブウェイホームページを参考 (2013年9月8日更新)

サブウェイ

珈琲館

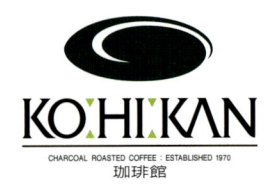

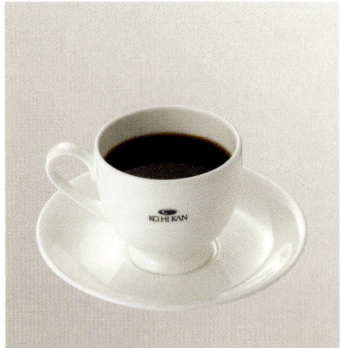

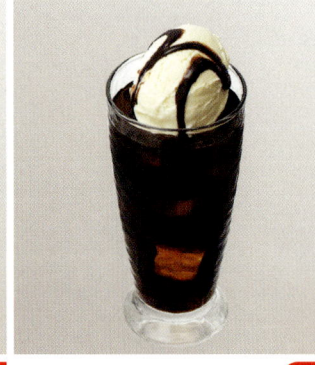

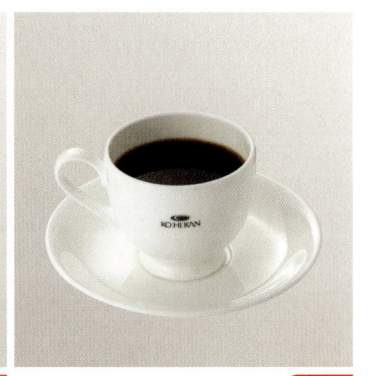

KOHIKAN
CHARCOAL ROASTED COFFEE : ESTABLISHED 1970
珈琲館

栄養データについて
- エネルギーはメーカーから提供されたデータです（2013年9月時点のもの）。
- 四群点数合計はエネルギーから算出しました。
- ホットケーキメニュー（130〜131ページの⑳〜㉒）は、店舗によってエネルギーが異なる場合があるため、代表店のものを紹介しています。
- 一部、メニューのとり扱いのない店舗があります。
- 商品の内容変更に伴い、エネルギーの値が変わることがあります。

❶ 炭火珈琲 — 8 kcal / 0.1点

❷ カフェグラッセ — 118 kcal / 1.5点

❸ 珈琲館ブレンド — 8 kcal / 0.1点

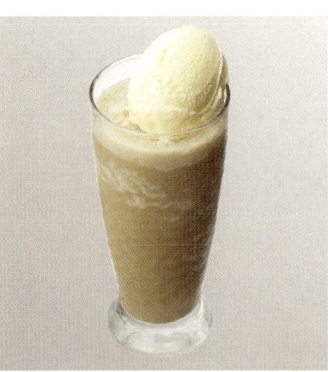

❹ モカフロスティ — 214 kcal / 2.7点

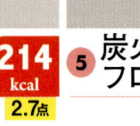

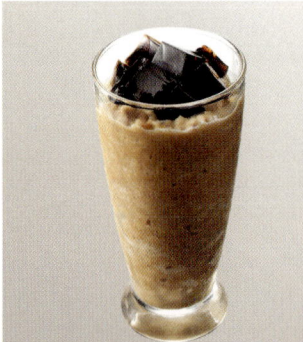

❺ 炭火珈琲フロスティ — 127 kcal / 1.6点

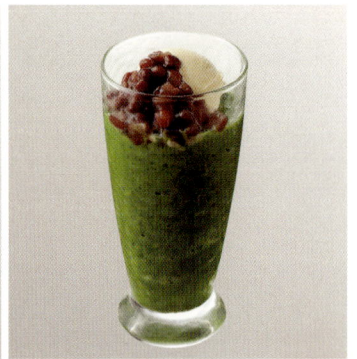

❻ 抹茶フロスティ — 250 kcal / 3.1点

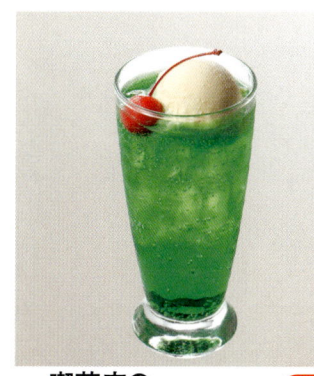

⑦ 喫茶店の メロンクリームソーダ	**154** kcal 1.9点	⑧ 特製 蜂蜜仕立ての レモネード	**130** kcal 1.6点	⑨ 特製 蜂蜜仕立ての レモンスカッシュ	**90** kcal 1.1点
⑩ ミックスサンド	**670** kcal 8.4点	⑪ 珈琲館 ハウスサンド	**682** kcal 8.5点	⑫ スモークサーモン のサンド	**642** kcal 8.0点

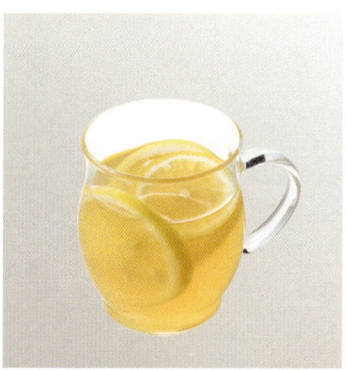

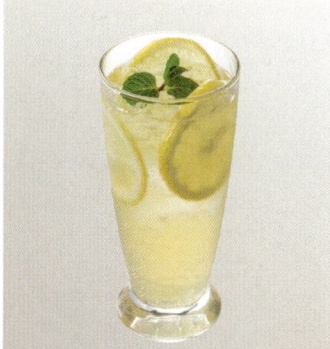

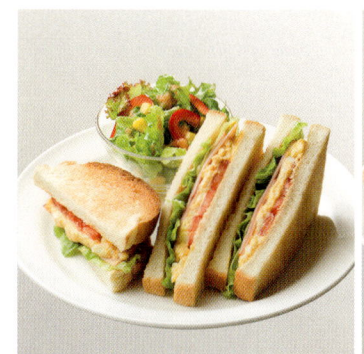

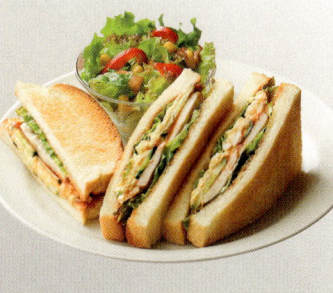

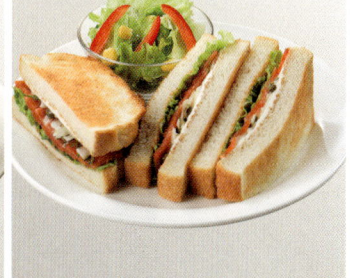

column

飲み物にプラスするもの（一般的な値）

お店によって、メニューによって量も、味つけも異なります。傾向を知るための目安に。

● **砂糖**

スティック 1本 (5g)	**19** kcal	0.2点
スティック 小1本 (3g)	**12** kcal	0.2点
ダイエットシュガー 小1本(5g)	**6** kcal	0.1点
ガムシロップ 1個(13g)	**35** kcal	0.4点
ガムシロップカロリーゼロ 1個(7g)	**0** kcal	0点

● **乳製品**

クリーム 1個(5g)	**11** kcal	0.1点
クリーム 小1個(3g)	**7** kcal	0.1点
牛乳 ½カップ分	**70** kcal	0.9点
牛乳 ⅓カップ分	**47** kcal	0.6点

「日本食品標準成分表」（文部科学省）
および市販品のデータを参考

珈琲館

⑬ グラタンパン **562** kcal 7.0点

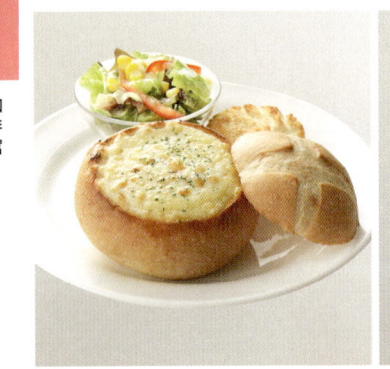

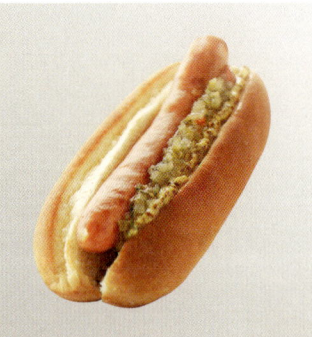

⑭ 珈琲館ホットドッグ **324** kcal 4.1点

⑮ 昔なつかしナポリタン **633** kcal 7.9点

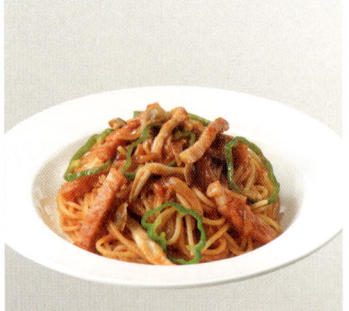

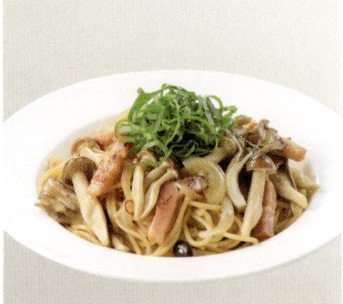

⑯ きのことベーコンの和風醤油スパゲティ **609** kcal 7.6点

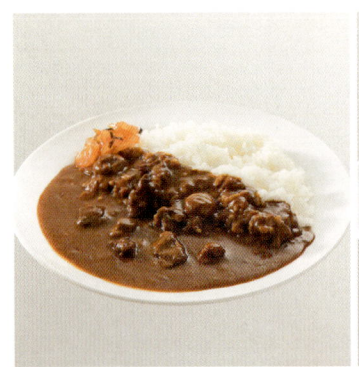

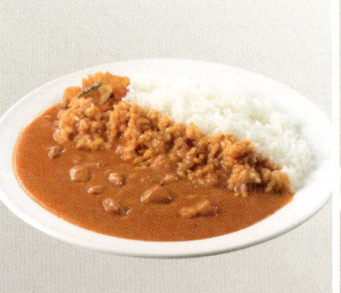

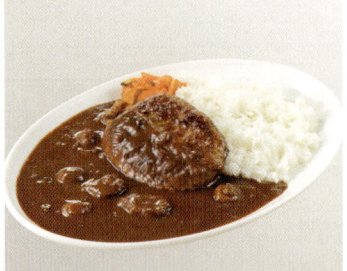

⑰ ビーフカレー **691** kcal 8.6点

⑱ バターチキンカレー **588** kcal 7.4点

⑲ ちょっと大きめのハンバーグカレー **1003** kcal 12.5点

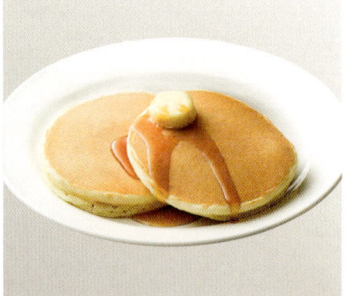

⑳ ホットケーキ **595** kcal 7.4点

珈琲館

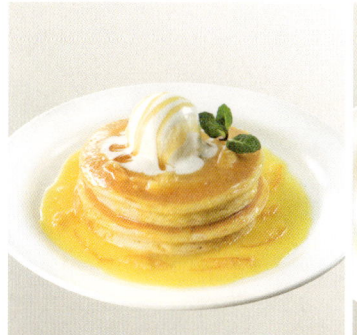

21 ミルクソースのホットケーキゆず風味	698 kcal / 8.7点
22 あずき抹茶のホットケーキ	683 kcal / 8.5点
23 珈琲館チーズケーキ	322 kcal / 4.0点
24 チョコレートケーキ	243 kcal / 3.0点
25 カフェシンフォニー	270 kcal / 3.4点
26 炭火珈琲ゼリー	236 kcal / 3.0点
27 あずき抹茶パフェ	378 kcal / 4.7点
28 苺ヨーグルトパフェ	309 kcal / 3.9点

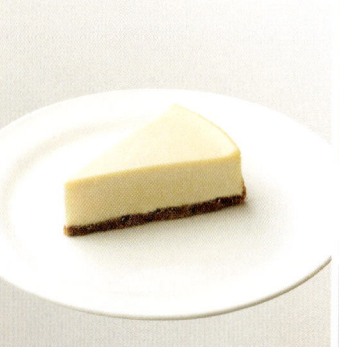

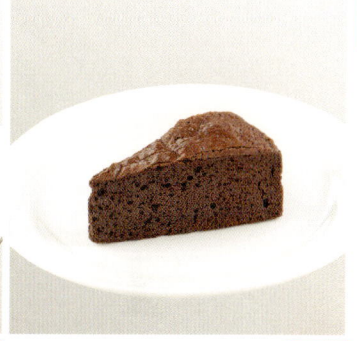

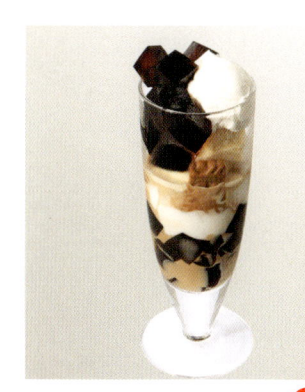

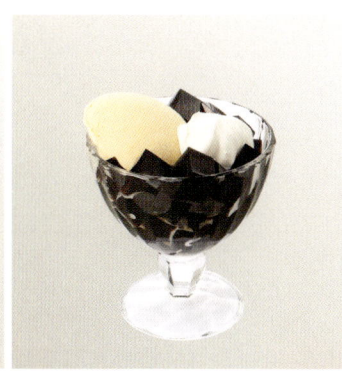

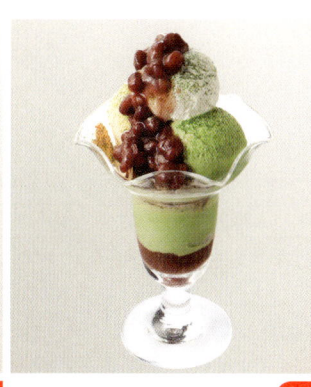

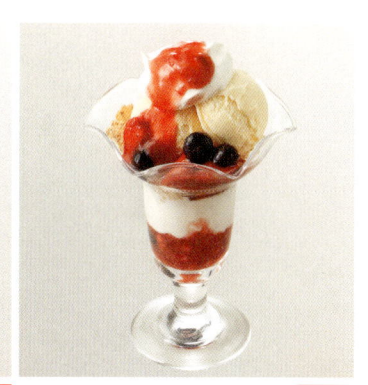

ピザハット

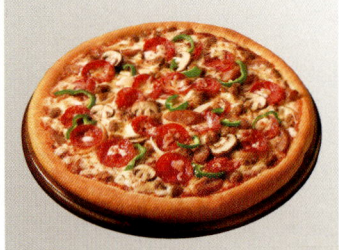

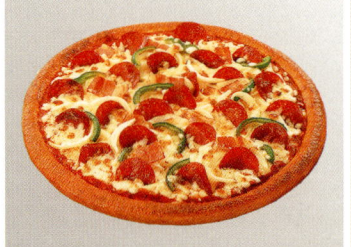

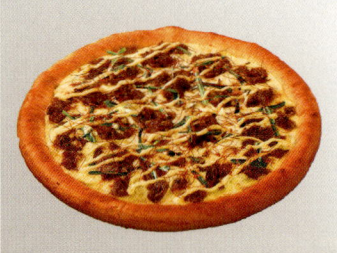

![Pizza Hut DELIVERY]

❶ ピザハット・クラシック
242 kcal 3.0点
ペパロニサラミ、オニオン、ピーマン、マッシュルーム、あらびきスライスソーセージ、イタリアンソーセージ、トマトソース
データはMサイズ1/8カットあたり (83g)

❷ デラックス
202 kcal 2.5点
ペパロニサラミ、ベーコン、ピーマン、オニオン、トマトソース
データはMサイズ1/8カットあたり (77g)

❸ 特うまプルコギ
256 kcal 3.2点
プルコギ、ニラ、オニオン、辛口糸唐辛子、特製マヨソース
データはMサイズ1/8カットあたり (85g)

❹ 特製ナスミート
212 kcal 2.7点
イタリアントマト、パセリ、マッシュルーム、フライドガーリックナス、パルメザンチーズ、特製ミートソース
データはMサイズ1/8カットあたり (90g)

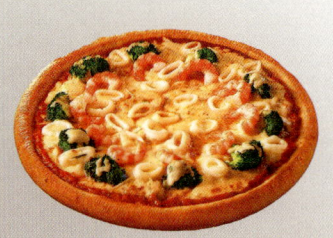

❺ シーフードミックス
248 kcal 3.1点
大エビ、イカ、ツナマヨ、ブロッコリー、オニオン、トマトソース
データはMサイズ1/8カットあたり (97g)

❻ ツナマイルド
245 kcal 3.1点
コーン、ベーコン、ツナマヨ、オニオン、トマトソース
データはMサイズ1/8カットあたり (84g)

栄養データについて

● エネルギーはメーカーから提供されたデータです（2013年9月時点のもの）。商品の内容変更に伴い、エネルギーも変わることがあります。

● ピザ生地は「ふっくらパンピザ」で計算した値です。記載の重量は平均重量です。

● 店舗ごとで手作りのため、エネルギーは誤差を生じることがあります。

● 四群点数合計はエネルギーから算出しました。

● トッピングの材料はメーカーから提供されたものを掲載しました。

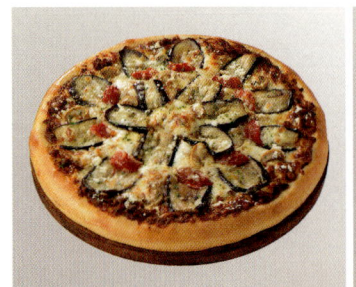

ピザハット

❼ チーズ＆チーズ
220 kcal / **2.8点**

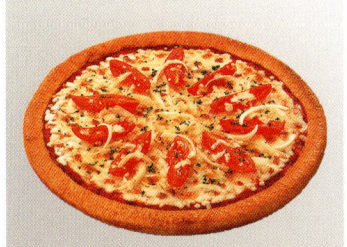

バジル、イタリアントマト、オニオン、トマトソース

データはMサイズ 1/8 カットあたり (85g)

❽ 熟成ベーコンのジューシーミート
237 kcal / **3.0点**

熟成ベーコン、ベーコン、ペパロニサラミ、あらびきスライスソーセージ、ブラックペッパー、トマトソース

データはMサイズ 1/8 カットあたり (80g)

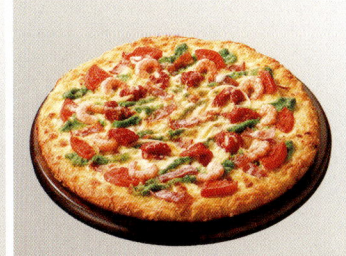

❾ アボカド・シュリンプ
239 kcal / **3.0点**

大エビ、ベーコン、フレッシュスライストマト、イタリアントマト、オニオン、アボカドソース、特製マヨソース

データはMサイズ 1/8 カットあたり (85g)

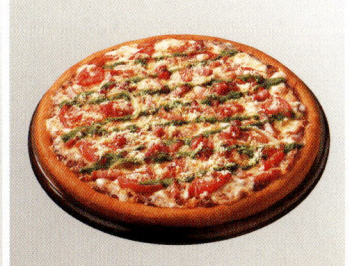

❿ ジェノベーゼ
219 kcal / **2.7点**

オニオン、フレッシュスライストマト、イタリアントマト、熟成ベーコン、パルメザンチーズ、ジェノベーゼソース

データはMサイズ 1/8 カットあたり (86g)

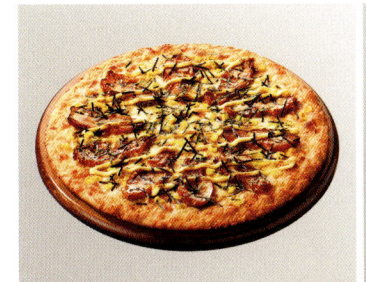

⓫ 厚切りテリヤキチキン
257 kcal / **3.2点**

厚切りテリヤキチキン、コーン、きざみ海苔（別添）、特製マヨソース

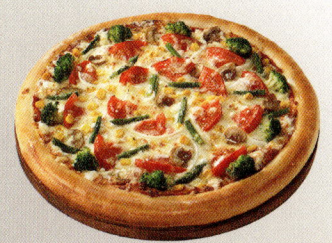

データはMサイズ 1/8 カットあたり (85g)

⓬ ファーマーズ
180 kcal / **2.3点**

フレッシュスライストマト、マッシュルーム、オニオン、コーン、ブロッコリー、グリーンアスパラ、トマトソース

データはMサイズ 1/8 カットあたり (84g)

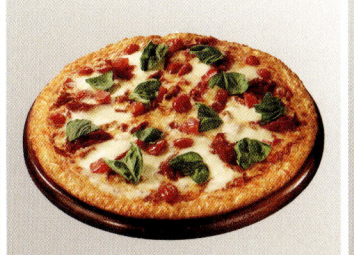

⓭ フレッシュモッツァレラのマルゲリータ
203 kcal / **2.5点**

フレッシュモッツァレラ、イタリアントマト、フレッシュダイストマト、チェリートマト、トマトソース、フレッシュバジル（別添）

データはMサイズ 1/8 カットあたり (84g)

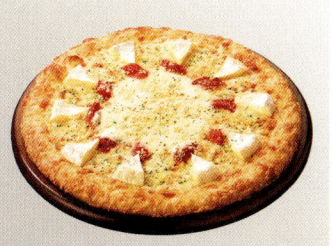

⓮ 濃厚フォルマッジ
220 kcal / **2.8点**

フレッシュモッツァレラチーズ、カマンベールチーズ、チェダーチーズ、パルメザンチーズ、イタリアントマト、ブラックペッパー、パセリ、カマンベールソース

データはMサイズ 1/8 カットあたり (73g)

ナポリの窯

ナポリの窯

栄養データについて
- エネルギーはメーカーから提供されたデータです（2013年8月19日時点のもの）。ピザは25cmのもの1枚あたりの数値から算出しています。
- 四群点数合計はエネルギーから算出しました。
- ピザについてはトッピングの材料を、「なめらかキッシュタルト」については主材料を記載しました。
- 店舗により、とり扱い商品が異なります。

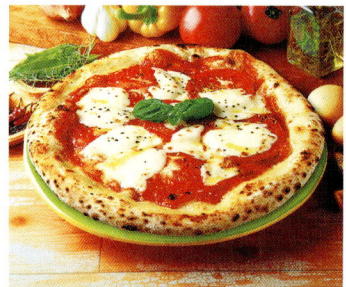

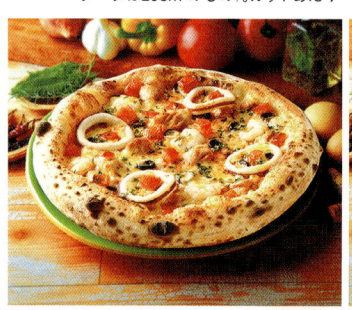

❶ スカモルツァのマルゲリータ — 90 kcal / 1.1点
トマト、プチトマト、スカモルツァ、ガーリック、バジル、ブラックペッパー
データは25cmのもの1/8カットあたり

❷ ベーコンとホウレン草のキッシュピッツァ — 102 kcal / 1.3点
ベーコン、マッシュルーム、ホウレン草、ブラックペッパー、キッシュソース
データは25cmのもの1/8カットあたり

❸ ジェノバシーフード — 100 kcal / 1.3点
サーモン、エビ、イカ、ブラックオリーブ、バジルソース
データは25cmのもの1/8カットあたり

❹ 地中海の恵み — 110 kcal / 1.4点
エビ、イカ、ツナ、フレッシュトマト、ブラックオリーブ、パセリ
データは25cmのもの1/8カットあたり

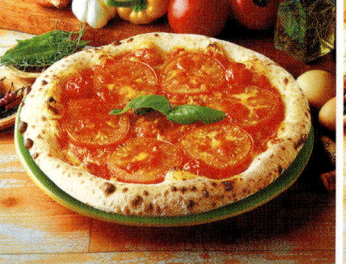

❺ ピッツァの原点マリナーラ — 68 kcal / 0.9点
トマト、プチトマト、オレガノ、ガーリック、バジル
データは25cmのもの1/8カットあたり

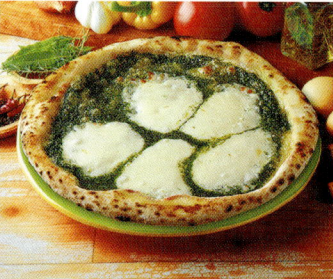

❻ バジルとモッツァレラチーズ — 83 kcal / 1.0点
スカモルツァ、バジルソース
データは25cmのもの1/8カットあたり

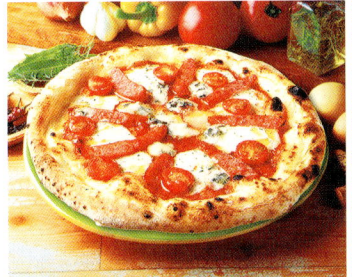

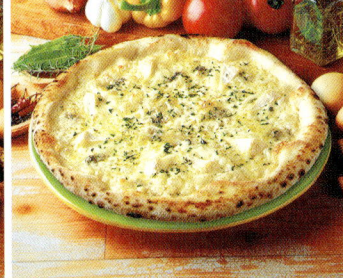

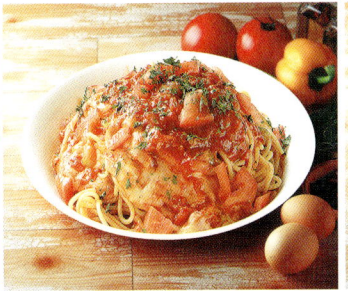

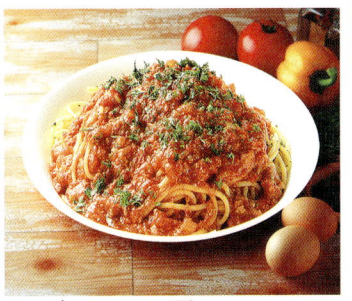

ナポリの窯

⑦ 粗挽きソーセージの
ゴルゴンゾーラロッソ
96 kcal
1.2点

粗挽きソーセージ、ゴルゴンゾーラ、プチトマト

データは25cmのもの⅛カットあたり

⑧ 5種類のチーズの
ピッツァ
105 kcal
1.3点

カマンベール、ゴルゴンゾーラ、ゴーダチーズ、ステッペン、サムソー、パセリ

データは25cmのもの⅛カットあたり

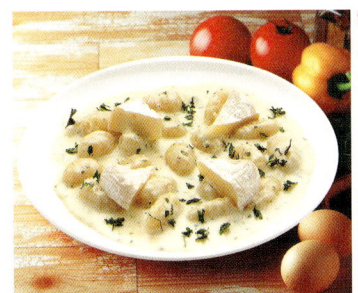

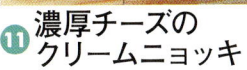

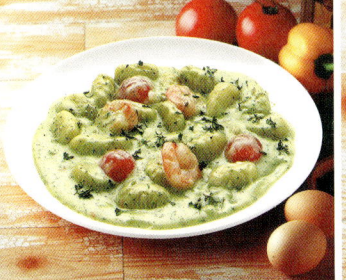

⑨ フレッシュトマトと
モッツァレラチーズ
727 kcal
9.1点

⑩ ボローニャ風
ミートソース
667 kcal
8.3点

⑪ 濃厚チーズの
クリームニョッキ
408 kcal
5.1点

⑫ 海老とニョッキの
バジルクリーム
357 kcal
4.5点

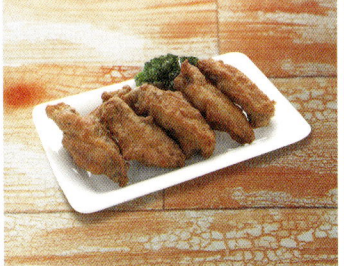

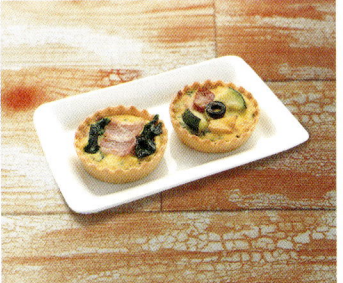

⑬ バジルチキン（8本）
306 kcal
3.8点

⑭ なめらかキッシュ
タルト（2個）
253 kcal
3.2点

ベーコンとホウレン草、エビとブラックオリーブ

ワタミの宅食

まごころ込めて、また明日。

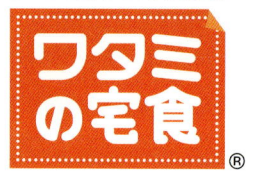

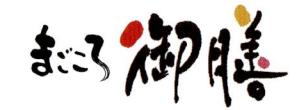

ワタミの宅食®

ワタミの宅食　まごころ御膳

まごころ御膳

500 kcal 基準

食塩相当量（g）
2.5g 以下 （週平均）

四群合計　**6.3点**

ごはんの量は150g基準

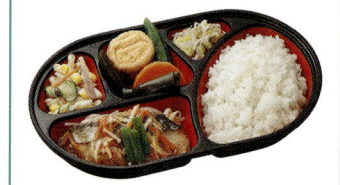

月曜日
①メバルの沢煮あん
②マカロニサラダ
③がんもと昆布の煮物
④白菜とかにかまのソテー
⑤ご飯

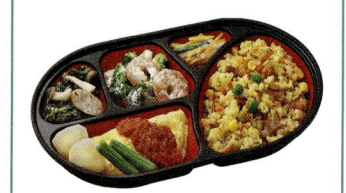

火曜日
①オムレツトマトソース
②しめじとソーセージのソテー
③えびのマヨネーズ和え
④だしなます
⑤カレーピラフ

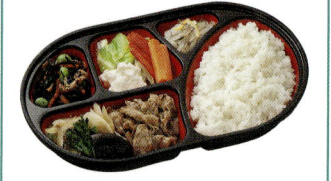

水曜日
①牛すき煮
②ひじきと枝豆の煮物
③ゆで野菜のアイオリソース
④大根のゆず風味
⑤ご飯

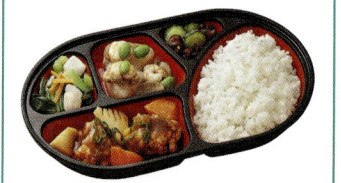

木曜日
①鶏の甘酢あんかけ
②青菜と貝柱の炒め物
③大根のうすくず煮
④きゅうりとしば漬けの和え物
⑤ご飯

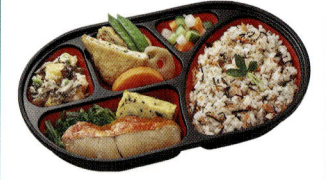

金曜日
①金目鯛の煮付け
②さつま芋の白和え
③三色野菜いなり
④コロコロ野菜漬け
⑤さけ昆布ご飯

栄養データについて

● エネルギーと食塩相当量は、週5日間でバランスがとれるように基準量を設けています。
● 「まごころ御膳」は1食分に総菜4～5品とごはんが入っています。「まごころ万菜」は1食分に総菜8品が入っています。いずれも日替わりメニューなので、紹介した写真のメニューは一例にすぎません。
● 「まごころ万菜」は茶わん1杯分のごはん（約150ｇ）といっしょに食べると合計で750kcalになります。

まごころ万菜

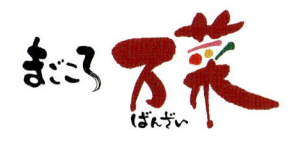

500kcal 基準

食塩相当量（g）
4.5g 以下 (週平均)

四群合計 **6.3 点**

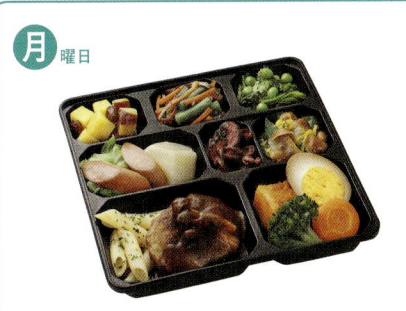

ワタミの宅食　まごころ万菜

月曜日
① ハンバーグデミ茸ソース
② じゃが芋と
　 ウインナーのポトフ
③ さつま芋のレモン煮
④ つきこんにゃくのサラダ
⑤ 緑野菜の塩だれ和え
⑥ なめこおろし
⑦ 温野菜サラダ
⑧ 安芸しば漬け

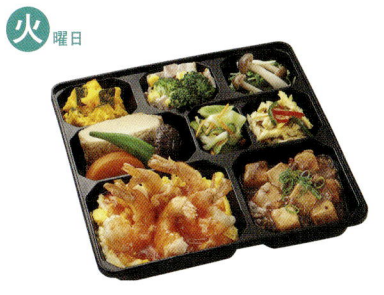

火曜日
① エビチリ
② しのだ揚げの炊き合わせ
③ 南瓜のナッツサラダ
④ ブロッコリーと
　 コーンのソテー
⑤ 水菜としめじのお浸し
⑥ 蒸し鶏のカレーマヨ和え
⑦ 麻婆豆腐
⑧ キャベツの浅漬け

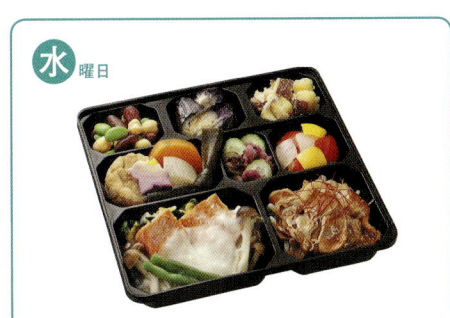

水曜日
① サーモンステーキ
　 クリームソース
② がんもどきと
　 結び昆布の煮物
③ 彩り煮豆
④ 茄子の生姜浸し
⑤ さつま芋と卵の花の
　 ホクホク和え
⑥ ピクルス
⑦ 豚スタミナ焼肉
⑧ きゅうりと
　 しば漬けの和え物

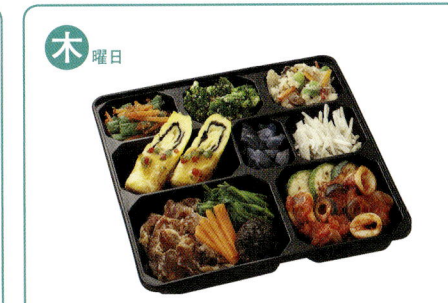

木曜日
① すきやき
② のり巻き玉子 彩りあん
③ いんげんと
　 人参のちりめん和え
④ ブロッコリーの
　 ピーナッツ和え
⑤ 彩り卵の花
⑥ 牛蒡サラダ
⑦ イカのトマト煮
　 ズッキーニ添え
⑧ 味なす漬け

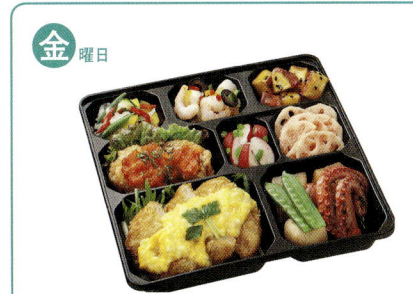

金曜日
① とんかつの玉子とじ
② アジのアラビアータ
③ 彩りひたし
④ シーフードマリネ
⑤ 揚げ南瓜の黒蜜がらめ
⑥ れんこんの明太和え
⑦ 大根とたこの煮物
⑧ ラディッシュの浅漬け

外食のカロリーガイド 改訂版
さくいん

料理の種類別に五十音順に並べています。
まずは、下記の項目さくいんから探したい料理を引いてください。

項目さくいん

- **お好み焼き、チヂミ**……………138ページ
- **ごはん料理**………………………138ページ
  - おにぎり、もち………138ページ
  - カレーライス、ハヤシライス 138ページ
  - すし……………………138ページ
  - 雑炊、リゾット、お茶漬け…139ページ
  - チャーハン……………139ページ
  - ドリア…………………139ページ
  - 丼もの…………………139ページ
  - ピラフ、オムライス…139ページ
- **魚介料理**…………………………139ページ
- **スープ**……………………………140ページ
- **卵料理、チーズ**…………………140ページ
- **定食**………………………………140ページ
- **デザート、飲み物**………………140ページ
- **豆腐料理**…………………………140ページ
- **肉料理**……………………………141ページ
- **パン料理**…………………………142ページ
  - サンドイッチ…………142ページ
  - 調理パン………………142ページ
  - ハンバーガー…………142ページ
- **ピザ**………………………………142ページ
- **弁当**………………………………142ページ
- **めん料理**…………………………142ページ
  - そば、うどん…………142ページ
  - パスタ…………………143ページ
  - ラーメン、ちゃんぽん…143ページ
  - 冷めん、その他めん…143ページ
- **野菜料理、芋料理**………………143ページ

お好み焼き、チヂミ

	料理名	店名	kcal
お	大阪キャベツ焼	わたみん家	69
か	海鮮チヂミ	コパン・コパン	58
ね	ネギチヂミ	やるき茶屋	77
わ	和民のお好み焼	和民	65

ごはん料理
おにぎり、もち

	料理名	店名	kcal
と	トッポギ	コパン・コパン	58
も	モスライスバーガー海鮮かきあげ（塩だれ）	モスバーガー	121
や	焼おにぎり（1個）	やるき茶屋	77

カレーライス、ハヤシライス

	料理名	店名	kcal
あ	甘口ポークカレー	カレーハウスCoCo壱番屋	86
う	旨辛カレー 並盛	吉野家	91
	海の幸カレー	カレーハウスCoCo壱番屋	86
お	お子様セット（ミニカレーセット）	吉野家	91
か	カレーライス	はなまるうどん	99
こ	こく旨カレー 並盛	吉野家	91
す	スクランブルエッグカレー	カレーハウスCoCo壱番屋	87
ち	チーズカレー	カレーハウスCoCo壱番屋	87
	チキンにこみカレー	カレーハウスCoCo壱番屋	87
	ちょっと大きめのハンバーグカレー	珈琲館	130
は	ハーフクリームコロッケカレー	カレーハウスCoCo壱番屋	87
	バターチキンカレー	珈琲館	130
	ハッシュドビーフ	カレーハウスCoCo壱番屋	86
	ハヤシ&ターメリックライス	サイゼリヤ	17
ひ	ビーフカレー	カレーハウスCoCo壱番屋	86
	ビーフカレー	珈琲館	130
	ヒレかつと野菜の彩りカレー	さぼてん	35
ほ	ポークカレー	カレーハウスCoCo壱番屋	86
や	やさいカレー	カレーハウスCoCo壱番屋	87
ろ	ロースカツカレー	カレーハウスCoCo壱番屋	86

すし

	料理名	店名	kcal
あ	穴子鮨	京樽	111
	アボカドシュリンプ	魚べい	107
	あんきも	魚べい	107
い	いかおくら	元気寿司	106
	活〆はまち	魚べい	107
う	うに	元気寿司	106
え	江戸前ちらし		47
	えび天	魚べい	107
	えびペッパー炙り	元気寿司	106
	えびマヨ	元気寿司	106
	えんがわぐんかん	魚べい	107
お	大とろ	元気寿司	106
か	海鮮ちらし	京樽	111
き	北の幸づくし	元気寿司	106
け	元気太巻	元気寿司	106
こ	コーンマヨネーズ	魚べい	107
	ごまいなり（3個）	京樽	111
さ	サーモンマヨネーズ	魚べい	107
し	シーフードサラダ	元気寿司	106
	上いくら	元気寿司	106
す	スパイシーサラダ	魚べい	107
た	大太巻	京樽	111
	たまご	魚べい	107
ち	中巻 穴きゅう	京樽	111
	中巻 いか	京樽	110
	中巻 鉄火	京樽	111
	中巻 納豆	京樽	110
	中巻 にしき	京樽	111
	中巻 ねぎとろ	京樽	111
つ	つぶ貝	元気寿司	106
と	特上のり巻	京樽	111
	とろサーモン	魚べい	107
な	生あじ	元気寿司	106
に	煮あなご	魚べい	107
は	バッテラ	京樽	110
	花もよう	京樽	110
	ハンバーグ	魚べい	107
ま	真いか	元気寿司	106

	項目	店舗	頁
	まぐろ	元気寿司	106
	まぐろたたき	元気寿司	106
	まぐろたたきねぎラー油	魚べい	107
	まぐろたたき巻き	元気寿司	106
	まぐろたたき盛り	魚べい	107
	まぐろとろろ	魚べい	107
や	焼鯖鮨	京樽	110

雑炊、リゾット、お茶漬け

	項目	店舗	頁
あ	あさりと雑穀のたまご雑炊	大戸屋	39
え	エビと野菜のトマトクリームリゾット	サイゼリヤ	17
こ	コムタンクッパセット	コパン・コパン	59
と	鶏和だしのお茶漬 (明太)	わたみん家	69

チャーハン

	項目	店舗	頁
た	たらば蟹とレタスのチャーハン	南国酒家	49
ち	チャーハン	リンガーハット	53
	BLTチャーハン	庄や	73
ほ	本格ビビンバ炒飯	和民	65
や	やるきチャーハン	やるき茶屋	77

ドリア

	項目	店舗	頁
え	海老のバジルドリア	ステーキのどん	25
く	黒毛和牛100%ボロネーゼクリームドリア	イタリアン・トマト カフェジュニア	21
な	なすとほうれん草のカレードリア	カレーハウス CoCo壱番屋	87
み	ミラノ風ドリア	サイゼリヤ	16

丼もの

	項目	店舗	頁
い	石焼きビビンバセット	コパン・コパン	59
う	うな重(小)とそばセット	そば処吉野家	94
	梅しらすごはん	リンガーハット	53
お	大戸屋風ばくだん丼	大戸屋	39
	お子様セット (ミニ牛丼セット)	吉野家	91
か	かき揚げ丼とそばセット	そば処吉野家	94
	かつ丼定食	杵屋	103
き	牛カルビ丼 並盛	吉野家	91
	牛丼 並盛	吉野家	90
	牛丼とそばセット	そば処吉野家	94
	牛ねぎ玉丼 並盛	吉野家	90
す	炭火焼き鶏の親子重	大戸屋	39
そ	そば屋のカレー丼とそばセット	そば処吉野家	94
ち	中華丼		62
て	天重とそばセット	そば処吉野家	94
と	鳥マヨつくね丼 並盛	吉野家	90
は	半玉鳥つくね丼 並盛	吉野家	90
ひ	ヒレかつと野菜の彩菜丼	さばてん	35
ふ	ふんわり卵のヒレかつ丼	さばてん	35
ほ	帆立のせいろご飯と根菜のトロトロ煮	大戸屋	39
ま	まぐろ丼とそばセット	そば処吉野家	95
み	ミニ牛丼とそばセット	そば処吉野家	94
む	麦とろセット	牛たんねぎし	43
や	焼鳥つくね丼 並盛	吉野家	90
	焼鳥丼とそばセット	そば処吉野家	95
ろ	ロース豚丼 十勝仕立て 並盛	吉野家	90

ピラフ、オムライス

	項目	店舗	頁
お	オムライス		33
す	ステーキガーリックピラフ	銀座ライオン	81
は	パエリヤ		33
ひ	ビヤホールのチキンライス	銀座ライオン	81
ふ	フォルクス自家製オムシチュー	フォルクス	29

魚介料理

	項目	店舗	頁
あ	あさりバター	庄や	73
	あじ姿造り	やるき茶屋	76
	アジフライ定食		47
	穴子鮨	京樽	111
	アボカドシュリンプ	魚べい	107
	あんきも	魚べい	107
い	いか一夜干し	庄や	72
	いかおくら	元気寿司	106
	イカフェ	コパン・コパン	58
	活メはまち		107
	磯盛り 五種二貫盛り	庄や	72
う	うに	元気寿司	106
え	江戸前ちらし		47
	えび天	魚べい	107
	えびペッパー炙り	元気寿司	106
	えびマヨ	元気寿司	106
	えんがわぐんかん	魚べい	107
お	大戸屋風ばくだん丼	大戸屋	39
	大とろ	元気寿司	106
か	海鮮サラダ	庄や	73
	海鮮三種(えび、イカ、帆立)のあっさり炒め	南国酒家	49
	海鮮スンドゥブセット	コパン・コパン	59
	海鮮ちらし	京樽	111
き	北の幸づくし	元気寿司	106
け	気仙沼産ふかひれ姿有機醤油煮込み	南国酒家	49
こ	豪快 卓上炙りメサバ	和民	64
	小エビのカクテルサラダ	サイゼリヤ	16
	国産カキの七輪焼	わたみん家	69
さ	サーモンマヨネーズ	魚べい	107
	刺身6品盛合せ	和民	64
	刺身6品盛合せ	わたみん家	68
	さばの炭火焼き定食	大戸屋	39
し	シーフードサラダ	元気寿司	106
	地蔵盛り 五点盛り(2~3人前)	やるき茶屋	76
	しまほっけの炭火焼き定食	大戸屋	39
	上いくら	元気寿司	106
す	スパイシーサラダ	魚べい	107
ち	ちくわ磯辺揚げ	はなまるうどん	99
	中巻 穴きゅう	京樽	111
	中巻 いか	京樽	110
	中巻 鉄火	京樽	110
	中巻 にしき	京樽	111
	中巻 ねぎとろ	京樽	111
つ	つぶ貝	元気寿司	106
て	天然えびのチリソース煮	南国酒家	49
	天然えびのマンゴーマヨネーズソース	南国酒家	48
	天ぷら定食		46
と	特朝定食	吉野家	91
	トムヤムクン		63
	とろサーモン	魚べい	107

139

な	生あじ	元気寿司	106
に	煮あなご	魚べい	107
は	バッテラ	京樽	110
ふ	フィッシュ＆チップス	銀座ライオン	81
	ブリの照り焼き定食		46
ほ	帆立のせいろご飯と根菜のトロトロ煮	大戸屋	39
	北海活つぶ貝刺身	庄や	72
	ほっけ焼き	やるき茶屋	77
ま	真いか	元気寿司	106
	まぐろ	元気寿司	106
	マグロカルパッチョ	銀座ライオン	80
	まぐろたたき	元気寿司	106
	まぐろたたきねぎラー油	魚べい	107
	まぐろたたき巻き	元気寿司	106
	まぐろたたき盛り	魚べい	107
	まぐろとろろ	魚べい	107
む	ムール貝のワイン蒸し	銀座ライオン	80
や	焼魚定食	吉野家	91
	焼鯖鮨	京樽	110

スープ

こ	コーンクリームチャウダー	サブウェイ	125
と	トムヤムクン		63
ほ	北海道産コーンスープ	モスバーガー	121

卵料理、チーズ

た	だし巻き玉子	和民	65
	出汁巻き玉子	庄や	73
	たまご	魚べい	107
ち	チーズの盛合せ	銀座ライオン	80
な	納豆オムレツ	やるき茶屋	77
	なめらかキッシュタルト（2個）	ナポリの窯	135
に	にら玉とじ	和民	64

定食

あ	アジフライ定食		47
い	彩り定食	さぼてん	35
う	うす切白たん＆牛カルビ ブラッキーハーフミックスセット	牛たんねぎし	42
か	辛子味噌たん焼きセット	牛たんねぎし	42
	がんこちゃんセット	牛たんねぎし	42
き	牛カルビブラッキーセット	牛たんねぎし	43
け	健美豚ロースかつ定食	さぼてん	34
さ	さばの炭火焼き定食	大戸屋	39
	さぼてん定食	さぼてん	35
	三元豚ロースかつ定食	さぼてん	34
	三元麦豚重ねかつミックス定食	さぼてん	35
し	しまほっけの炭火焼き定食	大戸屋	39
	しょうが焼き定食		47
	しろ4セット	牛たんねぎし	42
す	炭火焼きバジルチキンサラダ定食	大戸屋	39
た	たんとろセット	牛たんねぎし	42
ち	チキンかあさん煮定食	大戸屋	38
て	天ぷら定食		46
と	特朝定食	吉野家	91
	特選大戸屋ランチ	大戸屋	38
	特撰やわらかヒレかつ定食	さぼてん	34
	鶏ジューシー焼セット	牛たんねぎし	43
	土鍋和風シチューセット	牛たんねぎし	43
	鶏と野菜の黒酢あん定食	大戸屋	38
	鶏肉の照り焼き定食		46
な	納豆定食	吉野家	91
ね	ねぎしセット	牛たんねぎし	42
ひ	ひとくちヒレかつ食べくらべ定食	さぼてん	34
ふ	豚旨辛焼セット	牛たんねぎし	43
	ブリの照り焼き定食		46
ほ	回鍋肉定食		62
や	焼魚定食	吉野家	91
	野菜たっぷりブラウンシチュー 土鍋ハンバーグセット	牛たんねぎし	43
よ	四元豚とたっぷり野菜の蒸し鍋定食	大戸屋	39
	四元豚ロースの味噌かつ煮定食	大戸屋	38
れ	レバにらいため定食		62

デザート、飲み物

あ	あずき抹茶のホットケーキ	珈琲館	131
	あずき抹茶パフェ	珈琲館	131
	あったかワッフルのデザートプレート	ステーキのどん	25
	あつひやメープルワッフル	わたみん家	69
い	苺のショートケーキ	イタリアン・トマト カフェジュニア	21
	苺ヨーグルトパフェ	珈琲館	131
か	カフェグラッセ	珈琲館	128
	カフェシンフォニー	珈琲館	131
き	喫茶店のメロンクリームソーダ	珈琲館	129
こ	珈琲館チーズケーキ	珈琲館	131
	珈琲館ブレンド	珈琲館	128
さ	さくっとあつひや自家製プレミアムパンアイス	和民	65
す	炭火珈琲	珈琲館	128
	炭火珈琲ゼリー	珈琲館	131
	炭火珈琲フロスティ	珈琲館	128
た	たまごのタルト	ケンタッキーフライドチキン	117
ち	チョコレートケーキ	珈琲館	131
	チョコレートバナナパフェ	ステーキのどん	25
と	特製蜂蜜仕立てのレモネード	珈琲館	129
	特製蜂蜜仕立てのレモンスカッシュ	珈琲館	129
	とろ〜りフォンダンショコラ	和民	65
ふ	プチパンケーキ	マクドナルド	115
ほ	ホットアップルパイ	マクドナルド	115
	ホットケーキ	珈琲館	130
ま	抹茶フロスティ	珈琲館	128
	マンゴーパフェ	フォルクス	29
み	ミルクソースのホットケーキ ゆず風味	珈琲館	131
も	モカフロスティ	珈琲館	128
わ	ワッフルプレートバナナマウンテン	フォルクス	29

豆腐料理

あ	揚げ出し豆腐	庄や	73
か	海鮮スンドゥブセット	コバン・コバン	59

肉料理

	料理名	店舗	頁
ま	マーボー豆腐　土鍋仕立て	南国酒家	49
い	彩り定食	さぼてん	35
う	うす切白たん&牛カルビ 　ブラッキーハーフミックスセット	牛たんねぎし	42
	旨ダレ手羽唐揚	和民	65
お	オーストラリア産熟成サーロインステーキ200g	フォルクス	28
	オリジナルチキン	ケンタッキーフライドチキン	116
か	カーネルクリスピー	ケンタッキーフライドチキン	116
	辛子味噌たん焼きセット	牛たんねぎし	42
	がんこちゃんセット	牛たんねぎし	42
き	牛カルビ丼　並盛	吉野家	91
	牛カルビブラッキーセット	牛たんねぎし	43
	牛丼　並盛	吉野家	90
	牛ねぎ玉丼　並盛	吉野家	90
	ぎょうざ5個	リンガーハット	53
	銀座ローストビーフ（和風ソース）	銀座ライオン	80
く	串焼き盛り合せ（五本・塩）	庄や	72
	串焼き盛り合せ（6串）	やるき茶屋	76
	黒豚ソーセージ	銀座ライオン	80
	黒豚ばら肉の柚子胡椒焼き	銀座ライオン	81
け	健美豚ロースかつ定食	さぼてん	34
こ	国産鶏の串焼き盛合せ	和民	65
さ	サーロインステーキ 150g & 　どんハンバーグ 190g	ステーキのどん	25
	ささみ串（梅しそ）	わたみん家	69
	さぼてん定食	さぼてん	35
	三元豚ロースかつ定食	さぼてん	34
	三元麦豚重ねかつミックス定食	さぼてん	35
	3色ソースのグリルチキン	フォルクス	28
し	塩レモンステーキ 150g	ステーキのどん	24
	じっくり煮込んだ自慢のビーフシチュー	フォルクス	29
	じっくり煮込んだビーフシチュー	ステーキのどん	25
	熟成リブロインステーキ 150g	ステーキのどん	24
	しょうが焼き定食		47
	しろ4セット	牛たんねぎし	42
す	炭火焼き鶏の親子重	大戸屋	39
	炭火焼きバジルチキンサラダ定食	大戸屋	39
た	ダッカルビ	コパン・コパン	58
	ダブルチーズハンバーグ	フォルクス	29
	たんとろセット	牛たんねぎし	42
ち	チーズインハンバーグ 150g	ステーキのどん	24
	チキンかあさん煮定食	大戸屋	38
	チキンクリスプ	マクドナルド	115
	チキングリルステーキ 220g	ステーキのどん	25
	チキンマックナゲット	マクドナルド	115
	チャプチェ	コパン・コパン	58
	超・粗挽きハンバーグステーキ 250g	ステーキのどん	24
つ	つくね串（一本・たれ）	庄や	72
て	鉄板キムチプルコギセット	コパン・コパン	59
と	テンダーロインステーキ 150g	ステーキのどん	24
	特選大戸屋ランチ	大戸屋	38
	特撰やわらかヒレかつ定食	さぼてん	34
	特選和牛とピーマンの細切り炒め	南国酒家	48
	土鍋和風シチューセット	牛たんねぎし	43
	鶏唐揚げ	庄や	73
	鶏ジューシー焼セット	牛たんねぎし	43
	鶏と野菜の黒酢あん定食	大戸屋	38
	鶏肉とカシューナッツの炒め	南国酒家	48
	鶏肉の照り焼き定食		46
	鶏の唐揚げ	はなまるうどん	99
	鶏ひざ軟骨揚げ	やるき茶屋	77
	鳥マヨつくね丼　並盛	吉野家	90
	どんハンバーグ 190g	ステーキのどん	25
な	ナゲット（ケチャップ含む）	ケンタッキーフライドチキン	116
	茄子と挽肉の辛子炒め	南国酒家	48
ね	ねぎしセット	牛たんねぎし	42
は	ハーブ豚の広東風酢豚	南国酒家	49
	ハーブ豚の広東風煮込み	南国酒家	48
	バジルチキン（8本）	ナポリの窯	135
	パリッとジューシー！自慢の自家製餃子	和民	64
	半玉鳥つくね丼　並盛	吉野家	90
	ハンバーグ	魚べい	107
	ハンバーグ&特製エビフライ	フォルクス	29
	ハンバーグデミグラスソース		33
ひ	ひとくちヒレかつ食べくらべ定食	さぼてん	34
	ヒレかつと野菜の彩りカレー	さぼてん	35
	ヒレかつと野菜の彩菜丼	さぼてん	35
ふ	フォルクスハンバーグ	フォルクス	28
	フォルクスハンバーグワンダフルセットランチ	フォルクス	29
	豚旨辛焼セット	牛たんねぎし	43
	豚キムチゲ	コパン・コパン	59
	豚しゃぶシャキシャキサラダ	やるき茶屋	77
	豚バラ串（1串）	やるき茶屋	76
	豚もつ煮込み	やるき茶屋	76
	プロシュート	サイゼリヤ	16
	ふんわり卵のヒレかつ丼	さぼてん	35
へ	ヘルシー牛サガリステーキ 150g	ステーキのどん	24
ほ	回鍋肉定食		62
	細切り鶏肉ゴマ辛ソース	南国酒家	48
	ポテトとソーセージのガーリック炒め	銀座ライオン	81
み	ミックスグリル	サイゼリヤ	17
	みんち特製ただごとじゃない煮込	わたみん家	69
	みんち特製やみつき銀座のザンギ（5個）	わたみん家	69
め	メンチカツ		32
も	モスチキン	モスバーガー	121
や	焼鳥つくね丼　並盛	吉野家	90
	焼とり盛合せ	わたみん家	68
	野菜たっぷりブラウンシチュー 　土鍋ハンバーグセット	牛たんねぎし	43
ゆ	US産サーロインステーキ 200g	フォルクス	28
	US産熟成フィレステーキ 120g	フォルクス	28
よ	四元豚とたっぷり野菜の蒸し鍋定食	大戸屋	39
	四元豚ロースの味噌かつ煮定食	大戸屋	38
れ	レバにらいため定食		62
ろ	ローストビーフ	フォルクス	29
	ロース豚丼　十勝仕立て　並盛	吉野家	90

ろ	ロールキャベツ		32
わ	若鶏のグリル (ディアボラ風)	サイゼリヤ	17
	和風ハンバーグ (おろし)		32
	和風フィレステーキ 100 g	フォルクス	28

パン料理

サンドイッチ

あ	揚げたてカツサンド	銀座ライオン	81
い	イベリコ豚の厚切りベーコン	サブウェイ	125
え	えびアボカド	サブウェイ	124
こ	珈琲館ハウスサンド	珈琲館	129
さ	サブウェイクラブ	サブウェイ	124
す	炭火てり焼きチキン	サブウェイ	125
	スモークサーモンのサンド	珈琲館	129
た	ターキーブレスト	サブウェイ	125
ち	チーズローストチキン	サブウェイ	124
つ	ツイスター (ペッパーマヨ)	ケンタッキーフライドチキン	117
	ツナ	サブウェイ	125
て	てりやきツイスター	ケンタッキーフライドチキン	117
な	生ハム&マスカルポーネ	サブウェイ	124
は	パストラミポークとカマンベールチーズのサンド	イタリアン・トマトカフェジュニア	21
ひ	BLT	サブウェイ	124
へ	ベジーデライト	サブウェイ	125
み	ミックスサンド	珈琲館	129
ろ	ローストチキン	サブウェイ	125
	ローストビーフ	サブウェイ	124

調理パン

く	グラタンパン	珈琲館	130
こ	珈琲館ホットドッグ	珈琲館	130
ち	チリドッグ	モスバーガー	121
つ	ツナマフィン (朝食)	マクドナルド	115
ひ	ビスケット (ハニーメイプル含む)	ケンタッキーフライドチキン	116
ま	マックホットドッグクラシック (朝食)	マクドナルド	115

ハンバーガー

え	えびフィレオ	マクドナルド	114
ち	チーズバーガー	マクドナルド	114
	チキンクリスプ	マクドナルド	115
て	テリヤキチキンバーガー	モスバーガー	120
	テリヤキバーガー	モスバーガー	120
と	とびきりハンバーグサンド「プレーン」	モスバーガー	120
は	ハンバーガー	マクドナルド	114
ひ	ビッグマック	マクドナルド	114
ふ	フィッシュバーガー	モスバーガー	121
	フィレオフィッシュ	マクドナルド	114
	フィレサンド	ケンタッキーフライドチキン	116
へ	ベーコンレタスバーガー	マクドナルド	114
も	モスチーズバーガー	モスバーガー	120
	モスバーガー	モスバーガー	120
	モス野菜バーガー オーロラソース仕立て	モスバーガー	121
ろ	ロースカツバーガー	モスバーガー	120
わ	和風カツサンド	ケンタッキーフライドチキン	116

ピザ

あ	厚切りテリヤキチキン	ピザハット	133
	アボカド・シュリンプ	ピザハット	133
	粗挽きソーセージのゴルゴンゾーラロッソ	ナポリの窯	135
こ	5種類のチーズのピッツァ	ナポリの窯	135
さ	サラミとパンチェッタのピザ	サイゼリヤ	17
し	シーフードミックス	ピザハット	132
	ジェノバシーフード	ナポリの窯	134
	ジェノベーゼ	ピザハット	133
	熟成ベーコンのジューシーミート	ピザハット	133
す	スカモルツァのマルゲリータ	ナポリの窯	134
ち	チーズ&チーズ	ピザハット	133
	地中海の恵み	ナポリの窯	134
つ	ツナマイルド	ピザハット	132
て	デラックス	ピザハット	132
と	特うまプルコギ	ピザハット	132
	特製ナスミート	ピザハット	132
の	濃厚フォルマッジ	ピザハット	133
は	ハーフ&ハーフピッツァ (パストラミポークとカマンベールチーズ&マルゲリータ)	イタリアン・トマトカフェジュニア	21
	バジルとモッツァレラチーズ	ナポリの窯	134
ひ	ピザハット・クラッシック	ピザハット	132
	ピッツァの原点マリナーラ	ナポリの窯	134
ふ	ファーマーズ	ピザハット	133
	フレッシュモッツァレラのマルゲリータ	ピザハット	133
へ	ベーコンとホウレン草のキッシュピッツァ	ナポリの窯	134
ま	マルゲリータ	庄や	73

弁当

ま	まごころ御膳	ワタミの宅食	136
	まごころ万菜	ワタミの宅食	137

めん料理

そば、うどん

あ	合盛ざる	杵屋	103
	朝そばセットA (オクラ)	そば処吉野家	95
う	うな重 (小) とそばセット	そば処吉野家	94
	梅こぶうどん	杵屋	102
お	お子様そばセット	そば処吉野家	95
	おろししょうゆ (小)	はなまるうどん	98
	温玉ぶっかけ (小)	はなまるうどん	98
か	かき揚げ丼とそばセット	そば処吉野家	94
	かけそば	そば処吉野家	95
	かつ丼定食	杵屋	103
	釜あげ (小)	はなまるうどん	98
	かま玉 (小)	はなまるうどん	98
	カレーうどん	杵屋	102
	カレー南蛮そば	そば処吉野家	95
き	きつね (小)	はなまるうどん	99
	きつねうどん	杵屋	102
	牛丼とそばセット	そば処吉野家	94
け	源平うどん	杵屋	102
こ	コクうまサラダうどん (小) 1日野菜、焙煎ごまドレ	はなまるうどん	99
	コクうまサラダうどん (小) 半日野菜、焙煎ごまドレ	はなまるうどん	99

	項目	店舗	頁
さ	讃岐うどん	杵屋	102
	讃岐焼うどん	庄や	73
	ざるうどん	杵屋	103
し	塩豚ねぎうどん（小）	はなまるうどん	99
そ	そば屋のカレー丼とそばセット	そば処吉野家	94
て	天ざるうどん	杵屋	103
	天重とそばセット	そば処吉野家	94
	天ぷらうどん	杵屋	102
な	なべ焼きうどん		47
ひ	冷し梅おろしうどん	杵屋	103
	冷し海老天おろしうどん	杵屋	103
	冷やしかけそば	そば処吉野家	95
	冷し月見うどん	杵屋	103
	冷しとり天うどん	杵屋	103
ふ	ぶっかけ（小）	はなまるうどん	98
ま	まぐろ丼とそばセット	そば処吉野家	95
	まるごとわかめうどん（小）	はなまるうどん	98
み	ミニ牛丼とそばセット	そば処吉野家	94
も	もりそば	そば処吉野家	95
や	焼鳥丼とそばセット	そば処吉野家	95

パスタ

	項目	店舗	頁
い	イカの墨入りスパゲティ	サイゼリヤ	17
	イタリア産パンチェッタのアマトリチャーナ・ブカティーニ	イタリアン・トマトカフェジュニア	20
え	エビグラタン		33
	海老とニョッキのバジルクリーム	ナポリの窯	135
か	カマンベールチーズクリーム	イタリアン・トマトカフェジュニア	20
	きのことベーコンの和風醤油スパゲティ	珈琲館	130
く	黒毛和牛100％ボロネーゼ（ミートソース）	イタリアン・トマトカフェジュニア	20
	白身魚フリットとイタリア野菜のペペロンチーノ	イタリアン・トマトカフェジュニア	21
た	たっぷりシラスとアオサ海苔のペペロンチーノ	イタリアン・トマトカフェジュニア	20
	タラコソースシシリー風	サイゼリヤ	16
と	特製タラコバター	イタリアン・トマトカフェジュニア	20
	採りたてきゃべつのペペロンチーノ	サイゼリヤ	17
の	濃厚チーズのクリームニョッキ	ナポリの窯	135
は	パルマ風スパゲティ	サイゼリヤ	17
ふ	フレッシュトマトとモッツァレラチーズ	ナポリの窯	135
ほ	ボローニャ風ミートソース	ナポリの窯	135
み	ミートソースボロニア風	サイゼリヤ	16
	南イタリアの恵み　トマトソース	イタリアン・トマトカフェジュニア	21
む	昔なつかしナポリタン	珈琲館	130
も	モッツァレラチーズのトマトクリーム	イタリアン・トマトカフェジュニア	20

ラーメン、ちゃんぽん

	項目	店舗	頁
か	海鮮とくちゃんぽん	リンガーハット	53
	かきちゃんぽん	リンガーハット	52
く	具だくさん五目あんかけやきそば	南国酒家	49
し	しじみラーメン	やるき茶屋	77
す	スモール皿うどん	リンガーハット	53
	スモールちゃんぽん	リンガーハット	52
た	タンタン麺	南国酒家	49
つ	つけちゃん（とんこつみそ味）	リンガーハット	53
な	長崎皿うどん	リンガーハット	52
	長崎ちゃんぽん	リンガーハット	52
ひ	ピリカラちゃんぽん	リンガーハット	53
ふ	太めん皿うどん	リンガーハット	53
み	みそちゃんぽん	リンガーハット	52
や	野菜たっぷりちゃんぽん	リンガーハット	52

冷めん、その他めん

	項目	店舗	頁
こ	コパン冷麺	コパン・コパン	59
ひ	ビビン麺温玉のせ	コパン・コパン	59
ふ	フォー		63
や	焼きビーフン		63

野菜料理、芋料理

	項目	店舗	頁
あ	アボカドとツナのWディップサラダ（Sサイズ）ノンオイル青じそドレ	イタリアン・トマトカフェジュニア	21
う	梅きゅう・もろきゅう	やるき茶屋	76
お	オーブンポテト　レギュラー（S）	サブウェイ	125
	お新香盛り	庄や	72
	オニポテ	モスバーガー	121
か	海鮮サラダ	庄や	73
き	キムチ4種盛合せ	コパン・コパン	58
こ	小エビのカクテルサラダ	サイゼリヤ	16
	コールスロー（S）	ケンタッキーフライドチキン	117
	コールスロー（M）	ケンタッキーフライドチキン	117
	コーンサラダ（M）	ケンタッキーフライドチキン	117
	こだわり農家の大根サラダ	モスバーガー	121
	コンビネーションサラダ	銀座ライオン	81
さ	サイドサラダ（焙煎ごまドレッシング）	マクドナルド	115
し	10品目の和風サラダ	銀座ライオン	81
	新鮮野菜を特製わさび味噌で。	和民	65
す	炭火焼コーンバター	わたみん家	69
た	たっぷり有機野菜の和民サラダ	和民	64
	タマゴサラダ	カレーハウスCoCo壱番屋	87
と	どん彩り野菜サラダ	ステーキのどん	25
な	生春巻き		63
	生ビール好きのポテトサラダ	銀座ライオン	80
は	パストラミポークのシーザーサラダ（Sサイズ）シーザードレ	イタリアン・トマトカフェジュニア	21
	バターコーン Butter	和民	64
ふ	豚しゃぶシャキシャキサラダ	やるき茶屋	77
	フレッシュチーズとトマトのサラダ	サイゼリヤ	16
へ	ヘルシーかき揚げ	はなまるうどん	99
ほ	ポテト（S）	ケンタッキーフライドチキン	117
	ポテト（L）	ケンタッキーフライドチキン	117
ま	まぜまぜシーザーサラダ	牛たんねぎし	43
	まぜまぜチョレギサラダ	牛たんねぎし	43
	マックフライポテトM	マクドナルド	115
や	野菜串盛合せ	わたみん家	68
	ヤサイサラダ	カレーハウスCoCo壱番屋	87
	野菜のナムル4種盛合せ	コパン・コパン	59
ゆ	有機大根のサラダ	わたみん家	68

女子栄養大学出版部の本

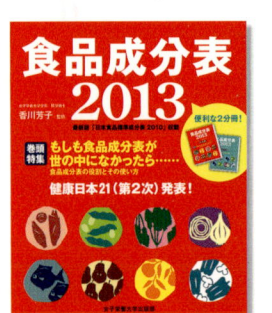

お近くの書店でお求めいただけます。

食品成分表（年度版）
監修／香川芳子
2分冊（本表編／資料編）
本体価格 1352 円（税別） AB判

「日本食品標準成分表2010」「アミノ酸成分表2010」を完全収載した最新版です。巻頭特集は、毎年、最新の栄養、健康、医学、食生活などの情報を掲載しています。

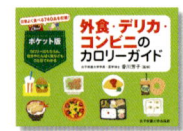

ポケット版 外食・デリカ・コンビニのカロリーガイド
本体価格 800 円（税別） A6横判

外食やデリカテッセン、コンビニ弁当、菓子などの食品約740点の栄養データを収載し、携帯しやすいようにコンパクトにまとめました。

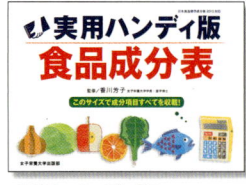

実用ハンディ版 食品成分表
本体価格 1200 円（税別） A5横判

年度版の『食品成分表』の本表部分だけを1冊にまとめ、使いやすい横判サイズにしました。栄養価計算の方法がわかるポイント解説つきです。

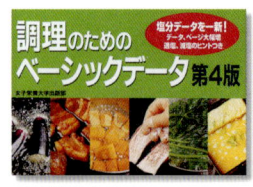

調理のための ベーシックデータ 第4版
本体価格 1800 円（税別） A5横判

揚げ物の吸油率、塩分の吸塩量、乾物のもどし率、食品の廃棄率など、便利に使えるデータが満載。『食品成分表』と併せて使いたいデータブックです。

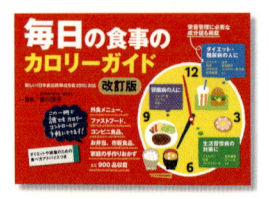

毎日の食事のカロリーガイド
本体価格 1700 円（税別） A5横判

外食、ファストフード、コンビニ食品、弁当、市販食品（冷凍食品、レトルト食品、カップめん、飲料ほか）、家庭のおかずなど、日ごろよく食べる約900品の栄養データを写真つきで収載しました。

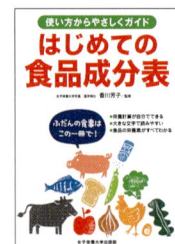

家庭のおかずのカロリーガイド
本体価格 1700 円（税別） A5横判

食材別に、おなじみの手作り料理約600品の栄養データを写真とレシピ付きで紹介。同じ食材でも調理法によるカロリーの違いがひと目でわかります。

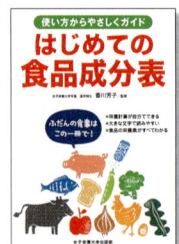

はじめての食品成分表
本体価格 1000 円（税別） A5判

初めて食品成分表を使う人でも、食品やその栄養価が探しやすいように、専門用語は一般的な言葉に変え、文字も大きく見やすくしました。栄養項目を厳選してあり、サイズもハンディです。

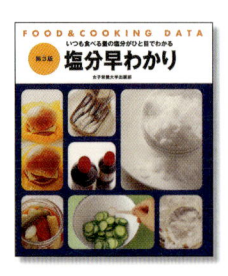

いつも食べる量の塩分がひと目でわかる 塩分早わかり 第3版
本体価格 1400 円（税別） B5判変型

ふだん食べている食品や料理に含まれている塩分がひと目でわかるデータ本。加工食品や減塩食品も多数掲載しています。

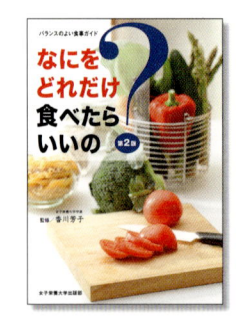

バランスのよい食事ガイド なにをどれだけ食べたらいいの？ 第2版
本体価格 1000 円（税別） B5判

「バランスのよい食事」とはなにか、1日1600キロカロリーの献立を基本に、わかりやすく解説した本です。

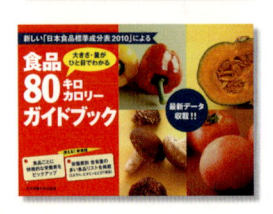

食品 80 キロカロリー ガイドブック
本体価格 1500 円（税別） A5判

4つの食品群別に食品の80キロカロリー分の重量（1点重量）を写真とともに紹介。携帯に便利な大きさの『食品80キロカロリーミニガイド』（本体価格900円）もあります。